アフリカ眠り病とドイツ植民地主義

熱帯医学による感染症制圧の夢と現実

磯部裕幸

みすず書房

アフリカ眠り病とドイツ植民地主義　目次

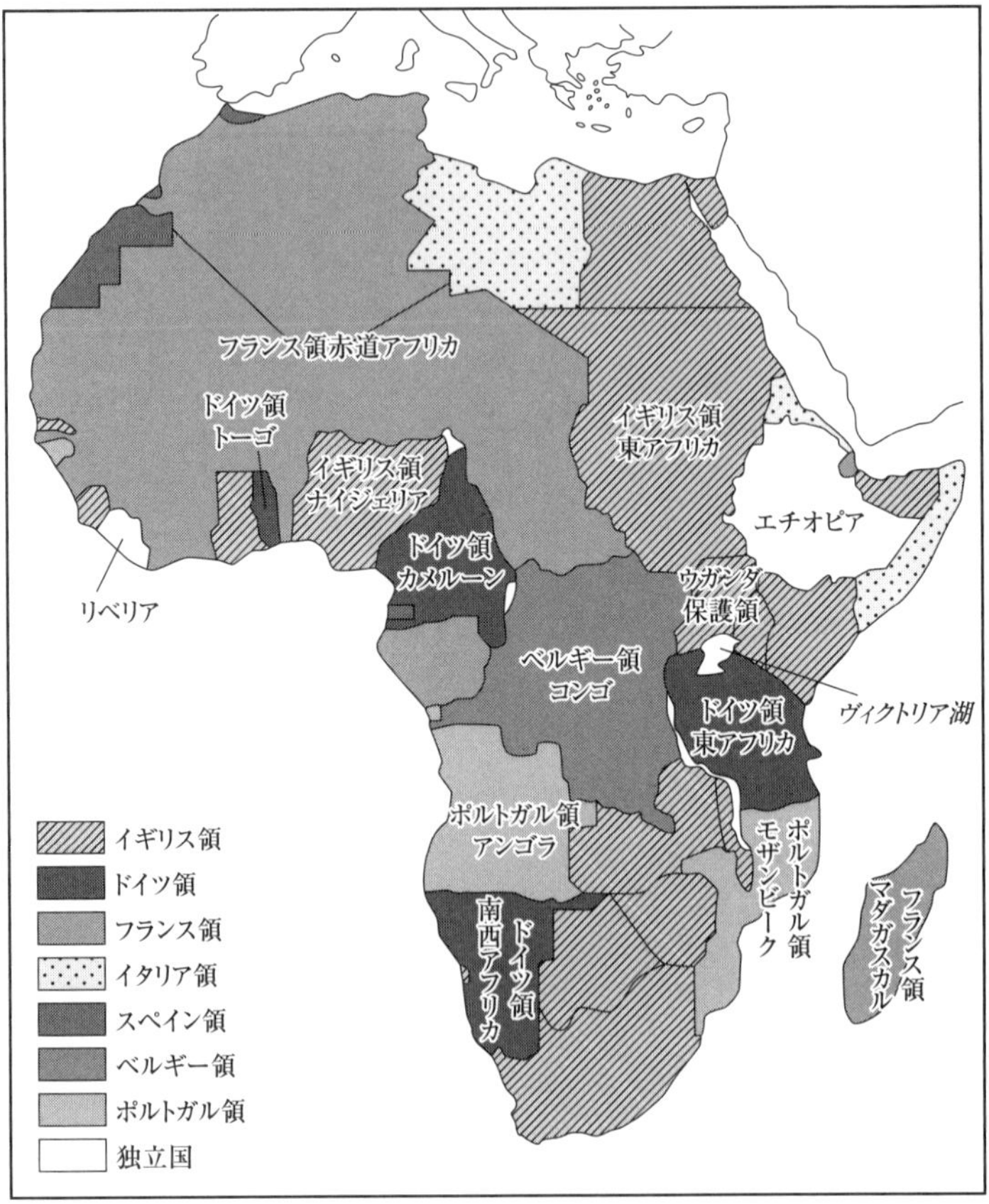

地図1　ヨーロッパ列強による「アフリカ分割」(20世紀初頭)

アフリカ眠り病とドイツ植民地主義

序章　植民地支配における「幸福な原住民」

一九世紀末の「アフリカ分割」――「原住民の福祉」論と「熱帯医学」の成立

有史以来、人類はさまざまな感染症と闘ってきた。とくに近代以降加速するグローバル化の流れのなかで、現在この問題はかつてないほど深刻になってきている。病の流行が報じられるたびに、国際保健機関や製薬会社は対策を講じるが、根本的な解決にいたらないことも多い。

そうした感染症のひとつに「トリパノソーマ病（眠り病）」がある。主にアフリカ赤道地域で広がりをみせるこの病気は、サハラ以南の三六か国で六〇〇〇万から七〇〇〇万人程度が感染のリスクにさらされており、実際に毎年数千人が新たに感染し、治療をしなければ例外なく死にいたる。その犠牲者は年間数万人とも、数十万人ともいわれる(1)。だが後述するように、眠り病の根本的な予防法や治療法は現在でも確立されていない。

国際社会が最初に眠り病の大流行を把握したのは、二〇世紀初頭のことであった。折しもアフリカはほとんどの地域がヨーロッパ列強の植民地となっていたが、この帝国主義の時代にあって、感染症は克服すべき課題のひとつに数えられた。このような状況のもと、当時アフリカに植民地を有していたドイツの医学はどのように対応したのだろうか。これが本書のテーマである。

ドイツが植民地統治に乗り出した一九世紀末には、他のヨーロッパ列強もアフリカ大陸に競って植民地を建設するが、それは単に自国の領土を広げたいという欲求から行なわれたものではなかった。ヨーロッパ人を帝国主義的な「アフリカ分割」に駆り立てたものは、めざましい科学技術の発展を背景にした一種の「開発幻想」、すなわち、この地球上の全領域を自分たちの経済活動に資するべく改変したいという欲求でもあった。

このことを、ドイツの歴史家ディルク・v・ラークはつぎのように説明する。(2)近代の産業、交通、通信手段の進歩によって、ヨーロッパ人の経済活動はますます国境を越えていった。同時に各国の競争は激化し、経済発展のための原料や労働力を安定的に確保する必要に迫られた。それはやがて、この地球上の「空間と資源」をくまなく開発することを要求した。海底ケーブルや大運河、大陸横断鉄道などは西欧の科学技術の「勝利」であり、ヨーロッパ人は自分たちこそがその要求に応えるにふさわしい存在であると考えた。こうして、それまで「未開の大陸」だったアフリカは、一転して西欧による経済開発の対象になったのである。

ヨーロッパ人はその圧倒的な軍事力でアフリカを勢力下に置いたが、ラークによると、それは決して「恣意的な略奪行為」ではなかった。植民地支配とは、ヨーロッパ人が科学や技術といった「文明の恩恵」をアフリカにもたらすものであり、その意味で、アフリカの現地住民はそうした「文明」を享受する「主体」であって、決して一方的に搾取される「客体」ではなかった。(3)

ここから、いわゆる「原住民の福祉」という論理が出てくる。植民地の現地住民がヨーロッパ人のように資本主義を理解し、労働を通じて報酬を得、自立した消費者となることができれば、結局は植民地宗主国にとっても利益となるはずだ。労働を通じて経済発展に寄与するために、現地住民はまず「健康な身体」を手に入れなければならない(4)。それは、彼らが「西洋医学の恩恵」に与ることを意味する。ラークの言にしたがえば、医学とは科学技術と並んで「一瞥してヨーロッパの優位を証明するもの」であった(5)。

一八八四年にはじまるドイツ植民地統治の当局者たちも、二〇世紀初頭になると「原住民の福祉」を強調するようになる。とくに一九〇七年に新設された帝国植民地省の初代次官ベルンハルト・デルンブルクは、それまでの植民地統治が現地住民の搾取に終始したとし、それがドイツ領南西アフリカにおける「ヘレロ・ナマ戦争」(一九〇四〜〇八年)(7)や、東アフリカの「マジマジ反乱」(一九〇五〜〇七年)(8)のような蜂起を防げなかった点で、非合理的なものであると批判した(9)。

そのうえでデルンブルクは、植民地を「効率的に開発」することが重要で、住民は労働力として、農業用地や天然資源と同様、本国の経済発展にとって「不可欠な資本」であると主張した。そうだとすれば、住民に強制労働を課すことは資源の非合理的な「浪費」である。東アフリカにおいて、人頭税や小屋税が支払えない際の無給労働奉仕がデルンブルクの次官就任後に廃止された背景には、こうした植民地省の意向があった(10)。

植民地行政の担当者たちが、現地住民という「労働資本」を適正に管理する手段として、一九世紀末に急速な発展を遂げた「熱帯医学」に期待を寄せたのは当然のことであった。すでに述べたように、医学はヨーロッパの植民地支配を正当化する役割を担っていたが、そこではとくに細菌学の発展が重要だった。ローベルト・コッホらのめざましい業績に呼応するように、熱帯地域のさまざまな病気について研究する「熱帯医学」が、ドイツで急速に研究環境を整えていった。

その傾向は、すでに「デルンブルク時代」以前から顕著であった。一八八五年、ベルリンに「衛生学研究所」が設立され、コッホを中心とする細菌学研究の拠点となる。また、一九〇〇年にはハンブルクに「船舶・熱帯病研究所」が開設され、コレラやマラリアなどの「熱帯病」の研究や専門家の養成が行なわれた[11]。そしてその研究水準の高さから、ハンブルクの研究所は、ロンドンやリヴァプールの「熱帯医学校」や、ボルドーの「海軍医学校」と並ぶ熱帯病研究の一大センターと称されるようになった[12]。

アフリカの地に渡ったヨーロッパ人だけでなく、現地住民をも苦しめる「熱帯病」を撲滅すること、この目標において植民地行政と「熱帯医学」の研究者たちの利害は一致した。行政にとって現地住民の「福祉の増大」は、植民地支配体制の安定につながると思われた。他方、医師からすれば、「熱帯病」の根絶は「熱帯医学」の社会的有用性が証明されることを意味した。こうして両者が接近しはじめたとき、赤道アフリカ地域でひとつの病気が大流行する。それが、一般に「眠り病」という名で恐れられたトリパノソーマ病である。

眠り病とは何か

眠り病またはアフリカ・トリパノソーマ病[13]は、ツェツェバエを媒介してトリパノソーマという病原体がヒトの体内に入り、嗜眠性の脳膜炎を起こす病気である。この病気は、すでに感染したヒトの血液を吸ったツェツェバエが、別のヒトを刺すことによって蔓延する。

眠り病に感染すると、ハエに刺された部分が赤く腫れ上がり、患者には倦怠感や発熱といった症状が現われる。この時点で適切な治療を行なえば治療は比較的容易だが、初期の症状は風邪とよく似ているため、眠り病だと特定するのは難しい。病原体が全身を回り脳に達すると、患者は脳膜炎に起因するひどい頭痛に苦しめられる。とくにその頭痛から夜間不眠になり、昼間にはその反動でところかまわず寝入ってしまう症状が出ることはよく知られており、それが「眠り病」と呼ばれる所以である。この段階になると、病気の診断は容易だが、治療は困難となる。そして、重篤になった患者は数週間から数か月で死にいたる。

一九世紀末から二〇世紀初頭にかけて眠り病は赤道地域に蔓延し、八〇万人の犠牲者を出したといわれている(14)。ドイツ植民地でも、東アフリカ、トーゴ、そしてカメルーンが感染に見舞われた。この地域に植民地を持つヨーロッパ諸国にとって、その対策はまさに喫緊の要務となった。むろん、「熱帯医療」の専門家たちもこの問題に熱心に取り組んだ。ドイツだけでなくイギリス、フランス、ベルギー、ポルトガルの細菌学者が、この病気の感染メカニズムや病原体の性質、中間宿主のツェツェバエの生態を解明するべく研究に取り組んでいった。その盛況ぶりから当初、この病気は近い将来に制圧されるだろうという楽観論が広がった。

ところが、事態はそう簡単には進まなかった。眠り病は、マラリアやコレラをはじめとする他の「熱帯病」と同様に、植民地化以前のアフリカにも存在していた風土病だった。しかし、植民地化以降の大規模な農地の開墾、または商品流通や季節労働者の移動にともなう交通の拡大などによって、ヒトと病原体あるいは中間宿主との接触がかつてないほど増加し、その結果、大規模な蔓延をみることになったのである。つまり眠り病は、見市雅俊がいう「開発原病（developogenic disease）」であった[15]。

こうなると、「熱帯医療」の取り組みはひとつのジレンマを抱えることになる。そもそも「熱帯医療」が脚光を浴びるのは、ヨーロッパがアフリカの開発において、住民を「労働力資源」だと考えたからであった。しかし、その経済開発自体が、撲滅すべき「熱帯病」蔓延の元凶だったのである[16]。つまり「原

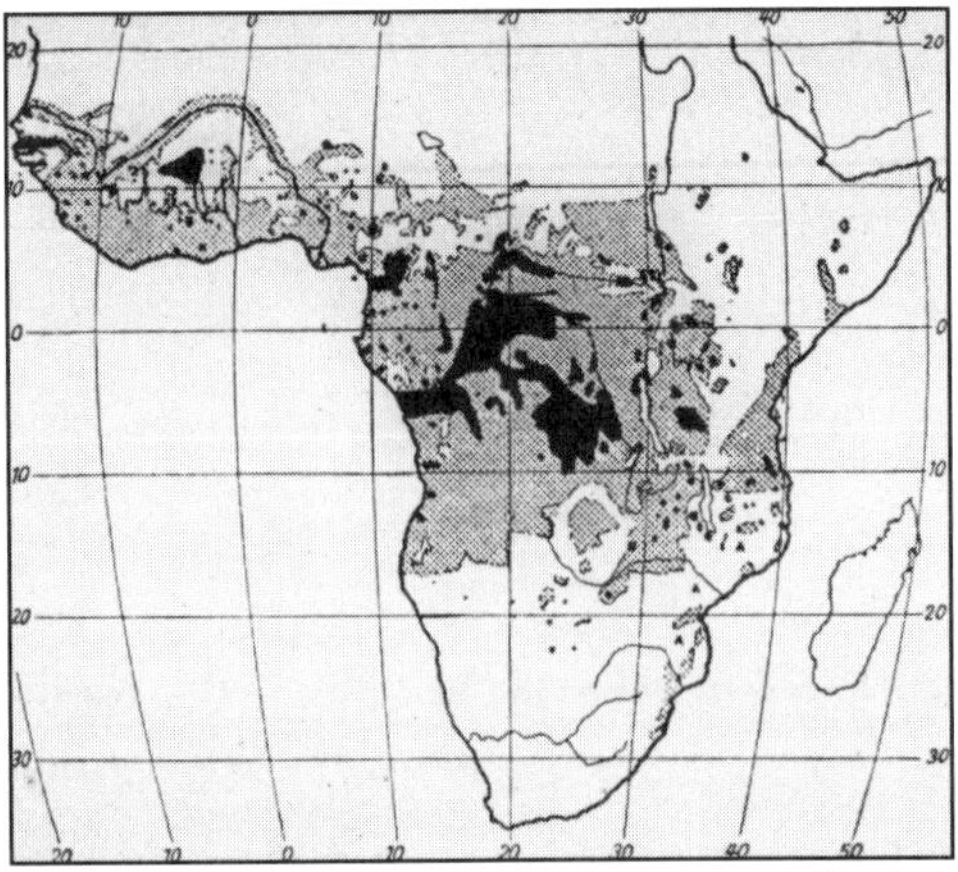

図版 1　眠り病の蔓延地域（20 世紀初頭）。色が濃い地域ほど被害が激しい。赤道付近に被害が集中していることがわかる。

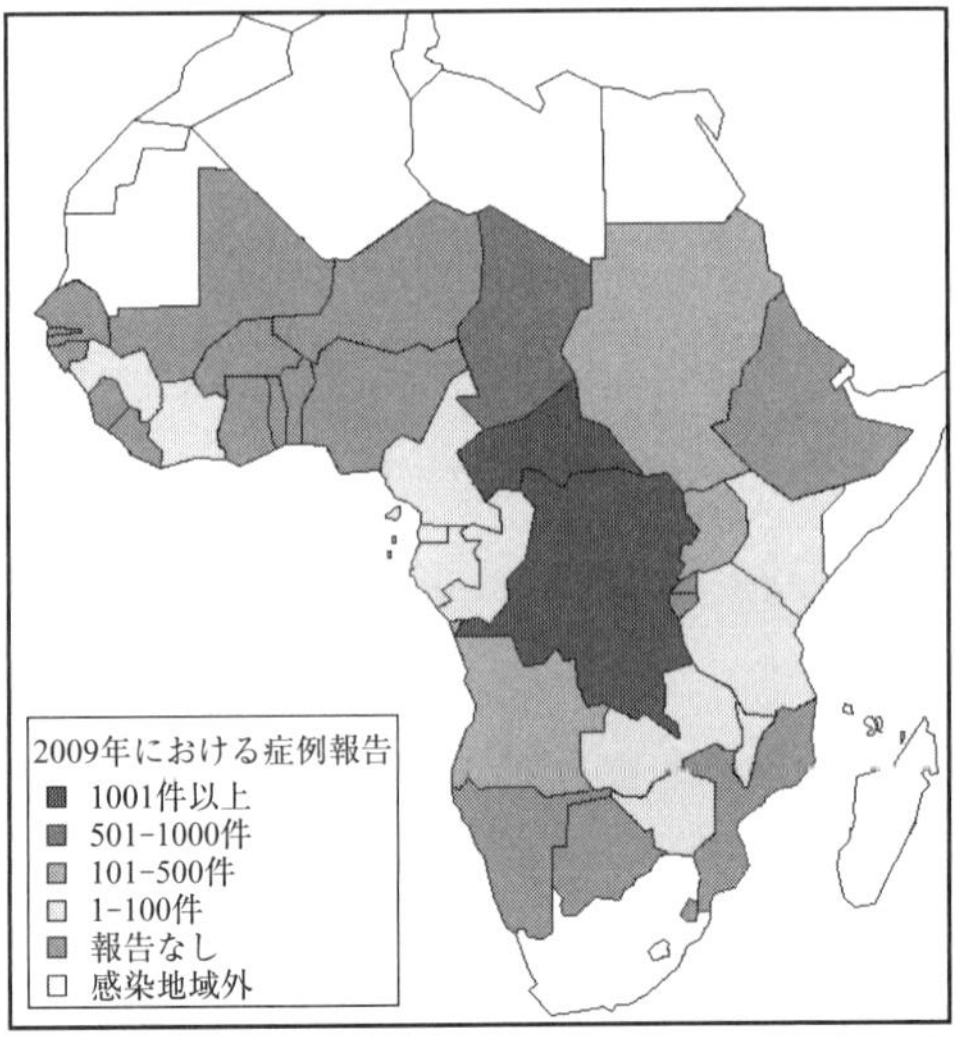

図版 2　現代における「ヒト・アフリカトリパノソーマ病（眠り病：HAT）」の被害状況（2009 年）

住民の福祉」をめざしてアフリカ開発に乗り出せば、それだけいっそう不幸な感染例が増えてしまうことになる。

とくに眠り病に関しては、ドイツの植民地統治期にあって安全な特効薬がなかった。植民地の医師はいくつかある対策をひとつひとつ、効果を検証しながら根気よく実行しなければならなかった。このことが、彼らを大いに苛立たせた。眠り病対策は、つまるところ「熱帯医療」の挫折の歴史であり、決して「原住民の福祉」の増大の物語ではない。

それではなぜ、「失敗の歴史」としての眠り病を本書で取り上げるのか。その理由は大きく分けて三つある。第一に、眠り病対策にはいくつかの選択肢があったということである。感染地域にある植民地行政府は、それぞれの地域の実情に合わせた対策を取った。特効薬がなかったことで、各植民地では薬剤治療以外の方策を選択する余地があった。それぞれの植民地がどのような対策を取り、また取らなかったのか。それは各地域における医療事業が、いかなる政治的、経済的、あるいは地理的な制約下にあったのかを映しだす鏡になる。その分析はさらに一歩進んで、当該植民地社会の特質を描き出すひとつのバロメーターになるだろう。

第二の理由は、感染者が圧倒的にアフリカの住民であり、眠り病の問題はほとんど現地住民の問題だったということである。たしかにドイツ人も感染することはあったが、それはきわめて稀なことだった。その意味で、眠り病対策は「原住民政策」であった。医師たちが「資源」としての現地住民をどのように見ていたのか、また彼らに対してどのような態度を取ったのか（あるいは取らなかったのか）という問題、つまり植民地統治における「支配と被支配」の問題を考えるうえで、眠り病は有益な素材を提供している。[17]
以上の二点が、植民地支配のツールとしての「熱帯医学」の問題だとすれば、三番目の論点は「植民地後」、すなわち植民地列強[18]の地位を追われたあとのドイツと関係している。周知のように、第一次世界大戦の敗北とその後に締結されたヴェルサイユ条約によって、ドイツは海外植民地を失った。だがそのことは、ドイツと眠り病との関係が終わったことを意味しなかった。第一次世界大戦中、製薬大手のバイエル社は眠り病の特効薬「バイエル二〇五」を開発し、感染地域へ輸出した。この薬はのちに「ゲルマーニン」と名づけられ、ドイツの「科学的植民地統治」という「過去の栄光」を象徴するものとなった。[19]
そこでは、「熱帯病」の克服というかつての「善政」が強調されるとともに、それにもかかわらず連合国から「不当にも」植民地を奪われたという不満が表明された。つまり、植民地統治時代における眠り病対策の失敗は都合よく忘れ去られ、逆にこの病気が「成功物語」としての「植民地の記憶」を形成する重要な核となったのである。さらにそれは、ヴェルサイユ体制の打破を叫ぶ「修正主義」の主張とも呼応する。その意味でドイツにおける眠り病の歴史は、遠く離れた海外領土のエピソードなどではなく、まさに「自分たちの」アイデンティティの問題であった。

「普遍＝不変的な医学の歴史」から「医療『政策』の歴史」へ

近年ドイツでは、短命に終わった植民地支配の歴史について関心が高まりつつある。しかし植民地統治と医学の関係については、膨大な史料が残されているにもかかわらず、一部の実証研究を除くとほとんど手がつけられていないというのが現状である。

このテーマに関する主なモノグラフをあげると、ドイツの医療と帝国主義との関係を扱ったW・U・エッカートの『医学と植民地帝国主義』[20]、ドイツ領ニューギニアにおける医療政策を扱ったM・デイヴィースの『公衆衛生と植民地主義』[21]くらいしかない。またこれらの研究においても、たとえばエッカートの著作は、第二帝政期の植民地医療全般からワイマール期、ナチ期のいわゆる「植民地修正主義」と医学の関係まで、実に広範な事象を扱っているため、個々の事例に関して叙述がやや平板である。さらに、本書が対象とする医療と植民地社会との関係についても分析が不足している。[22]その点、デイヴィースの著作は、いままでほとんど顧みられてこなかった、ニューギニアの植民地社会における「熱帯医学」の問題を取り上げており、いわば「医療の社会史」ともいうべき優れた研究だが、異なる植民地を比較するという視点が弱い。また、ドイツの「植民地修正主義」についてもあまり触れられていない。

さらに、ドイツ植民地全般を扱った概説書でも、医療の問題はほとんど検討されていないか、たとえばローベルト・コッホのような「ビッグ・ネーム」の伝記的エピソードを紹介するにとどまっている。[23]このような状況をみると、ドイツ植民地をテーマとする歴史家は、「熱帯医療」の問題に関心がないか、あるいはそれを扱うことを意図的に避けているのではないか、と思わせるほどである。

こうした背景には、二つのことが影響していると考えられる。第一に、ドイツの植民地医療の問題が、主に専門の医学教育を受けた「医学史家」によって扱われてきたということである。医学の知識がない「普通の歴史家たち」は、この分野に立ち入ることを躊躇した。そして第二に、「医学的なもの」に対する歴史家たちの誤解である。「医学史家」が描くドイツ植民地医療の歴史は、ややもすると「医学理論の歴史」に還元されてしまうきらいがある。そこでは、医療行為や医学研究の「普遍＝不変」性が前提とされ、それが行なわれる具体的な「場＝植民地社会」の政治的・地理的・経済的な事情と関連させる視点は希薄であった。「普通の歴史家たち」がこの前提を無批判に受け入れ、それに対する知的検証を怠ってきたことは否めない。

しかし、ドイツ植民地下の東アフリカ、トーゴ、カメルーンにおける眠り病対策は、決して統一されることなく進められたという経緯がある。それでは、各植民地でどのように、またなぜ異なっていたのか。この問いに答えるため、本書では植民地医療をひとつの「政策」としてとらえる。そして、その政策が植民地におけるさまざまな制約のもとでどのように改変され、あるいは断念されてゆくのか、しかしまた、現地住民の身体を管理する規律化の装置としていかに機能したのか、そのプロセスを追ってゆきたい。

さらに、そのプロセスの比較検証を通じて、各植民地社会の特質を描き出してゆく。そうして描かれる「熱帯医療」の営みは、もはや「政治」とは無縁の「客観的科学」などではなく、むしろそれらと積極的に結びついた、きわめて強いイデオロギー性を帯びたものになる。だからこそ「熱帯医学」の言説は、「植民地後」のドイツにおいても消え去らなかったのである。「熱帯医学」における政治性を明らかにすること、それは「普通の歴史家たち」と「医学史家」の仕事を架橋するものになるだろう(24)。

「帝国医療」論への展望

こうした問題意識のもと、本書はつぎにあげる四つの研究潮流に多くを負っている。まずは近代医療の問題を、社会の規律化との関連でとらえたミシェル・フーコーの研究である。フーコーによると、近代医学とは決して「純粋客観的な知の体系」ではなく、ましてや「病気に対して啓蒙された態度の成果」でもない。むしろそれは、「常人」から「病人」を差別化する社会的なコントロールの手段である。(25) 既存の政治権力と結びつきながら、医学言説は衛生「政策」として実行に移され、人びとの身体は「健康」であることを強いられる。そして、その基準に合致しない個体は「異常」のレッテルを貼られ、病院や収容所に押し込められることになる。

第二に、こうしたフーコーの「権力論」や、科学史におけるトマス・クーンの「パラダイム論」をきっかけに、いわゆる「科学技術社会論」(STS)研究が一九八〇年代ごろから盛んとなる。周知のように、クーンの「パラダイム論」はそれまでの科学観を一変させた。すなわち近代科学とは、「隠された自然＝真理」を探究する単線発展的で予定調和的な営みではなく、異なるパラダイム間の「競合」や「選択」の過程だとされた。

そうなると、ある特定のパラダイムが普遍性や合理性を獲得しているのは、それが絶対的な「真理」を体現しているというよりは、それを支持する科学者集団の「戦略」や「政治力」によるものだということになる。科学は時と場所を選ばない「普遍＝不変」的なものではなく、まさに「いつ・どこで・誰が・どのように」研究するのかが重要になる。実際に科学史・科学哲学の分野では、科学者集団の社会的機能や、科学専門家の「再生産」の場としての学会や研究所の歴史的変遷といったことが盛んに研究されるようになった。(26)

第三に、こうしたSTS研究が、「植民地」という「場」で研究される科学を問題にするとき、いわゆる「科学と帝国主義」というテーマが浮かび上がる。価値中立を装う近代科学が、いかにしてヨーロッパによる植民地支配を正当化し、「文明化の使命」論を支えることになったのか。また、そうしたヨーロッパの進出に対して「非ヨーロッパ」はどのように反応したのか、ということに関心が集まる。日本でも一九八〇年代以降、ヨーロッパや日本の植民地における科学者の営みについて、帝国主義的なイデオロギーとの関係に注目した数多くの研究が紹介され、発表されてきた(27)。

最後に第四の論点として、「科学と帝国主義」という問題では、とくに医学の問題を扱った「帝国医療」論をあげなくてはならない。それは植民地宗主国が、気候や地理の面で本国とは異なる「熱帯」を「発見」し、感染症や人口爆発といった問題の原因を「熱帯」の「後進性」に求める過程である。ドイツをはじめとするヨーロッパ各国では「熱帯医学」という独自の学問領域が生まれ、「帝国医療」の中核を担うようになる。「帝国医療」はそれ自体が「文明／野蛮」の二分法に支えられた学問体系であり、その目標は単に患者を見つけ、外科手術や投薬を施すことだけではない。むしろそれは、植民地の自然環境や社会構造を解明し、かつ克服、改変する手段だった。現地の自然環境と住民の身体は、医学という「近代文明」によって管理されるべき対象となった(28)。

「帝国医療」論は、近年エボラ出血熱などの感染症問題がクローズアップされてゆくなかで、日本でも関心を集めている。そして、一九世紀末から二〇世紀の「世界分割」の時代に見られた植民地医療から、現代の世界保健機関（ＷＨＯ）などの国際保健事業にいたるまでの時間を、その射程に収めている(29)。本書もこうした研究成果の延長線上に位置している。とくに、日本の近代医療のいわば「お手本」でもあったドイツの「帝国医療」を扱うことは、わが国の近代化や植民地統治の歴史を考えるうえでも、有益な視点を提供するものと思われる。

このように「帝国医療」論は、フーコーの「権力論」と分析の視点や方法論において密接な関係にある。とくに「支配／被支配」の関係をつねに明確にすることが要求される植民地社会では、「帝国医療」の営みが、しばしば秩序安定のための権力装置として作用した。

だが同時に、医療が植民地統治上のさまざまな制約によって、そうした「権力装置」の役割を果たせなくなる事態も発生する。眠り病対策にかぎらず、植民地行政府は限られた予算のなかで衛生事業を行なわなくてはならなかった。そこでは、医師の提案すべてを実行に移すことは到底できなかったため、事業の取捨選択が行なわれた。しかしいったんはじまった政策が、現地住民の反発や自然地理的な諸条件を目の当たりにし、期待した効果を上げないこともあった。つまり植民地における医療は、つねに「失敗」と背中合わせであったし、政策の優先性をめぐって植民地行政府と医師の利害が対立する局面も存在した。

植民地に駐在する医師たちはみな、一方でアフリカを前近代的で無力な「伝統社会」とし、他方でそこにおけるヨーロッパ医学の導入を「普遍＝不変」的な「近代化」の過程であるとみなしていた。しかし、彼らが体現しているはずの「文明」は、植民地社会においてしばしば機能不全を起こしていたのである。ところが第一次世界大戦後のドイツでは、そうした「失敗」が都合よく忘却され、植民地支配が「栄光に満ちた記憶」として語られた。その際、眠り病の問題は「ヨーロッパ／非ヨーロッパ」、「近代／伝統」あるいは「文明／野蛮」といった二分法を正当化するものとして、ドイツ人のあいだで盛んに引き合いに出されたのである。そのような「植民地の記憶」はまた、第一次世界大戦後のドイツにおいて、ヨーロッパの平和と安定を脅かすような主張にも、その論拠を与えた。

本書の構成

本書はつぎのような構成をとっている。まず本論へ入る前に、眠り病の対策には当時どのようなものが考えられていたのかを紹介する。そして植民地列強間の協力関係が崩壊し、衛生対策が各国の裁量に委ねられるプロセスを素描する。続いて、ドイツの眠り病政策の嚆矢ともいうべき、ローベルト・コッホの東アフリカ調査旅行を取り上げる。そこではコッホという「ビッグ・ネーム」に対するドイツ人の期待とは裏腹に、病気を制圧できない調査団の限界が示される（第1章）。

これに続く本論（第2章〜第7章）では、各植民地で行なわれた眠り病対策の歩みを、主に現地に駐在する医師たちがベルリンの本国政府や各植民地行政府に宛てて書いた報告書[30]をもとに、東アフリカ、トーゴ、カメルーンの順に明らかにしてゆく。感染地域が広大で大規模な現地住民の反乱を経験した東アフリカ、領土が小さく住民との軋轢が比較的少なかったトーゴ、二〇世紀初頭のモロッコ危機を経て、新たに大感染地域を抱え込むことになったカメルーン。これら三植民地の眠り病対策は、何を優先的に行なうかという点でそれぞれ異なる道を歩んだ。そうした植民地間の差異は、いかなる社会的・地理的な要因によって生じたのか、各地域の対策を調整し、統一的な医療政策が実行に移される可能性はなかったのか、ということが論じられる。

そのあと、植民地喪失後のドイツにおける眠り病研究を概観する。ワイマール共和国期およびナチ期において、この研究がどのように行なわれたのか、また医師たちが国内の「ヴェルサイユ修正主義」や植民地再領有の動きとどのように関わるのか、ということに焦点をあてる（第8章）。

以上、本書で扱うのは戦前ドイツにおける「熱帯病」研究のありようである。ここから見えてくるのは、ドイツが二〇世紀初頭にいち早く近代医学の「先進国」として頭角を現わしたこと、また早くも第一次世界大戦後に「ポストコロニアル時代」を迎えたことによって、他の植民地列強とは違った展開をみせたことである。それは、従来のドイツ史研究ではほとんど顧みられることはなかったが、ドイツ人の「他者理解」、さらには「近代科学と人間」との関係を考えるうえで有益な視点を提供するだろう。

第1章　ドイツの眠り病対策

植民地版「特有の道」？

一　眠り病対策における「三つの選択肢」と国際協力体制の挫折

病因論と感染プロセスの解明

アフリカ・トリパノソーマ病（眠り病）の大流行が植民地列強のあいだで懸念されはじめた一九世紀末以降、植民地に駐在する医師たちは熱心にこの問題に取り組んだ。その結果、この病気の原因と感染のプロセスは比較的早い時期に解明された。

一八九五年、ウガンダ（イギリス領東アフリカ植民地）駐在の医師デーヴィッド・ブルースは、眠り病とよく似た症状で死んだ動物の血液中から、新種の寄生体（トリパノソーマ）を発見した。そしてマラリアの感染経路から類推することで、眠り病にも病原体を運ぶ中間宿主がいるのではないかと考えはじめる。数多くの実験を重ねたあと、彼はそれをツェツェバエの腸管から発見した。一九〇二年には、同じくウガンダに駐在していたアルド・カステラーニが、顕微鏡を使った検査で、眠り病患者の体液からトリパノソーマを見つけだした。翌一九〇三年、ブルースは調査隊を率いて再度ウガンダに入り、ヒトの眠り病感染においてツェツェバエが決定的な役割を果たしていることを確認した[1]。こうした細菌学的な研究が進んだおかげで、感染症が空気や水の汚染(あるいはそれによって汚染された食物の摂取)によって蔓延すると考える「ミアスマ説」は説得力を失った[2]。

病因論と感染経路の解明に続いて、対策についても医師の側から提言がなされた。それには三つの方法が考えられた[3]。第一に、中間宿主としてのツェツェバエの駆除である。ツェツェバエは一般に湿地帯の草木が生い茂る場所に生息するため、河川敷や湖岸の除草伐採作業を通じてその生息地を破壊しようというわけだ。その際、ハエを効果的に駆除するためには一度に広範囲の除草を行なう必要があり、労働力として現地住民を多数動員する必要がある。また、ハエが好んで吸血するワニの駆除もこれに含まれる。

第二に、ツェツェバエと非感染者との接触を物理的に妨げることである。具体的には、感染地域内の集落を強制的に移転したり、感染地域との交通を遮断したりする。ここには植民地を越境する感染者を水際で阻止することも含まれた。この対策には、移転時の現地住民の反発をいかに抑えるか、また越境者の取り締まりに関しては植民地を越えた列強の連携が焦点となる。

これらが、中間宿主(ハエ)と人間との接触を断つことで病気の蔓延を防ごうとする点において、いわば予防的な措置だったのに対し、第三の方法は、感染した人間に照準を合わせるという質的に異なるものであった。すなわち、感染者を隔離し、薬剤を投与することで治癒をめざすのである。トリパノソーマが梅毒スピロヘータと血液中での振る舞いが似ていることから、治療にはもっぱら「アトキシル

（Atoxyl）」と呼ばれる梅毒の治療薬が用いられた。

しかし、これには大きなリスクがともなった。アトキシルなどの薬剤が水銀や砒素を含んでいたために、失明などの副作用の原因になったからである。患者への投与には細心の注意を必要とした。投薬量を少しでも誤れば、患者が心臓麻痺を引き起こして命を落とすことも珍しくない。また患者の血中からトリパノソーマを薬剤によって除去できても、その後の投薬を怠るとしばしば再発した。こうなるとトリパノソーマは薬剤に対する耐性を持ってしまい、それを撃退することはいっそう困難になる。医師たちは規則正しく薬剤を投与するために、患者の「強制収容所（Konzentrationslager）」への隔離を主張した。収容所内部では、効用や副作用が充分に検証されていない薬剤が患者に投与され、さながら人体実験の様相を呈した。(4)

眠り病対策に関するロンドン会議

眠り病は赤道アフリカ地域にある植民地の境界を越えて蔓延したため、植民地列強は共同してその対策にあたる必要があった。そこで、イギリス政府が主催して開かれたのが「眠り病に関するロンドン会議」である。この会議は一九〇七年六月に開催され、ドイツのほか、フランス、ポルトガル、そして（ベルギー領）コンゴ自由国(5)の代表も参加した。(6)会議の冒頭、イギリスはつぎの点について合意をめざすとした。

・眠り病に関する重要な学術研究の収集と告知を目的とした中央機関を設置すること。

・国際協力のもとで眠り病患者（植民地現地住民）の検疫と扶助を行なうこと。
・眠り病に関してそれぞれの国が特定の研究課題を引き受けること。(7)

しかし、会議は冒頭から波乱含みの展開だった。二番目の提案（検疫の実施）について、ドイツ代表から「現地の実情からして実施可能なのか。あるいは今日の科学の水準からいって適切なものなのか」という疑念が出された。コンゴ自由国の代表者は、この問いに否と返答した。そしてフランスも、これまでの研究水準では目に見える成果を収められないのではないかという、悲観的な見通しを述べた。(8) さらに三番目の提案（各国による研究課題の分担）も、ドイツ側から合意できない旨の意見が出された。なぜならそれは、「[各国の] 科学研究の自由を奪いかねない(9)」からである。

各国代表は、イギリス主導の議事進行にも不満であった。イギリス政府は、この会議に参加した代表には外交上の「全権」が付与されていると主張し、ここで重要事項のすべてに合意を取りつけようとした。これに対してイギリス以外の各国は、会議は単に学術上の問題を討議する場であって、外交交渉の権限は何ら付与されていないとする立場を取った。結局、両者の溝は埋まることなく、第一回目の会議は開催からわずか五日で決裂した。(10)

会議が決裂したあと、イギリス政府は近いうちにふたたび話し合いの場を設けたいとした。そしてドイツとイギリスの両政府は、一九〇八年初頭の会議再開で合意する。さらに各国との調整の結果、次回会合は一九〇八年三月に、同じくロンドンで開かれることになった。(11)

イギリス政府は、前回の失敗から会議の議題をひとつに絞り、前年の一二月には各国にその素案を提示していた。その議題とは、眠り病研究のための「中央機関」の設立である。その素案によると、「中央機関」はロンドンの王立協会内に設置され、つぎにあげる任務にあたることになっていた。

・各国衛生当局を通じて眠り病に関する情報収集を行なうこと。
・眠り病に関連したすべての問題において、国際的見地からイニシアティブを取ること。
・国際会議の日程や場所を調整し決定すること。
・研究成果を毎年公表すること。

「中央機関」のメンバーは、イギリス外務省および植民地省によって選定される一方、それにかかる諸経費は、今回の会議で締結される協約に「署名したすべての国々によって等しく分担される」こととされた。(12) このことに、ドイツ外務省は難色を示した。つまり、「中央機関」が実際には「イギリスの一官庁」のような体裁をとるのに、経費だけは他の協約国も負担するというのは「受け入れられない」(13)というのである。ただ、ドイツ外務省は、もしこの新しい機関が「国際的な委員会のもとで運営されるのであれば」、設置そのものには反対しないことにした。(14) ドイツは、眠り病の国際研究機関の必要性という点ではイギリスと歩調を合わせることになった。

ところが、一九〇八年三月九日に第二回会議がはじまると、イギリスの提案はふたたび厳しい批判にさらされた。フランスは、今回新たに参加したイタリアとともにイギリス案を批判した。彼らは、そのような機関はパリに設置すべきである、と主張した。しかし、これにはイギリスとドイツが反対した。(15) そして、ベルギー領コンゴの代表者は本国からの指示で、ブリュッセルに設置することを提案する。イ

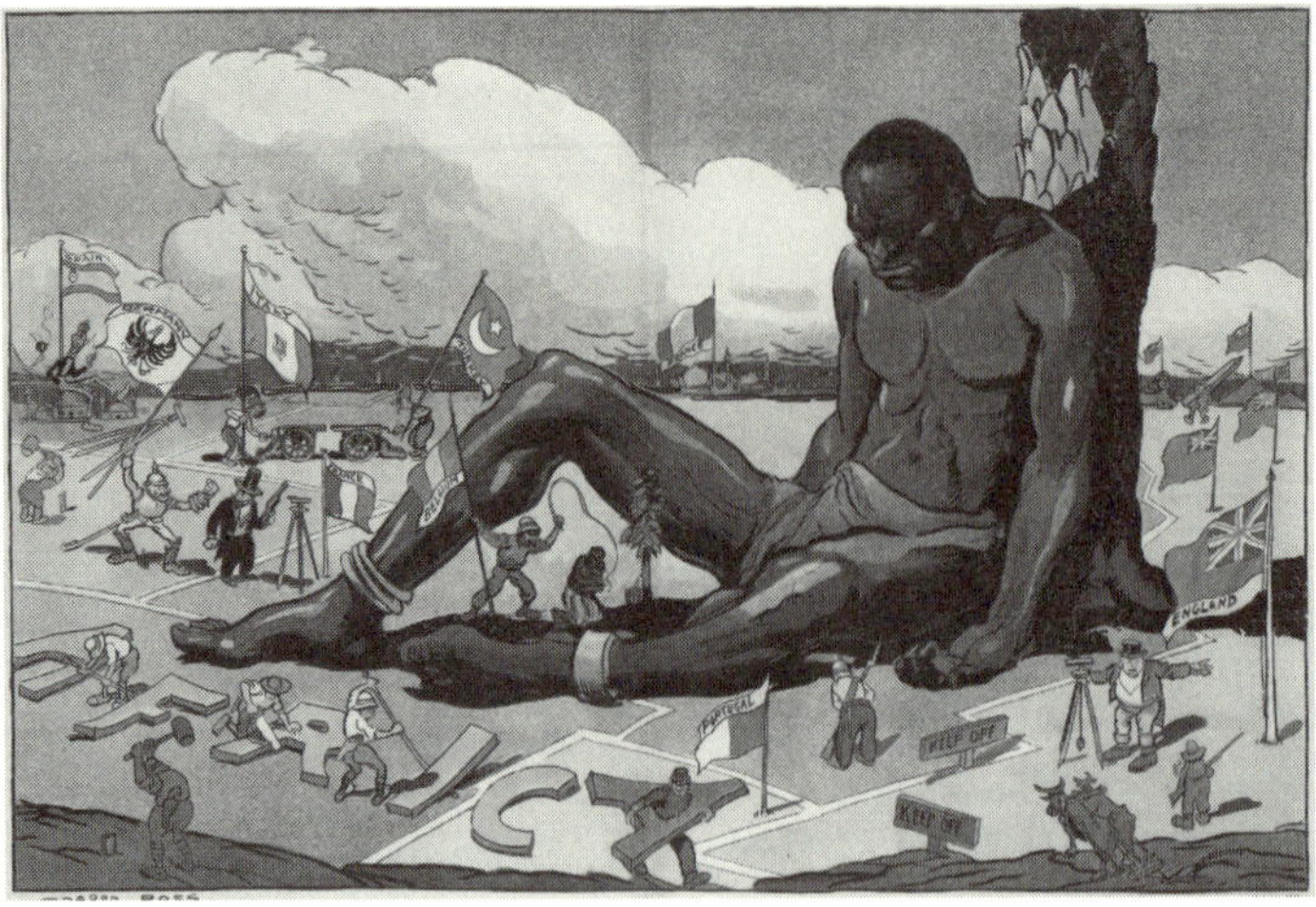

図版 3　キャプションには,「眠り病。彼のもとから大陸を切り離す」とある。ゴードン・ロスによる諷刺画(『パック』70 巻 1808 号［1911 年 11 月 25 日］)。

ギリスは、最終的にこのベルギー案に同調する姿勢も見せるが、これにフランスが反対し、合意にいたらなかった。これ以上の交渉は無理だと判断したイギリスは、一四日に会議の打ち切りを宣言した。こうして二回目の会議も一週間足らずで決裂した。

　ロンドン会議の失敗により、眠り病対策が国際協力のもとで行なわれる可能性は消滅した。植民地列強は、自国領を越境する交通を制限する場合、隣接植民地と個別に協定を結ぶことで、その埋め合わせをしようとした。イギリス、ドイツ両政府も、東アフリカでの疫病対策について協定締結をめざし交渉を開始した。だがそうしたことを除いては、眠り病対策には各植民地が個別にあたる必要があった。それはまた、眠り病対策が植民地ごと、地域ごとに異なる原因にもなった。

二　ドイツ植民地における眠り病対策

ウォールボーイズのテーゼ

それではドイツ領における眠り病対策には、他の植民地列強のそれと大きく異なる点があったのだろうか。この問いに答えるべく、M・ウォールボーイズはイギリス、ドイツ、ベルギーの植民地における眠り病対策を比較検討し、つぎのように主張した。

眠り病はツェツェバエを媒介にして蔓延する、トリパノソーマ感染症である。一九〇〇年代に病因論が示されたとき、この病気を制圧するためには三つの方策が可能だと思われた。すなわち、①人間とハエとの接触を断つこと、②ハエを根絶やしにすること、③人体中のトリパノソーマを破壊することである。私が言いたいのはベルギーの植民地政府は一番目、イギリスは二番目、そしてドイツは三番目の方策を取り入れたということである。このことは彼らが似たような環境下で、同じ病気と闘っていたとしても、である。(16)

またウォールボーイズは、一九〇六〜〇七年に東アフリカで行なわれた、ローベルト・コッホを長とする眠り病の調査旅行を取り上げ、つぎのように述べる。

彼は病因論とアトキシルの問題に取り組んだ。この病気に対するドイツの政策はコッホによってその青写真が描かれた。［……］その計画自体は実験室医療に特別な役割を与えていた。すなわち病原体の有無を血液検査で調べ、強制収容所でアトキシルによる治療を行なうのである。［……］［フリードリヒ・］クライネ［コッホの後継者として東アフリカの眠り病対策を指揮］は一九〇八年に東アフリカに戻り、その計画を実行に移したが、彼自身の考えも反映させながら、後にはイギリスがやるようなハエの駆除にも乗り出した。それにもかかわらずクライネは、他のドイツ人と同様、アトキシルと治療による解決に忠実であり続けた。［……］ドイツ人は眠り病を、まず個々の人間の身体における病気ととらえたのであって、決して環境のなかにあるようなものだとは考えなかったし、人間集団のなかにあるものとさえみなさなかった。(17)

このウォールボーイズのテーゼは、ドイツの眠り病対策を考えたとき二つの点で問題がある。

第一に、ウォールボーイズがドイツ植民地駐在の医師たちに、自律的な行動の余地をあまりに大きく認めている点である。すでに指摘したように、医師たちが専門的見地から対策を提案しても、それが当初の構想どおり実行に移される保証はなかった。また現地住民に薬剤治療を受けさせることになっても、医師の指示に従わないことが多かった。それをどうしても受けさせるとなれば、医師は植民地行政府の持つ強制力（軍事力）に頼らねばならない。しかしその植民地行政府も、いたずらに現地住民の反発を招くような強制力の行使には消極的である。そうなると、現地の医師に残された活動の余地は大幅に狭められてしまう。現地の医療行為は、決して植民地統治上の制約から自由ではなかった。

第二にウォールボーイズは、ドイツ人が眠り病をヒトの体内に入った病原菌の問題としてしかみていなかったと主張しているが、これも事実とは異なる。コッホはさておき、薬剤治療を断念しなければならない場合、現場の医師は他の方策、とりわけツェツェバエ駆除の可能性を考えていた。とくに東アフリカの場合、行政府の官吏は現地人労働力が不足することを懸念し、彼らにさまざまな報酬を与えて川岸や湖岸の伐採作業に動員しようとした。つまりドイツの植民地当局者は、決してこの病気を純粋に医学の問題や病原体の問題だけとしてみていたのではなく、社会経済的な課題としても考えていた。

ドイツ眠り病対策史——先行研究の問題点

ウォールボーイズに対するこれらの批判は、ドイツ植民地における眠り病の問題を扱った二人の研究者、W・U・エッカートとS・ベッサーの議論にも当てはまる。

エッカートは、ウォールボーイズが基本的に東アフリカ植民地の事例を扱っていたのに対し、感染地域である三植民地すべてについて、その対策を分析している[18]。この点で理念史的傾向の強いウォールボーイズに比べ、事例研究にもとづいた議論を展開している。しかし、エッカートが描く眠り病対策の歴史もまた、ウォールボーイズの主張に強く規定されているように思われる。というのも、エッカートも薬剤治療の展開のみに注目するあまり、他の対策がどのように実行され、またどのような制約を受けていたのかについて、充分に考察していないからである。エッカートが圧倒的にトーゴ植民地の事例を取り上げるというのも、おそらく偶然ではない。それはあとに述べるように、トーゴでは眠り病患者のための薬剤治療が比較的大規模に展開されたからである。たしかに、エッカートによってドイツ植民地での眠り病対策の歴史が明らかになったことは大きいが、その叙述にはバランスの欠如が見られる。

叙述に偏りがあるという点では、ベッサーの研究も同様である。これは、「ゲルマーニン」が一九二〇年代以降の「植民地修正主義」においてどのような役割を果たしたのかを扱ったもので、本書とも問題意識を大いに共有する。そのなかでベッサーは、コッホの東アフリカ滞在（一九〇六〜〇七年）についてつぎのように評価している。

実際、ローベルト・コッホは一九〇六年、その旅行の荷物のなかに化学調剤一式をいっしょに持っていった。それはアフリカの患者に実験的に投与された。砒素を含むアトキシルが、失明を引き起こすほどに重い副作用があるにもかかわらず、治療薬に選ばれると、これを強制的に注射することが、コッホの提案にもとづいて設置された眠り病患者の収容所における標準的プログラムとなった。(19)

ベッサーの問題関心は、決して植民地統治時代の眠り病対策ではなく、むしろ「植民地後」のドイツにおける「ポストコロニアルな記憶」にあることは充分考慮されなければならない。しかしそれでも、ベッサーのコッホに対する評価は、つぎの事実を見過ごしている。コッホは、東アフリカから帰国後、薬剤治療に特化することなく、他の対策の可能性も考慮に入れるべきであると提案し、それを受けてクライネが除草伐採作業の検討に入った。つまりコッホの東アフリカ旅行で問題とすべきは、右の三者が指摘するように、彼が危険な薬剤を治療薬として提案したことではなく、むしろ眠り病で決定的な対策を何ひとつ提案できなかったことなのである。ドイツの植民地行政や現場の医師たちは、薬剤治療以外の方策の可能性を検討せざるをえなかった。その意味で、ドイツの眠り病対策は決して（ウォールボーイズが指摘するような）「特有の道」を歩んでいたわけではない。

ドイツの眠り病対策には、あるイメージが付きまとっている。それは、細菌学の重鎮コッホがその圧倒的な影響力を行使して、「薬剤治療」を(ほとんど命令に近いかたちで)提案したというものである。しかし、それがいかに事実と異なるかは、本書でおいおい明らかにしてゆくことになる。

三 コッホの東アフリカ派遣の経緯

東アフリカにおける「第一報」

一九〇二年、ドイツ領東アフリカ駐在の軍医ヘルマン・フェルトマンは、隣接するウガンダ保護領(イギリス領東アフリカ植民地)に眠り病調査のためロンドンから派遣されていた医師から、この病気が「ウガンダから[ヴィクトリア]湖の東岸に沿って南へ蔓延しつつあり」、すでにその一部が植民地境界を越えてドイツ側に入り込んでいる、との情報を得た[20]。フェルトマンは、イギリス領と接するムアンザ地区の植民地行政府に対して、ウガンダから入ってくる現地住民の交通を規制するように提案し、これにもとづき一二人のドイツ保護軍兵士が、その年の末に境界の警備を開始した。これがドイツ領植民地における最初の眠り病対策である。このとき警備にあたったのはドイツ人兵士のほか、六人の現地人兵士「アスカリ」も含まれていた[21]。

フェルトマンの報告を受け、一九〇三年から一九〇四年にかけて、ドイツ政府はイギリスの例に倣い、眠り病の調査団を派遣するかどうか検討に入った。政府部内では、眠り病が近い将来ドイツ領にも蔓延することを恐れ、一刻も早く専門家による現地調査を開始すべきである、という意見があった。しかし他方で、ドイツ領では症例が報告されていないこと[22]、また植民地予算が逼迫していることを理由に、調査団の派遣に慎重な声もあった。結局、一九〇五年の初頭にプロイセン財務省が調査団への支出を拒んだため、派遣はいったん見送られることになった[23]。

状況が変化するのは、その直後にフェルトマンが報告書を提出してからのことであった。それによると、一九〇四年末にヴィクトリア湖に浮かぶドイツ領の島々でツェツェバエが大量に見つかり、また島民のあいだにも眠り病に感染した例が多数確認された。フェルトマンはドイツ政府に対し、マラリア治療におけるキニーネのような特効薬が開発されることに期待を寄せ、一刻も早い調査団の派遣を要請した。これを受けてドイツ政府は、一九〇六年度予算にそのための経費を計上することを決めた。このときプロイセン財務省の同意は得られなかったが、政府の国庫金を切り崩して対応することにした[24]。

調査団の人選は難航したが、一九〇五年秋にプロイセン医学枢密顧問官ローベルト・コッホが、自ら団長となり東アフリカに赴くことを提案すると、政府部内でこれに反対する声は上がらなかった[25]。すでに結核菌の発見（一八八二年）、エジプトおよびインドにおけるコレラ研究（一八八三～八四年。このときはコレラ菌の分離に成功している[26]）、ケニアにおける牛疫の調査（一八九六～九八年）など、コッホはすでに細菌学や「熱帯医学」の分野で多大な業績を残していた。

しかし、コッホと「熱帯病」との関係を考えるうえで重要なのは、オランダ領東インド（バタヴィア）およびニューギニアにおけるマラリアの研究（一八九九～一九〇〇年）である。この調査旅行でコッホは、マラリアを媒介する蚊の駆除と蚊帳による防御、そして感染者の隔離とキニーネの投与からなる予防法および治療法を体系づけた[27]。

前述のフェルトマンの報告が示すように、眠り病においてもいかにその蔓延を防ぎ、感染者を治療するかが問題となっていた。その意味で、ドイツ政府の当局者には、コッホほどこの任に適した人物はいないように思われた。しかも一九〇五年末に、彼はノーベル医学賞を受賞する。コッホへの期待はいやがうえにも大きく膨らむ。コッホが眠り病の研究に乗り出すことで「この調査団の成功は保証されたのも同然です」と、当時のドイツ政府宰相フォン・ビューローは本人に書き送っている[28]。

この間にも東アフリカからは、眠り病の蔓延を伝える報告がつぎつぎと送られてきた。フェルトマンは一九〇五年の五月から八月にかけて、ヴィクトリア湖沿岸や島嶼部でさらに感染者やツェツェバエが発見されたこと、そしてウサンブラに駐在する別の軍医はタンガニーカ湖沿岸でも感染が見られることをつきとめた[29]。もはや一刻の猶予もならなかった。コッホは一九〇六年四月一六日、海路アフリカをめざし、五月三日に東アフリカ沿岸のタンガに到着した[30]。

東アフリカのコッホ——アマニからムアンザへ

コッホがこの調査旅行をはじめるにあたってまず課題としたのは、中間宿主であるツェツェバエの生態を解明することだった。彼は、とくに重点的に取り組む問題を二つ設定した。ひとつは、本当にツェツェバエ(グロッシーナ・パルパリス)が眠り病の感染拡大に本質的な役割を果たしているのか、そしてもうひとつは、他の種類のグロッシーナ(グロッシーナ・フスカやグロッシーナ・タチノイドなどの亜種)がトリパノソーマを運搬することは可能か、ということである。

そして、コッホが滞在先として選んだのは、感染地域であるヴィクトリア湖周辺ではなく、そこから遠く離れた東アフリカの沿岸地帯、タンガ近郊のアマニであった。ここには当時、ドイツの植民地行政府によって、最新の設備を備えた実験室と広大な試験農場を有する、アフリカ大陸でもっとも近代的と謳われた「生物・農業研究所」が建てられていた(31)。

コッホによると、感染者の多いヴィクトリア湖周辺は、必ずしも研究に適した場所ではなかった。この地域で設備が比較的整っているのは、イギリス領ウガンダにあるエンテベである。しかしそれでも、彼が一九〇五年九月にエンテベを訪れた際には、研究のための「充分なスペースと、適切な実験装置」が欠如していた。さらに、イギリス人研究者の「[コッホに対する]嫉妬心ゆえに」、彼らと充分な情報交換ができなかった。そうしたことに鑑みコッホは、「充分な広さと設備が整った実験室」が常時使用でき、また数多くの感染者に「邪魔されることなく」研究に打ち込むことができるアマニを選んだ(32)。彼は五月五日に同地に到着すると、すぐさま実験に取りかかった。

実験を繰り返すなかで、コッホは人工孵化の方法を改良し、通常は数日しか生きられないツェツェバエの寿命を一～四か月に伸ばすことに成功した。そして確保した大量のハエに、トリパノソーマ・ガンビエーゼに感染させたネズミと、そうでないネズミの血を吸わせる。こうして一〇日ほど実験した結果、グロッシーナ・パルパリス以外の種類でも、ネズミへのトリパノソーマ感染が起きることをつきとめた(33)。このような動物実験と並行して、コッホは湿地帯の除草伐採作業によってハエを駆除することも試みている。試験場所には研究所近郊の谷間の、ツェツェバエが数多く生息する茂みが選ばれた。除草はごく限られたスペースでしか行なわれなかったが、コッホによると「草の茂みが除去されて以来［……］グロッシーナは完全に姿を消した」[34]。

コッホの報告書を読むかぎり、アマニでのツェツェバエに関する研究は順調に進んでいたようである。ところが彼は、一か月足らずでここを去ってしまう。ヴィクトリア湖周辺で眠り病の調査にあたっていたフェルトマンがふたたび報告書をよこし、一九〇五年にムアンザ地区で一五〇〇名以上の現地住民が原因不明のまま死亡し、そのうち一人の女性を解剖したところ、血中からトリパノソーマが発見されたというのである[35]。この女性は最近八年間に一度もムアンザから出たことがないので、彼女はドイツ領内で眠り病に感染したことになる。コッホはヴィクトリア湖周辺がすでに感染地域になったと断定し、六月一三日にムアンザへ向けて出発した[36]。

約二週間後にムアンザに到着すると、コッホはさっそく住民の健康調査を開始した。ヴィクトリア湖に浮かぶコメ島やウケレウェ島などで住民が集められ、コッホによる診察を受けた[37]。検査はつぎの手順で行なわれた。まず住民は、眠り病の典型的な初期症状である、頸部リンパ腺の腫れを触診で調べられた。そして腫れがあれば、こんどは血液を顕微鏡で検査しトリパノソーマの有無が調べられる。こうして診察を受けた現地住民約二一〇〇人のうち、眠り病と診断されたのはたった一人であった。結局、この地域に病気が蔓延しているというのは誤りで、コッホはフェルトマンの報告に振り回されるかたちになった[38]。

順調だったアマニでの研究を中断し、はるばる五〇〇キロメートル近い道のりをやってきたコッホは、この結果にたいへん失望した。だが彼は、もと来た道をアマニに向けて引き返すことはしなかった。東アフリカでの滞在期間がおよそ一年と決められていたので、時間の浪費だと考えたのであろう。コッホはアマニではなくイギリス領の感染地域に滞在し、眠り病研究に従事することを決意した。ちょうどウガンダ保護領長官ヘンリー・ヘスキス゠ベルから、エンテベの実験施設を自由に使ってほしいという申し出があった。東アフリカ渡航前にエンテベの施設を批判していたコッホだったが、こんどばかりは「このたいへん有り難い申し出」を受けることにした。コッホをはじめとする調査団の一行は、八月六日にヴィクトリア湖西岸の街ブコバ経由でイギリス領に入った。(39)

セセ諸島での調査研究

調査団の一行は、八月六日に船でブコバからエンテベに入った。しかし、コッホはエンテベで仕事に取りかかることはせず、いまいちど調査団が長期間滞在すべき場所について考え直した。その結果、ウガンダ保護領長官が勧めたエンテベではなく、ヴィクトリア湖北西部に浮かぶセセ諸島に落ち着くことを決めた。その理由について、コッホはつぎのように述べている。

見事につくられたエンテベの実験室を「滞在先として」選ぶことはたいへん魅力的なことであったが、私はすべての交通から遮断された位置にあるセセ諸島を選択せざるをえなかった。なぜならばここでは、充分な感染症例とグロッシーナ研究の機会が得られるという展望があるからだ。(40)

セセ諸島は大小四〇あまりの島々からなり、コッホによると、もともと三万人の住民が暮らしていたが、眠り病の蔓延で、その人口は数か月のあいだに一万二〇〇〇に激減した。とくに働き盛りの成年男性に被害が集中しており、かつて賑わっていた島々はまさに「干からびた」状態になっていた。ここでは一九世紀末から、カトリックの宣教団体である「白い神父団（Pères blancs / Weiße Väter）」[41]が活動していたほかには、対岸のエンテベとこれといった交流もなく、イギリスの植民地政府が眠り病対策に乗り出すこともなかった[42]。コッホはこうした「見捨てられた島」に乗り込み、ここを眠り病の研究および治療の拠点にしようとしたのである。

コッホは八月一四日、セセ諸島では最大の面積をもつブカラ島に上陸し、かつて宣教師の宿舎だった空き家を利用して、そこを診療と実験のための施設にした[43]。当初の予定では、コッホはツェツェバエやトリパノソーマの研究を通して眠り病の病因論に取り組み、ほかのスタッフが患者の診療にあたることになっていた。

だが、こうした研究と診療を分離するというコッホの計画は、最初から修正を余儀なくされる。というのも、コッホがブカラ島に診療施設を設置した途端、患者が大挙して押し寄せ、その数は多いときで一日八〇〇人を超えたからである。診療所を訪れた住民の大半からは、トリパノソーマが検出された。たとえば一九〇六年一〇月一日、この診療所に一六三人の現地住民がやってきたが、そのうちの一六〇人のリンパ液から病原体が確認された[44]。彼は、自覚症状のない、したがって診療所には自発的に来ない「潜在的な」患者が、セセ諸島にはかなりいるのではないかと考えた。そして、現地住民の罹患率を六〇〜七〇パーセントと見積もった[45]。

「アトキシル」の投与

セセ諸島における感染拡大は、たしかにコッホにとって予想外だった。いまや、自らも直接患者に接する必要に迫られたのである。しかしこのことで、彼はそれまでとは違った角度からトリパノソーマ病をとらえるようになる。それは予防薬、治療薬の発見を通じて病気を制圧するということだった。[46] コッホが治療薬として最初に目をつけたのは、その数年前から主に梅毒の治療で使われていた「アトキシル」という、砒素を多く含む薬剤であった。

アトキシルは、一五〜二〇日の間隔をあけ、二日間にわたって投与された。投薬は、薬剤を直接背中から血管に注射する方法がとられた。最初は投与量を少なくすることで薬剤の身体に対する負担をできるだけ抑え（一回の投与で〇・〇六グラム）、時期をみて徐々に引き上げ（〇・五グラム）、リンパ液や血液中のトリパノソーマが消滅したことを確認して、ふたたび減らされる。コッホは、マラリア治療と同様、眠り病でも薬剤を数か月間にわたって繰り返し投与する必要性を強調した。[47]

こうした投薬方法や投薬量は、コッホが現地住民に対して行なった人体実験の結果にもとづいて決められた。患者のなかには、試験的に連日アトキシルを投与されたり、一回に大量の薬剤を注射されたために、激しい副作用で衰弱したりする者もいた。また意図的に投薬量を減らされ、血液中にトリパノソーマが再発してしまうこともあった。[48] しかし、コッホは、「これが患者に対する実験だというのであれば、つぎのことを忘れてはならない。すなわち、もし特効薬が見つからなかったならば、彼らは確実に死にいたる病気に苦しんでいるのであり、救われることなくこの世を去っていただろう」と述べて、人体実験を正当化した。[49]

コッホが一九〇六年一一月に書いた報告書によると、アトキシルによる治療は副作用やトリパノソーマの再発といった問題を抱えているものの、治療効果から現地住民の支持を得ていた。薬剤治療が住民

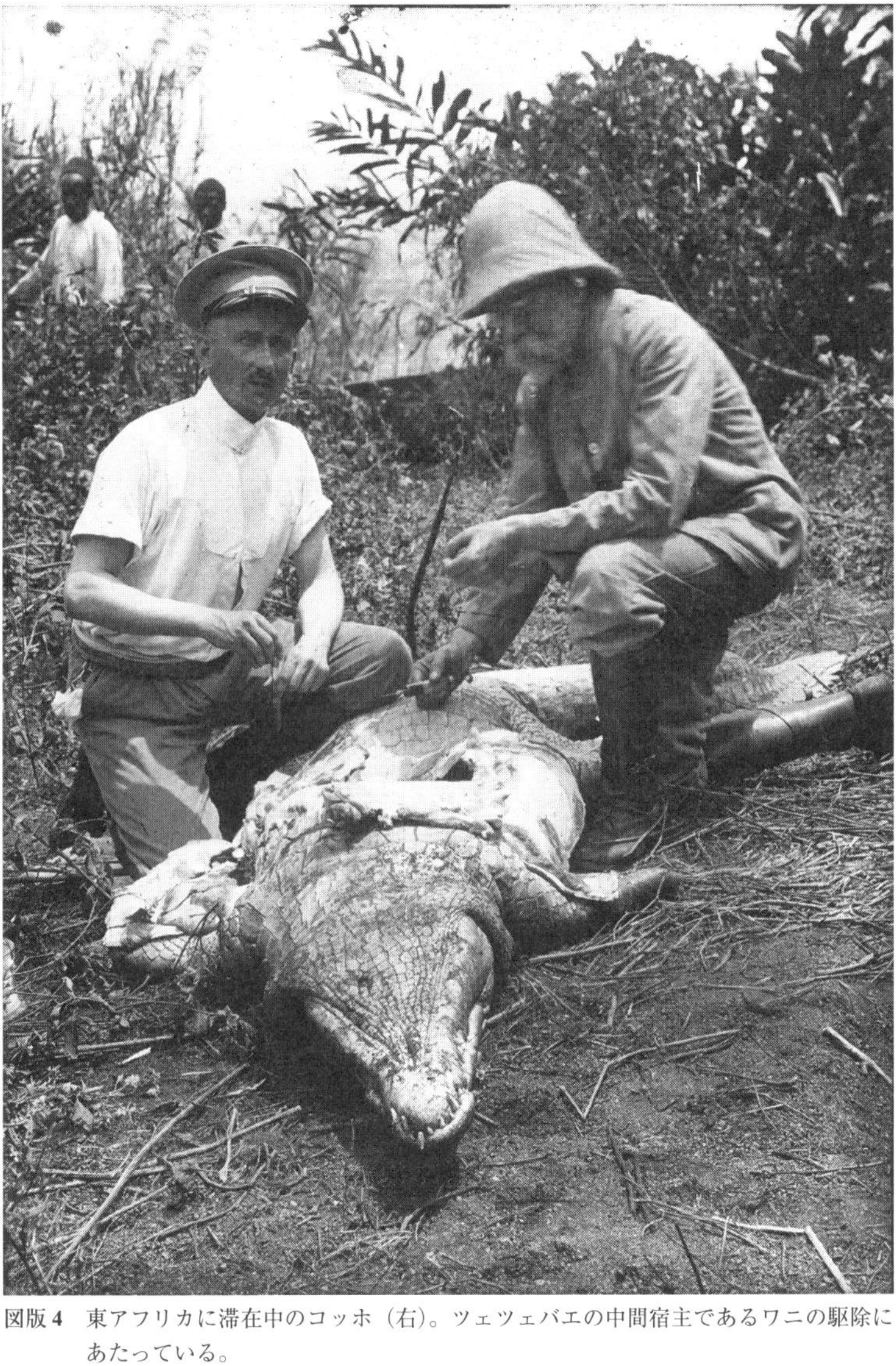

図版 4　東アフリカに滞在中のコッホ（右）。ツェツェバエの中間宿主であるワニの駆除にあたっている。

の関心を集めていることは、このころ治療を受けた患者が九〇〇人を超え、まもなく一〇〇〇人に達したことからもわかる。そして、ウガンダ保護領の関係者も薬剤治療の効果に関心を持ち、三人の医師をブカラ島に派遣した。彼らもコッホの編みだした治療法の効果を認め、ウガンダ全土で導入することを決定した。(50)

以上のように、ブカラ島でのコッホの活動の大半は、薬剤による治療法の確立に向けられた。しかし彼はその合間を縫って、本来の関心であるツェツェバエの生態解明にも取り組んだ。ハエはこの島にも多数生息しており、それを捕獲しては体内からワニの血液を顕微鏡で確認した。彼はすでにムアンザ滞在中から、ハエがヒトだけでなくワニの血液も好んで吸うのではないかと考えていたが、それが証明されたのである。ワニはヒトの眠り病の病原体を持っているわけではないが、これを駆除することでツェツェバエの生態系を破壊できるのではないか、とコッホは考えた。(51) この提案は、ドイツ領東アフリカで実際に行なわれてゆく。

セセ諸島でのコッホは、「毎日、朝から晩まで大いなる熱意をもって」「何ものにも邪魔されずに」(52) 眠り病の研究に取り組んでいた。そこではかつてのアマニ滞在と同様、充実した日々が続いていた。ところが、ここでもまた、この恵まれた環境を放棄しなければならない事態が発生した。ドイツ領東アフリカで眠り病が蔓延しているという情報が、ふたたび入ったのである。前回のフェルトマンの報告とは異なり、こんどの知らせは信憑性が高いように思われた。というのも、コッホはブカラ島の診療所でも、ドイツ領東アフリカからやってきた患者を多数診察していたからである。一九〇七年五月末、眠り病調査団の一行はウガンダをあとにし、ドイツ領のキジバに入った。(53)

四　ドイツ領における眠り病感染地域

ふたたびドイツ領へ

キジバに入ったコッホは、近郊にある人口三〇〇〇の村であるキガラマに、眠り病患者の隔離と治療を目的とする収容所（Schlafkrankenlager）を設置した。この収容所には血液の顕微鏡検査ができる建物があり、さらに患者の収容施設として木造の簡易小屋が建てられた。彼がここで仕事を開始した一九〇七年六月には、収容所に隔離された患者は二〇〇人にのぼり、その年の九月初めには三六〇人を超えた[54]。

右の数字が示唆するように、キジバ周辺では眠り病がかなりの程度で蔓延していたが、その経路についてはしばらく謎だった。というのも、ここでは「グロッシーナ・パルパリスを見つけだそうとするあらゆる努力が［……］徒労に終わった」からである[55]。ツェツェバエがいないのに大規模な感染が見られるということは、眠り病が風土病化していないことを示している。患者に対する聞き取り調査によって、コッホは感染者の多くがウガンダに滞在歴があることをつきとめた。つまり、彼らはイギリス領で眠り病に感染したのだった。

それではなぜ、キジバの住民がウガンダへと出かけるのか。そこには、この地域特有の経済的な事情があった。一八九七年、ドイツ領東アフリカ総督エドゥアルト・フォン・リーベルトが導入した「小屋税（Hüttensteuer）」では、現地住民は家屋一戸につき毎年三ルピーを支払うものとされた。当初は農作物などによる現物納も認められていたが、リーベルトの後任グスタフ・アドルフ・フォン・ゲッツェンは一九〇五年にこの規定を廃止して、税はすべて現金で納めることとした。さらに、住居一戸あたりではなく、労働可能な成人男性一人につき年三ルピーの支払いが義務づけられたために、東アフリカの平均的な家庭の税負担は「四倍近くに増加した」(56)。ゲッツェンは重税を支払えない現地住民を、ヨーロッパ人が経営するプランテーションで働かせることをもくろんでいた。こうした政策は『マジマジ反乱』(一九〇五〜〇七年)以降、本国政府の指示により順次改められてゆくが、それまで現地住民は新たな収入の途を確保する必要に迫られたのである。

税を支払い、生活費を捻出するためにキジバの人びとは、ウガンダの原生林に自生するゴムの木に目をつけ、イギリス領に入っていった。当時、ドイツにかぎらず植民地列強にとって、天然ゴムはアフリカからの重要な輸出産品であった。ドイツ領東アフリカでも、天然ゴムは、すでに一八九〇年の段階で同植民地における総輸出量の一一パーセントを占めていた。一九一三年には輸出総額が六六〇〇万マルクに達し、同植民地の総輸出額(三五五〇万マルク)の一九パーセントに達した(57)。世界的な工業化の進展によって、天然ゴムの需要は飛躍的に高まっていった。

こうしたなかでキジバの住民たちは、より大きな利潤を求めてヴィクトリア湖沿岸地域の原生林に足を踏み入れた。だがそこは、ツェツェバエの生息地でもあった。コッホの報告によると、かつてウガンダにおける天然ゴムの採取は現地住民が行なっていたが、彼らが眠り病でみな死亡してしまったので、最近「その危険性を知らない」ドイツ領の住民が雇われはじめたのだという。ゴムの木が多く自生するブニンガ半島では、コッホが調べたところ「八〇人から一〇〇人程度のキジバの住民が、天然ゴムの採取に従事している」ことがわかった[58]。

アマニやセセ諸島で眠り病研究に従事していたころのコッホは、基本的に病気を病原体の問題だと考えており、中間宿主（ツェツェバエ）の生態および病原体の化学的性質（アトキシルの効用）の解明に力を注いでいた。しかしドイツ領に戻ったコッホは、この病気の蔓延が植民地の現地住民を取り巻く経済的・社会的な環境と深く関わっていることに気づいた。いわば、トリパノソーマ病の「開発原病」としての側面を認識するようになったのである。事実、コッホはドイツ本国政府に宛てた報告書のなかで、住民が危険な天然ゴムの採取に行かずにすむような植民地政策を導入するよう要請し、本国政府のほうでも東アフリカ総督に対し、税の減免やコーヒー栽培など、新たな雇用創出の可能性を探るよう指示を出した[59]。

キジバに続いて訪れたヴィクトリア湖東岸のシラチでも、コッホの関心は現地住民の移動経路の解明に向けられた。ここでは眠り病患者が相当数見つかったばかりか、ツェツェバエの生息も確認され、病気の風土病化が懸念された。彼は、ドイツ領内の患者の隔離と治療はいうまでもないが、隣接するイギリス領でも眠り病が猛威を振るっており、その流入を防ぐことが急務であると考えた。

しかし、状況はきわめて好ましくないように思われた。というのも、ドイツ領内における税負担が重いため、多くの住民がイギリス領へと逃げ込み、「ドイツ側で税金が安くなるのを待っている」からであった[60]。コッホによると、この地域では植民地の境界がしばしば変更になり、実質的な意味を失っているため、現地住民も好き勝手に移動する[61]。そして彼らにとっては、自分たちの居住地がドイツ領であろうとイギリス領であろうと関係なく、帰属意識もまったくない。

コッホがいちばん恐れたのは、トリパノソーマを持つ感染者が勝手にドイツ領に出入りし、眠り病のさらなる蔓延を招くことだった。それゆえ、彼はドイツ本国政府に対し、越境者の進入を遮断すべきであると主張した。(62) ここでも重視されたのは、患者の隔離や薬剤治療と並んで、行政による住民の移動の制限であり、植民地境界の警備であった。

一九〇七年六月いっぱいドイツ領に滞在したコッホは、翌七月にふたたびセセ諸島に戻った。今回のウガンダ滞在の目的は、患者への投薬実験を通してアトキシルの代用薬を見つけることにあった。ドイツに帰国する一〇月まで、コッホは砒素や水銀を含むさまざまな薬剤を眠り病患者に投与した。しかし、そのどれもが期待した効果を示すことはなかった。結局、彼は、問題はあるにせよ、アトキシルがいちばん優れた薬であるという結論に達した。

コッホのドイツ帰国

およそ一年半の東アフリカ滞在を終えたコッホは、一九〇七年一一月一八日、ドイツ政府部内に設置された「帝国保健省船舶・熱帯病委員会」における会合で眠り病研究の成果を報告した。(63) ドイツ領東アフリカの感染地域としてコッホがあげたのは、ヴィクトリア湖西岸(キジバ)および東岸(シラチ)、そして本人は訪れることがなかったタンガニーカ湖沿岸の三つである。タンガニーカ湖周辺の状況については、現地駐在のノイベルトという医師が、コッホの東アフリカ滞在中からドイツ本国に報告を行なっていた。

ノイベルトの報告によると、数多くの成人男性が、タンガニーカ湖の対岸にあるコンゴ自由国(一九〇八年以降はベルギー領コンゴ）に天然ゴムの採取に出かけ、病気に感染した[64]。つまり、感染の広がり方がキジバと類似していたのである。そこでコッホは、この両地域ではまず住民の活発な水上交通を規制すべきだと主張した。ベルギーやイギリスと共同で、植民地境界付近の警備を厳重にして船の往来を制限し、住民の渡航を極力防ぐのである。また万一郷里を離れた者には、その帰還を許すべきではないとした。

またコッホは、シラチではツェツェバエが多数見つかっていることから、その駆除を優先的に行なうべきである、と主張した。さもないと、シラチも感染が拡大するイギリス領との往来が多いので、病気が瞬く間に風土病化するだろう。それを防ぐためには、現在試験的に行なわれているワニの駆除のほか、多くの現地住民を動員し、湖岸の広大な湿地帯で一刻も早く除草伐採作業を行なうべきである[65]。コッホはこのように述べ、植民地行政府が主導するツェツェバエ対策に期待を寄せた。

コッホによると、こうして感染者が「外」から流入してくるのを防ぐ一方で、すでにドイツ領の「内」にいる感染者については、アトキシルによる治療を施さなくてはならない。とくに、この薬剤を長期間にわたって規則正しく投与し、患者にはそのつど血液検査を行なうことが必要である。ところが「原住民には忍耐力が欠けており」、「自分がもう治ったと感じるやいなや、あるいは治療が長引いて退屈だと感じると」、彼らはもはや治療に来なくなる。したがって患者が治療から逃走しないよう監視する施設、すなわち「強制収容所（Konzentrationslager）」を感染地域に最低一か所設置すべきだ、とコッホは主張した[66]。

こうした眠り病対策の指針は、帝国保健省の会合ではおおむね出席者の賛同を得た。そして東アフリカ植民地では、今後この指針をいかに実現してゆくかが焦点となった。コッホが植民地を去ったあと、彼のアシスタントとしてその調査団に加わっていた医師たちが、眠り病に対する闘いを開始していた。シラチでは軍医大尉クライネ、キジバでは軍医中尉ローベルト・クーディッケ、そしてタンガニーカ湖北岸ウジジでは軍医大尉フェルトマンが、その陣頭指揮にあたったのである。

なお、この帝国保健省の会合では、同省内に「眠り病小委員会」を設置し、各植民地における対策を医学的見地から統括することも確認された。

コッホの「遺産」

これまで述べてきたコッホによる眠り病調査には、どのような評価が下されるべきなのだろうか。医学的にみてこの調査旅行は、エッカートが指摘するとおり、およそ成功とは言いがたい(67)。というのも、この調査の本来の目的は、眠り病の効果的な予防、診断、治療に途を開く理論の確立にあったからである。コッホはそうした理論を、中間宿主であるツェツェバエの体内における病原体の変化を明らかにすることで打ち立てようとした。彼が最初の滞在地アマニで行なった研究は、この点をめぐるものであった。

ところが、ドイツ領内で眠り病がどうやら風土病化しているという(結局は誤りだった)知らせを受けると、コッホはどちらかといえば無計画に、眠り病患者を求めてヴィクトリア湖周辺を彷徨した。これで彼の貴重な時間は失われ、アマニでの仕事は放棄された。このことを、コッホは報告のなかで、「ヒト・トリパノソーマ病、とりわけ理論的な性質についての問題には、われわれが途中で投げ出さざるをえなかったものもある」と述べている[68]。

セセ諸島で患者の治療に従事し、多少とも現地住民の信頼を得たとき、コッホの喜びは大きいものだったに違いない。それは医学理論での失敗を補って余りある、アトキシルの投与がもたらした「実用的な成果」であった。

とはいえ、アトキシルがもたらす成功も、そう長くは続かなかった。たしかにウガンダ滞在中から、コッホはアトキシルが血中トリパノソーマをすべて除去できない場合があることは知っていた。しかし彼は、それをあくまで例外的なものであると考えていた。ところが、コッホが東アフリカを去ると、病原体の再発が例外などではないことが確認された。すでに一九〇七年、アトキシルは決して万能薬ではないとの研究結果が相次いで出される[69]。そしてドイツへ帰国後、コッホは眠り病対策に関する提案を行なうが、それもすでにイギリスの医学者が指摘したことの確認にとどまり、何かしら新たな知見が出されたわけではない。

さらにコッホの提案は、植民地政策としてみた場合にひとつの難問を抱えていた。彼が実行すべきであるとした医療政策は、その多くが植民地行政府の強制力の行使を前提としている。隣接植民地との交通を遮断するにせよ、湖岸の除草伐採作業に労働力を動員するにせよ、さらに「強制収容所」に患者を押し込むにせよ、行政府は必要とあらば軍事力を用いて現地住民の生活に介入しなければならない。しかし、東アフリカをはじめとしたドイツの植民地政府には、そのような強制力を行使するための充分な人員や予算は与えられていなかった。その意味で、コッホの提案する施策は初めから「失敗」を運命づけられていた。

他方で、ノーベル賞を受賞した医学界の「重鎮」がわざわざアフリカにまで赴き、保健衛生政策を提言したことの意味は大きい。その政策を忠実に実行するにしても、またはそれに修正を加えるにしても、眠り病に関わった医師や植民地官僚にとって、コッホの「桎梏」から逃れることは決して容易なことではなかった。コッホの調査旅行の問題点とは、真に効果的な眠り病対策を何ひとつ提案できなかったこと、しかしその権威のもとに、中途半端な施策が実行に移されたことなのである。

第2章　東アフリカにおける薬剤治療

「隔離政策」という幻想

一　強制措置の回避――ヴィクトリア湖沿岸における眠り病患者の「収容所」

ヴィクトリア湖の状況

眠り病患者を隔離し、アトキシルで治療するための収容所は、ローベルト・コッホが感染地域と認定した三つの地域、ヴィクトリア湖西岸（キジバ）および東岸（シラチ）、そしてタンガニーカ湖沿岸に設置されることになった。このうちキジバ地区では、コッホが滞在していた一九〇七年六月に最初の収容所が設置された。この収容所は「患者をよりよく監視でき、また定期的に住民の検査を行なうことができる」(1)という理由で、感染者が多数確認されたキガラマという村落の近くに建てられた。軍医中尉ローベルト・クーディッケは、住民に対する大規模な健康検査を実施し、多くの患者を発見した。キガラマの収容所では一九〇七年九月末の時点で四二五人、一九〇八年四月になると六四〇人もの患者が治療を受けていた。(2)

眠り病患者の割り出しには、現地支配層の「協力」も欠かせなかった。キジバ地区を治める現地人「首長」（ドイツ人は彼らを「スルタン」と呼んでいた）は、クーディッケの要求に応じて臣下《カティキロ》一〇人を検査の際に同行させた。カティキロは住民の検査忌避を防ぎ、また患者の収容所への移送を監視した[3]。さらに、クーディッケは彼らにリンパ腺の触診法も教え、彼ら自身が住民たちを診察できるようにした[4]。こうしてキジバの「スルタン」はクーディッケの進める眠り病対策を、警備の面と医療の面から支えることになった。カティキロはわずかな人数ではあったが、慢性的な人員不足に悩むドイツの植民地医療にとって無視できない役割を果たした。

収容所に移送された眠り病患者は、どのような生活を送っていたのだろうか。

クーディッケが本国へ書き送った報告書によると、眠り病患者は多くが家族とともに入所する。家族は藁でできた簡易小屋で患者とともに寝起きし、食事などの世話をする。簡易小屋は無料で利用できるが、患者が軽症で働くことができる場合、彼らは敷地内の清掃や新しい小屋の建設といった労働に従事して、一日に二～一〇ヘラー（一ルピー＝一〇〇ヘラー）の賃金を得ながら自分で食料を調達しなくてはならない[5]。さらに収容者の家族も、簡易小屋の近くにバナナなどの作物を栽培することが奨励された。ただし、収容者が単身だったり重症患者だったりした場合は、必要な食料が収容所から現物で支給されるか、一人につき一日に二ヘラーが支払われた[6]。このように収容所で生活をしながら、患者は医師から定期的にアトキシルの投薬を受ける。

こうしてみると、クーディッケはコッホの提案を忠実に実行したかにみえる。だが彼は、軽症患者についてでは収容所の外に住むことを認めた。キガラマの収容所は感染地域から比較的近いところにあった

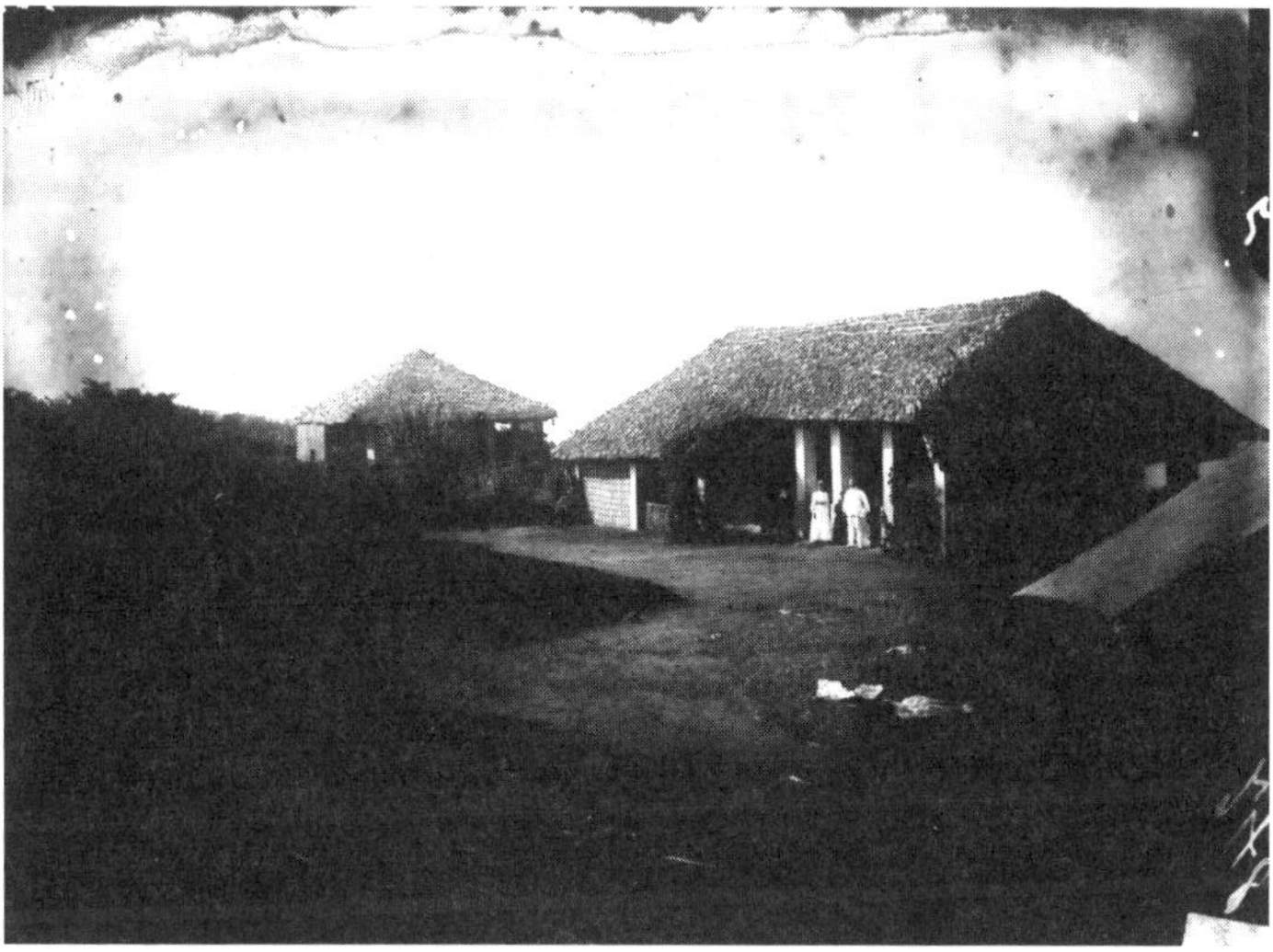

図版5　ドイツ領東アフリカ，キガラマの眠り病患者収容所。

ので、この規定は患者に自宅から通いながら治療を受けることを可能にした。

クーディッケがこのようなことを許可したのは、収容所が深刻な人手不足に悩まされていたからである。彼によると、五〇〇人を超える収容者を監視するのは、たった二人のカティキロと、二人の現地人門番のみだった。[7] もし強制的な患者の隔離という原則に固執すれば、自分の意思で動くことのできる軽症患者は、手薄な警備をやすやすと突破して、もう二度と治療に来なくなる。そもそもこれだけの大勢の患者が収容所に集まったのも、クーディッケが患者の一括収容を早々に断念したからであった。

また、クーディッケは、現地住民との信頼関係の構築が一番であるとして、患者の強制的な隔離には反対だった。彼によると、住民は「自分たちが相続した財産を［収容所にいるあいだに］失うのではないかと恐れ、治療から逃げてしまう」[8]。

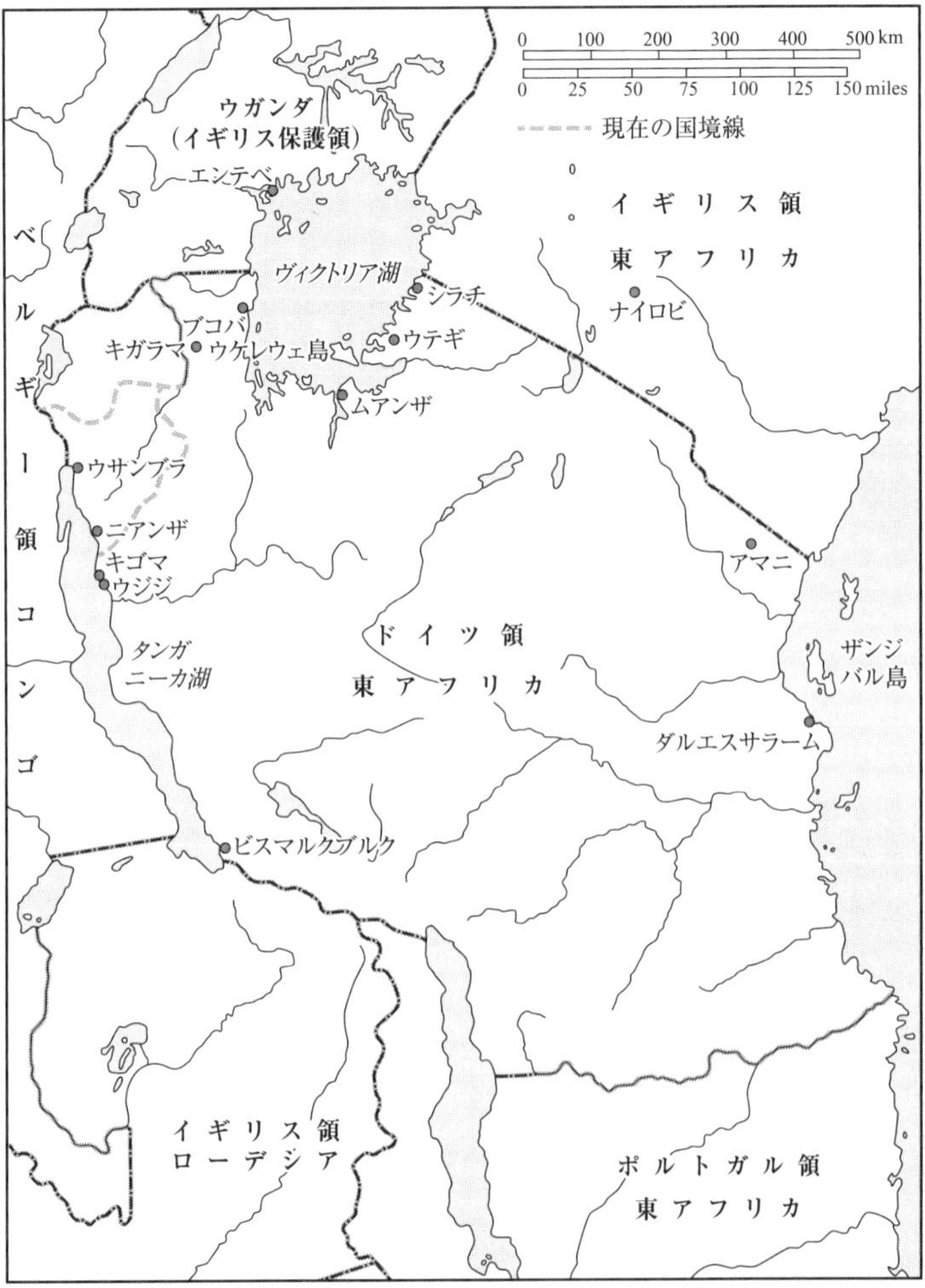

地図 **2**　ドイツ領東アフリカ

患者にはとにかく「自発的に」収容所へ通い、半年間定期的にアトキシルの治療を受けてもらわねばならない。そして、六か月の外来治療のあとに検査で異常が認められなければ、患者は「放免」される。本来ならば「放免」後の患者の経過も観察する必要があるが、それが不可能なことは明らかだった(9)。

クーディッケが住民の評判を絶えず気にしていたことは、ブガブという集落で患者が多数見つかった際に取った彼の行動にも表われている。ブガブはキガラマの収容所から歩いて五時間もかかる距離にあり、さらにキジバとは別の「スルタン」が治める地域であったため、住民はキガラマ収容所への移動を強く拒否した(10)。このときクーディッケはその声に配慮し、一九〇八年七月、キシャンニェに新たな収容所を設置した。ここでも、「ほとんどの患者は自分の住居に住み、外来で診療を受けることができ」た(11)。それは、コッホが提唱した「強制」収容所とはほど遠いものであった。

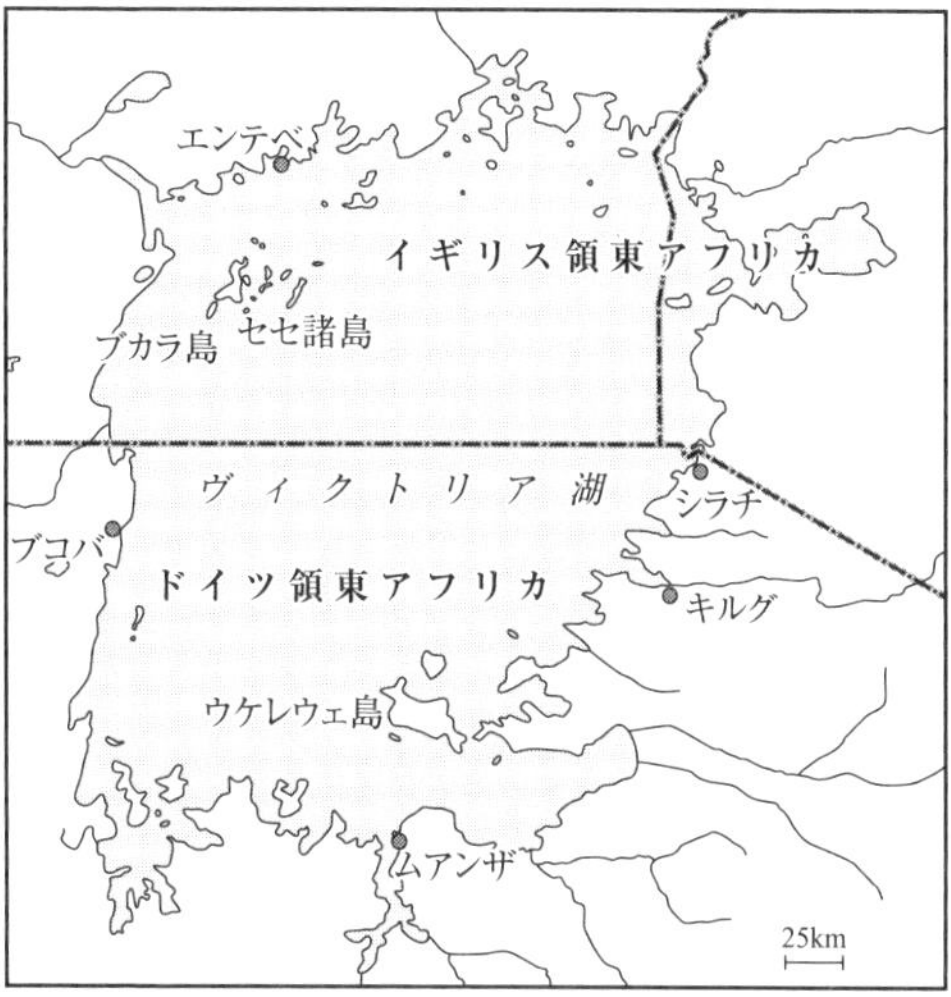

地図3　ヴィクトリア湖周辺地域

「強制収容所」から「診療所」へ

こうしてヴィクトリア湖西岸では、コッホの提唱した「患者の一括隔離」の方針は最初から修正を余儀なくされたが、事情は東岸でもあまり変わらなかった。ただ、東岸の眠り病対策は当初、「強制収容所」の設置を強く主張する軍医大尉ヘルマン・フェルトマンが統括しており、一九〇八年二月に軍医大尉フリードリヒ・クライネが赴任するに及んでその方針が撤回された、という経緯がある。

一九〇七年七月にコッホがドイツ領東アフリカを離れると、フェルトマンはヴィクトリア湖西岸地域を調査し、眠り病が湖岸地域だけでなく、湖に流れ込む河川の周辺でも蔓延していることをつきとめた(12)。そこで、フェルトマンはコッホに指示されたとおり、収容所を設置して患者をアトキシルで治療する体制を整えた。

フェルトマンはコッホの構想を忠実に実行しようとしていた。収容所は、患者を効率的に管理するために、地方政庁(13)のあるムアンザではなく、感染地に近くドイツ軍の駐屯地にもなっているシラチに設置された。ここならばドイツ軍がつねに駐留しており、逃亡する収容患者もいなくなるだろうというわけである。実際、コッホのシラチ滞在の直後とあって、フェルトマンは地方政庁からの援助を受けていたらしく、ヴィクトリア湖西岸地域の調査では一六四人の眠り病患者を発見した。そして一九〇七年九月に収容所が開設されたときには、二一七人がアトキシルの治療を受けていた(14)。

だが、このシラチの収容所は、二つの点で大きな問題を抱えていた。ひとつは、シラチの物価が他の地域に比べて高かったことである。キガラマと同様、シラチの収容所でも重症患者には食料費が支給されていたが、フェルトマンはこの費用を一人につき一日に一〇ヘラーと見積もっていた。キガラマでの支給額は二ヘラーであったから、もしキガラマと同じ数の入所者がある場合、単純計算でヴィクトリア湖西岸の五倍のコストがかかってしまうことになる。これは、財源不足に悩む植民地医療政策にとって大きな痛手となる。[15]

もうひとつは、その立地である。眠り病はヴィクトリア湖沿岸だけでなく、内陸の河川沿いの地域にも蔓延していた。内陸の感染地域から収容所までの道のりは、徒歩で数時間かかることもあった。これについてフェルトマンは、収容所が「この地区のもっとも遠い眠り病感染地域からでも、徒歩八時間を超えないように」配慮したと述べているが、[16] 現地住民の評判はすこぶる悪かった。

そうした現地住民の不満は、軽症患者による収容所からの脱走と、住民による検査忌避という事態となって表面化した。一九〇七年末、フェルトマンは新しい任地であるタンガニーカ湖に向けて出発した。フェルトマンの後任であるクライネがシラチに到着したのが翌年二月だったので、収容所は一か月ほどドイツ人医師がいない状態になった。クライネが収容所に入ってみると、そこにいるはずの患者約一〇〇人が集団で脱走していた。[17] 逃亡したのはいずれも同じ集落（キルグ）の住民だったため、クライネはその集落を訪れることにした。そこでは、フェルトマンが半年ほど前に調査で訪れたとき、数百人の住民が検査を受けていたが、今回はまったく事情が異なっていた。そのときの様子を、クライネはつぎのように述べている。

われわれはもはや、そのような幸福な状況にはなかった。われわれが到着すると、住民たちは明らかに恐れており、決して近づいてこようとしない。わずか数人の女性や子どもが連れてこられたのみである。誰もシラチには連れていかないとこちらが説明し、検査も耳朶から血液を数滴採取するだけだとわかると、彼らはようやくわれわれを信頼しはじめた。[18]

クライネは、この検査で三〇人近い患者を見つけだしたが、自覚症状のない軽症患者を収容所に移送することは現実的ではないと考えた。そこで一九〇八年一〇月、キルグに隣接するウテギというところに新しく収容所を設置することにした[19]。この収容所でもキガラマと同様に、軽症患者は敷地内の清掃、とりわけツェツェバエの駆除を目的とした除草伐採作業に従事することで報酬を得た。当初は患者の収容と隔離が原則であったが、これもまもなく住民の反発を受け、収容所内には外来診療のための「診療所」が設置された[20]。また、評判の芳しくなかったシラチの収容所も、一九〇九年四月までに「診療所」と看板を書き換えた[21]。

こうしてクライネのもとで、ヴィクトリア湖西岸地域でもコッホの提唱する強制隔離は断念された。だが、フェルトマンのほうは諦めなかった。彼は、こんどはタンガニーカ湖沿岸の感染地域に赴任し、そこでも強硬に「強制収容所」の設置を主張したのである。はたして、彼の構想は実現したのだろうか。次節以下でみてゆくことにしたい。

二　植民地支配における「合理性」——タンガニーカ湖沿岸における「収容所政策」

フェルトマンとグレーヴェルト

フェルトマンはすでに一九〇六年末、タンガニーカ湖沿岸を、ウサンブラからウジジにかけて調査に入っていた。そして彼は、この地域にもヴィクトリア湖沿岸と同様、眠り病が蔓延しツェツェバエが多数生息していることをつきとめ、コッホに報告していた。フェルトマンは一九〇七年末にふたたびタンガニーカ湖に戻り、この地で眠り病対策を統括することになった。彼は患者を発見するために遠征隊を組織して、人口の多い沿岸部のウサンブラ、ニアンザ、ウジジで住民の健康を調べ、一九〇八年三月末までに一〇〇〇人以上の患者を発見した[22]。

コッホが帝国保健省に行なった提案によると、タンガニーカ湖沿岸地域の収容所は当初、ウサンブラとウジジに設置される予定であった。それは、これらの地にドイツの地方政庁が置かれ、患者の管理が容易になると考えられたからである[23]。しかし、実際には予算上の制約から、収容所は一か所のみ設置されることになった。ウサンブラとウジジは、直線距離で一〇〇キロメートル以上も離れている。フェルトマンは患者の移送を考え、ほぼ中間に位置するニアンザに収容所を置くことにした。この収容所は三〇〇人の患者を受け入れることができ、実験室や診察室を兼ね備えており、収容者は定期的にアトキシルによる治療と血液検査を受けることになっていた。そして一九〇八年三月末の段階で、収容者は一二一人に達した[24]。

コッホの調査旅行の随行者として、フェルトマンは「強制収容所」にこだわり続けた。見つけた眠り病患者は重症か軽症かを問わず強制的に隔離することがフェルトマンの方針であり、彼は「この遠征隊の責務[25]」だと考えていた。当然、こうした施策に対する現地住民の反発も高まった。それは、さしあたり逃亡という「受動的抵抗」となって表われ、とくに自覚症状のない軽症患者の脱走が頻発した。

フェルトマンはその様子を本国へ書き送っている。一九〇八年初頭、彼はウジジの住民一〇〇〇人超を検査し、八〇人の感染者を発見した。彼はその八〇人を、まずウジジにある地方政庁の病院に収容したが、その途中で二六人が逃亡した。残った患者のうち、ニアンザへ移送できたのは重病者（五人）や途中で死亡した者（七人）を除く四二人のみであった[26]。また、収容所でも逃亡は絶えなかった。一九〇八年五月二〇日の時点で、ニアンザには延べ二三二人の患者が移送されたが、そのうち一〇八人が脱走し、四六人が死亡してしまったため、収容者が七八人に減った[27]。フェルトマンの遠征隊は、東アフリカ総督の命令で患者の移送に際し地方政庁の援助を受けることになっていたが、実際はあまり行なわれていなかったことがわかる[28]。そこには、現地住民に対して強制力を充分に行使できない植民地統治の限界があった。

このことで、フェルトマンと地方政庁とのあいだに軋轢が生じた。きっかけは一九〇八年三月一七日ウサンブラ地方政庁を統括する陸軍大尉フォン・グレーヴェルトが出した命令であった。グレーヴェルトは眠り病患者のニアンザへの移送だけでなく、隔離、治療、検査といった眠り病対策すべてを禁止するとし、あわせて移送した患者全員の放免を命じた[29]。そして実際に、ニアンザで治療を受けていたウサンブラ出身者三八人を自宅に帰した[30]。

ダルエスサラームの総督府に宛てた報告のなかでグレーヴェルトは、眠り病対策の禁止は「地方政庁にとっては死活問題である」と表現した。彼が管轄する地域では、住民が医師の活動を恐れるあまり、地方政庁が実施する道路建設などの事業に必要な労働力が集まらなかった。そして、感染者の強制的な隔離と収容は「商業と移動（Handel und Wandel）の自由」を奪うことになり、住民は「このことに重大な不正義を感じている」のだった[31]。

グレーヴェルトは、ドイツの軍事力が圧倒的に不足している状況下において、植民地統治はまず経済的な発展や社会全体の安定といった「全体の利益」をめざすべきであると主張した。そしてそれは、眠り病患者が治癒するというような、いわば「個別の利益」に優先して実現されなければならない。現地社会への中途半端な介入は、住民の「ドイツ嫌い」を助長し、植民地統治にあたるわれわれの立場をいっそう危ういものにしてしまうだろう[32]。彼はこう述べて、眠り病の問題に強制力で対処しようとするフェルトマンを強く批判した。そうした医師の態度を、グレーヴェルトは総督府へ宛てた文書のなかでつぎのように皮肉った。

私にとって――そして軍医大尉フェルトマン博士にとってもそうですが――猛威を振るう病気から救い出そうとする住民に対して武力を行使することは、矛盾することこの上ありませんし、総督府の望むところでもないはずです[33]。

「合理的植民地統治」とは何か？

これに対して、フェルトマンの反論も過激を極めた。彼は、タンガニーカ湖沿岸の各地で住民の逃亡が頻発し、眠り病対策が困難になっていることを認めたうえで、このようなときだからこそ植民地行政府は「そのすべての権威を用いて」軍事力を行使し、「[眠り病調査にあたっている]遠征隊の困難な職務をできるかぎり遂行可能にする」べきであると、東アフリカ総督に訴えた。そして、今回のグレーヴェルトの行為は「支配者としての責任放棄」であるとして、つぎのように厳しく批判した。「何か問題が起きると、彼［＝グレーヴェルト］はいつも大声で叫び、その問題の責任を医師になすりつける。医師に絶えず問題を背負わせることで、彼は幼稚な喜びを感じている」[34]。

フェルトマンの目には、グレーヴェルトは資質を欠く無能な植民地官吏と映っていた。現地社会の「安定」を第一に考え、住民への軍事力行使を拒否するグレーヴェルトと、眠り病患者を一括して強制的に「隔離」しようとするフェルトマンとの対立は、もはや当事者どうしの話し合いでは解決できないほどに先鋭化した。意見の隔たりを埋めようと、グレーヴェルトはフェルトマンの行なう眠り病調査に同行したこともあった。だが、両者の溝はますます深まるばかりであった[35]。

この事態を心配した総督府と本国の植民地省は、ついにクライネをウサンブラに派遣することを決定した。クライネは、一方でグレーヴェルトが眠り病対策をすべて禁止し、隔離した患者を放免したことについて、「この伝染病の本質をまったく理解していない結果」であると厳しく批判した。しかし他方で、フェルトマンがこだわる収容所政策は「不可能な話であり、まったく意味がない」と退けた[36]。なぜなら、強制力の行使は、一度目は効果があるかもしれないが、二度目になると住民は危険を察知してみな逃亡するだろうからである。

クライネは両者に妥協を求めた。彼は、フェルトマンに対しては、ニアンザだけでなくウサンブラとウジジにも「診療所」を設け、軽症患者の「外来治療」を認めること、そしてグレーヴェルトには、自ら出した禁止令の撤回を迫った[37]。すでに一九〇八年五月以来、総督アルブレヒト・フォン・レッヘンベルクはグレーヴェルトに対し、医師の進める眠り病対策に協力するよう圧力をかけていた。「眠り病対策は、ウガンダの経験から考えても目下最大の課題であり、これを妨げてはならない」というのが、その理由であった[38]。一九〇八年九月、フェルトマンとグレーヴェルト双方がクライネの妥協案を受け入れたことで、この問題はようやく決着をみた(39)。

このように、眠り病患者の一括隔離をめざした「強制収容所計画」は、タンガニーカ湖沿岸地域でも変更を余儀なくされた。そこには、現地住民との「協力」によって植民地社会の「安定」をめざす地方政庁と、専門的見地から住民への強制力の行使にこだわる医師との利害衝突があった。医療政策をめぐって、植民地官僚と医師たちはいつも一枚岩だったわけではない。予算や人手が不足するなかで、限られた資源をどのように用いるかをめぐり、両者はしばしば対立した。その意味でドイツの植民地統治は、多様な利害関係の衝突を孕む重層的なものであった。

しかし、フェルトマンとグレーヴェルトとの対立を、本国の植民地省の動向と関連づけて考えると、そこには新たな問題が浮かび上がってくる。本章の冒頭で述べたように、ドイツの植民地政策においては、当時、次官デルンブルクのもとで「合理化」と「原住民の福祉」をめざした改革がはじまっていた。そしてフェルトマンとグレーヴェルト、この両者の眠り病対策に関する主張は、どちらもこの新しい植民地政策の理念に沿ったものだった。

フェルトマンは、新興の「熱帯医学」の専門家として、医学的な所見を植民地政策に反映させることが「合理的な」植民地統治につながると考えていたし、住民の健康増進が彼らの「福祉の増大」につながると信じていた。他方、グレーヴェルトは、現地住民の自由な商業活動を保証することが、無益な騒乱を避けるという意味で「合理的な」方策であり、何より彼らの「福祉の増大」に貢献することだと考えていた。それゆえ彼は、医師の過剰な介入主義には反対し、何よりも植民地社会の「安定」が住民を経済的に潤す必須条件である、と主張した。

この両者は、本国の植民地省と同じ目標を掲げながら、具体的な方策において決して相容れるところがなかった。つまり、デルンブルクの「合理的植民地統治」という理念は、眠り病に関するかぎり、具体的な政策が問題となるまさにそのときに、政策担当者間の利害対立を顕在化させたのであった(40)。

三 「診療所」における治療

アトキシル投与をめぐる問題

以上みてきたように、ドイツ領東アフリカにおける眠り病の治療は外来診療を原則としていた。現場の医師たちは、もはや力ずくで現地住民に治療を受けさせるわけにはいかず、実績をあげることで彼らの信頼を得るほかなかった。しかし、二日間にわたり一・〇グラムのアトキシルを一五～二〇日程度の間隔をおいて繰り返し投与するという、コッホが提唱した方法では、血中トリパノソーマの再発や重い副作用を回避できない。コッホのあとを継いだ医師たちはまず、彼が示した治療法を改良することで、この問題が解決できるのではないかと考えた。だがそれは、いつも手探りの（そして決して成功しない）試みであり、治療を受けにやってくる現地住民を実験台にする危険な賭けであった。

ヴィクトリア湖西岸で眠り病対策にあたっていたクーディッケは、一四日間隔のアトキシル投与が一年間続くと、患者に失明や内臓機能の低下といった深刻な副作用が発生するとした。そこで彼は、一九〇八年五月、それまで一年以上にわたって治療を続け、かつ外見上も健康な患者二七人を選び、試験的にアトキシルの投与を中止した[41]。もし彼らが治療の中止後も健康な状態を維持できれば、クーディッケの見立てどおりとなる。しかし結果は散々だった。同じ年の七月末までに、これら二七人のうち一五人の容態が悪化し、治療を再開せざるをえなくなった。さらに、この一五人のうち六人の血液中からは、いちど消滅したはずのトリパノソーマがふたたび検出され、結局、一一月末までに二人が死亡したのである[42]。

クーディッケはまた、右にあげた二七人とは別に、一九〇八年七月以降、計一三九人の患者に対し二〇日間間隔でアトキシルを投与し、それが六回を数えると治療を中止するという実験を行なった。だがここでも、四～七か月間の追跡調査の結果、血中トリパノソーマの再発がなかったのはたった四人だけで、残りの大多数の患者はふたたび治療を開始せざるをえなかった[43]。治療の中止によるトリパノソーマ再発はある程度想定されていたものの、クーディッケは、「この［病原体の再発しない事例が、多く観察できるのではないかという］期待は［……］四つの症例によって、かろうじて支えられている[44]」と失望を隠しきれなかった。

ヴィクトリア湖西岸では、クーディッケがアトキシルの投薬量や回数を減らすことによって、コッホの処方箋に変更を加えようとしていたのに対し、タンガニーカ湖沿岸では、逆に限界まで投薬量を増やすことで、コッホが期待していたよりも大きな薬効を引き出すことがめざされた。そこで、この地域では、アトキシルが九～一一日の間隔で投与された。しかし患者の皮膚炎や口内炎、失明、深刻な臓器不全といった副作用が深刻となったため、一九〇九年四月、クライネの提案により一四日おきの投与になった[45]。

他方、重症患者に見切りをつける「実験」も行なわれた。フェルトマンはタンガニーカ湖沿岸で、血液中のトリパノソーマがなかなか消滅しない患者を重点的に観察した。そして、アトキシルによる治療はせいぜい一五回（投与は一五×二＝三〇回）が限度で、それ以上薬を投与してもトリパノソーマは耐性を持ってしまい、血液中から除去できないと主張した。[46]薬剤を節約するために、重症者は八～一二回のアトキシル治療のあと、効果が出なければ投与が中止された。医師から見放され、自ら動くこともままならない重症の患者は、かつての「強制収容所」でただただ死を待つほかなかった。[47]貴重な薬剤を治癒の見込みのある軽症患者にできるだけ大量に投与することが、フェルトマンにとっては何よりも重要だった。

ところが、そのフェルトマンが期待をかける軽症患者は、ドイツの眠り病対策には冷淡だった。たしかに、アトキシルは一定の薬効を示した。軍医大尉ブロイアーは一九〇八年初頭、アトキシルの投与によって軽症者は「驚くほど早く回復した」と報告している。別の軍医中尉も一九〇九年四月に、この薬剤が病気の初期段階で「患者に絶大な効果」をもたらすと述べている。[48]しかし、この薬剤が持続的な効果を持つかどうかは、誰にもわからなかった。というのも、外来診療を基本にしているために、軽症患者は回復すると（または自分で回復したと感じると）二度と治療に来なくなるからである。

フェルトマンによると、ニアンザの診療所では、治療を受けた延べ一〇〇〇人あまりの患者のうち、二〇パーセント程度が途中でいなくなった。各地の診療所に駐在する医師たちも、逃亡した患者のことを繰り返し本国へ報告している。[49]たとえば、フェルトマンは「患者の強制的な収容が中止されたあと、治療成績はむしろ悪くなっている」[50]と嘆いているし、「収容所には、もはや重篤な患者か精神障害者しか残っていない」[51]とこぼす軍医中尉もいた。結局、外来診療に重点を移しても、患者の逃亡の問題は何も解決しなかった。

エールリヒの新薬開発

副作用や、血中トリパノソーマの再発、そして軽症患者の逃亡と、アトキシルを用いた治療はしだいに行き詰まりをみせていた。そうしたなか、フランクフルトにあるプロイセン王立実験医療研究所所長パウル・エールリヒが、アトキシルに代わる新薬を開発したと発表し、帝国保健省や植民地省は大きな関心を示した。

エールリヒはすでに二五年間、主に梅毒の化学療法について研究を進めていたが、この五年間はトリパノソーマ病にも取り組んでいた。エールリヒによると、従来化学的に不活性だと考えられてきたアトキシルが、実は特定の反応を起こしやすいことが判明した。そして彼は、そのような反応を起こさせることによって、この薬剤の砒素化合物による毒性を六〇～七〇倍に高めたり、逆に二〇分の一にしたりすることに成功したのである[52]。

アトキシルの毒性を高めるということは、それだけトリパノソーマに対する攻撃力も強まるということであり、眠り病の治療が大きく進歩する可能性がある。一九〇八年一〇月、ドイツ化学学会の特別大会で講演したエールリヒは、自らが合成した「アルザセチン（Arsacetin）」と「アルゼノフェニルグリシン（Arsenophenylglycin）」という二つの薬剤を紹介した。彼によると、これらの薬剤はすでに動物実験で効果が実証され、あとはヒトに対する投与を待つだけであった。彼は講演のなかで、「動物実験において着々と積み上げられてきた進歩を前に、われわれは動物実験で達成されたことが、ヒトにおいても必ずや上手くゆくと期待してもよいだろう」と述べ、新薬への期待を示した(53)。

さらに、エールリヒはつぎのように続けて、薬効への自信をのぞかせた。「[新薬は]動物実験において理想的な薬効を示している。というのも[……]実験動物すべてにおいて、そして類似するすべてのトリパノソーマ種において、たった一回の注射によって治癒が達成されたからである(54)」。

もちろん、ヒトの臨床試験ではすべてが動物実験のように進まない。とくにアトキシルよりも毒性の強い新薬では、内臓への副作用に細心の注意を払うべきである。しかしエールリヒは、それでもこの新薬は「確かな進歩を示すものとなろう(55)」と述べた。事実、アルゼノフェニルグリシンは、別の研究者によってもその効果が確かめられた。プロイセン感染症研究所（通称「ローベルト・コッホ研究所」）の熱帯病・熱帯衛生部門所長だったクラウス・シリングは、ネズミを用いた実験において、この薬剤を一回投与するだけで、アトキシルへの耐性を持った病原体が消滅することを確認した(56)。

こうしたなかで、植民地省もエールリヒの二つの薬剤を東アフリカ植民地で使用することを決定する。このうちアルザセチンについては、ヘキスト社の支援により大量生産の体制が整ったので、一九〇八年一〇月に使用が開始された。他方、アルゼノフェニルグリシンは製造過程が複雑でコストも割高だったことから、製薬会社の関心を引くことはなかった。そのため、エールリヒは自前で薬剤を製造し、植民地省に無償で提供した。こうした彼の熱意によって、この薬剤も一九〇九年二月末には東アフリカで使用されることになった(57)。

では、これら二つの薬剤はエールリヒの期待どおり、眠り病対策の「救世主」となったのであろうか。

アルザセチンの治療効果について現場の医師が報告書で初めて言及したのが、一九〇八年一〇月二三日のことである。そのなかで軍医大尉エッカートは、この薬剤が「アトキシルと同様、病気の経過に良い影響を与えている」と報告している。[58] この医師は一九〇九年四月にも、「アルザセチンによって、われわれの薬品庫は眠り病の治療において、価値ある薬品を新たに手に入れた」[59] と書いて、新薬の効果を強調した。

エッカートによると、この薬剤は二つの点でアトキシルよりも断然優れているという。ひとつは、アルザセチンが「東アフリカの熱帯的な酷暑にも、ほとんどその成分を変質させないこと」。そしてもうひとつは、「アトキシルのほぼ半値で手に入ること」だった。[60] この二点は、予算に限りがある眠り病対策において非常に重要なことであった。あとはこの薬剤が、病原体に対し持続的な効果を発揮すれば、アトキシルに代わる治療薬として本格的に使用されるはずであった。

新薬の効能と毒性

だが、まさに効能の点で、アルザセチンもアトキシルと同様にうまくいかなかった。エッカートは一九〇九年四月から七月にかけて、アルザセチンで治療する患者数をアトキシルよりも多くして、その経過を観察した。しかし、結果は満足のゆくものではなかった。早くも一九〇九年七月の報告のなかで、彼は治療成績をアトキシルとアルザセチンとで比較し、決して後者が前者よりも優れているわけではないとした。その報告によると、両薬剤の治療効果は次ページの表のようになる。

エッカートが問題にしたのは、薬剤投与後に症状の悪化した事例が、新薬のほうにより頻繁に見られ

アトキシルとアルザセチンの治療成績（**1909** 年 **7** 月）

（単位：人；カッコ内%）

患者の症状	アトキシル	アルザセチン
いまのところ治癒している	11（ 12.1）	—
症状が改善している	34（ 37.4）	63（ 41.5）
症状が悪化している	3（ 3.3）	9（ 5.9）
失明などの副作用の発生	0（ 0.0）	6（ 3.9）
死亡	18（ 19.8）	22（ 14.5）
逃亡	25（ 27.5）	52（ 34.2）
治療患者合計	91（100.0）	152（100.0）

出典：R1001/5902, S. 27 より筆者作成。

たことであった。とくに彼の頭を悩ませたのは、アトキシルでは投与量に注意を払うことで防げた失明などの副作用が、アルザセチンでは一定の薬効を得ようとすると必ず発生したことである。新薬の副作用は、ヴィクトリア湖東岸で眠り病対策にあたっていたクライネも問題視していた。クライネはアルザセチンがたいへん安価で、コストの面ではたしかに有利な薬剤だが、「不快な副作用」が頻発するため、その投薬には最低でも二週間の間隔をおくべきだと主張した[61]。

このようにエールリヒの開発したアルザセチンは、砒素化合物の毒性を高めたことによる弊害が顕在化した。つまり、治療効果に対して副作用のリスクが大きかったのである。結局、このことが災いして、医師たちはこの薬剤を敬遠するようになった。

さらに追い打ちをかけたのが、かつてアトキシルの治療を受けた患者は、アルザセチンとの相性がきわめて悪いことであった。ヴィクトリア湖西岸で治療にあたるクーディッケは、一九〇八年一一月末以来、アトキシルの投薬にもかかわらず症状が好転しない眠り病患者一三人に対して、新たにアルザセチンを投与した。結果は惨憺たるものだった。一三人中一一人が、翌年の三月末までに命を落としたのである。[62] 一一人の死因がアトキシルとアルザセチンの毒性にあることは明らかであった。

この結果を受けてクーディッケは、診療所を新たに訪れる患者以外にはアルザセチンを投与しないことにした。すでに触れたように、一九〇九年になると、現地住民との協働による患者発見のシステムが機能しなくなり、新規に診療所へ来る患者がめっきり少なくなっていた。[63] したがってクーディッケの決定は、アルザセチンが治療薬としてはほとんど使われなくなったことを意味する。

タンガニーカ湖沿岸地域では、アルザセチンは当初からまったく評価されなかった。一九〇九年四月の報告のなかでフェルトマンは、「収容所」に隔離された重症患者五一人に対してこの薬剤を投与したところ、「まったく効果がなく」、しかも副作用が「激烈を極めた」と述べている。この治療で「九人が視力を、二人が聴力を失った」[64]。彼は、治療成績はアトキシルのほうが優れているのは明白であり、効果の疑わしい薬剤を使用し続けることは、眠り病対策自体の「信用の問題に関わる」ことだとして、新薬の使用を拒否した。[65] 早くも一九〇九年五月の段階で、アルザセチンはタンガニーカ湖沿岸でも使用されなくなった。

アルゼノフェニルグリシンへの期待

アルザセチンが東アフリカ植民地で早々に使用されなくなったことで、エールリヒも含め、眠り病対策に従事する医療スタッフの関心は、もうひとつの新薬であるアルゼノフェニルグリシンに向けられた。だが、一九〇九年初頭に実験的な投薬がはじまったこの薬剤もまた、アルザセチンと同じ運命をたどった。

一九〇九年の四月から六月にかけて、ヴィクトリア湖西岸のキガラマ診療所で患者の治療にあたっていた軍医大尉ウルリッヒは、アルゼノフェニルグリシンによる多くの中毒症状や、血中トリパノソーマの再発例を取り上げ、この薬剤がアトキシルやアルザセチンと比べて優れているということはない、と主張した。とくにこの薬剤の副作用は、失明はもちろん皮膚炎や口内炎、歩行障害や癲癇などが「患者によっては恐ろしいかたちで」現われ、なかには薬剤の投与を中止した後も症状が消えない患者がいた。ウルリッヒは、アルゼノフェニルグリシンを多数の患者に一律に投与することは危険であるとして、その使用について本国の植民地省に再考を求めた(66)。

ヴィクトリア湖の西岸でも、エッカートが一九〇九年六月の報告書のなかで、アルゼノフェニルグリシンが激しい副作用を起こすことを指摘した。それを避けようとすれば血中のトリパノソーマを除去できなくなるとして、外来診療に関しては「手に入りやすく、また患者の苦痛も少ない」アトキシルを優先的に使用することを決めた(67)。

現場の医師にとっては、アルゼノフェニルグリシンも弊害ばかりが目立つ薬剤であった。もし開発者エールリヒが何もしなかったならば、この薬剤もアルザセチンと同様、しだいに使われなくなっただろう。しかしエールリヒは、自分の薬剤が忘れ去られることに我慢ならず、使用を継続するよう植民地省に強く迫った。最終的に、植民地省もその圧力に屈してしまう。こうして当面は、このノーベル賞受賞者(68)の体面が保たれた。だが、同時に植民地では、薬剤の犠牲者がさらに増えることになったのである。

四　エールリヒの抵抗とアルゼノフェニルグリシン

「最大殺菌治療」

一九〇九年末と一九一〇年初頭に、エールリヒは植民地省の総医長を務めるエミール・シュトイデルに宛てて書簡を送り、アルゼノフェニルグリシンに関するウルリッヒとエッカートの報告書を厳しく批判した。このうち、エッカートの報告に関しては「不快感と驚きを禁じえない」と強い調子で非難し、「再発の症例がただ列挙されているだけなのか、それとも全体像が描かれているのか」が不明であるとした。[69]そしてアルゼノフェニルグリシンが、本当にエッカートの言うように危険な薬剤であるかどうかは、データに不備があり判断できないと結論づけた。[70]

エッカートが投与したアルゼノフェニルグリシンの量についても、エールリヒは少なすぎると批判した。エッカートはこの薬剤を、アトキシルやアルザセチンと同様に、連続する二日間で合計一・〇グラム（〇・五グラム×二）程度となるように投与したが、エールリヒは、同時期に投薬がはじまったトーゴ植民地の事例をあげ、患者の体重に応じて投薬量を決めるよう求めた。それは、体重一キログラムあたり〇・〇五〜〇・一グラムを投与するというものだった。[71]これにしたがうと、体重六〇キログラムの成人男性の場合、一回に投与するアルゼノフェニルグリシンの量は三・〇〜六・〇グラムとなり、エッカートが行なった治療の三〜六倍の投与量に相当する。[72]エールリヒは、エッカートが副作用を恐れるあまり投薬量を著しく制限し、結果として充分な薬効を引き出すことができないでいる、と主張した。

批判の矛先は、ウルリッヒに対しても向けられた。エールリヒは、ウルリッヒがまず新薬を投与する患者の選択を誤ったと批判する。つまり、「[新薬の]実験は、なるべく軽症の症例において行なわれなければならない」のであって、長期間すでに治療した患者や病原体が再発した患者に投与しても、正しい判断はできないというわけだ。[73] そしてエールリヒによると、投与する患者の選択を誤れば、ウルリッヒが強調する「恐ろしい副作用」が頻発したとしても驚くには値しない。彼は、「中毒症状は、たしかにアルゼノフェニルグリシンの投与後に発生しているが、それは患者がすでに他の砒素化合物で著しく害されていて、それゆえ砒素化合物を用いたいかなる治療にも適していなかっただけのことである」というう。[74]

また、エールリヒによると、薬剤治療には二つの種類がある。ひとつは副作用や中毒症状を回避しながら、「無難な」投薬量で長期間治療する方法であり、もうひとつは彼が「最大殺菌治療」と呼ぶもので、限界まで投薬量を増やし、なるべく少ない投与回数で病原体の撲滅を図る方法である。後者の「最大殺菌治療」の場合、「短期決戦」のうちに病原体を撃退しなくてはならない。患者を副作用で死にいたらしめる危険性もより大きくなるが、アルゼノフェニルグリシンは毒性が長期間体内に蓄積されるため、漸次的な投薬法ではかえって危険である。エールリヒはこう述べ、「短期決戦」を制するためには、少なくとも二日間で延べ二・〇グラム（一・〇グラム×二）のアルゼノフェニルグリシンを投与しなければならない、と主張した。[75]

このように、エールリヒはシュトイデルに対して新薬の治療法を提案し、東アフリカでも実行に移すよう要求した。そして本国の植民地省も、それをほぼ受け入れた。一九一〇年一月七日付の文書で植民地省は、クライネに対し、「この功績ある識者［エールリヒ］の希望にできるかぎり沿うように」と指示を出した[76]。この指示を受けて東アフリカでは、一九一〇年初頭より「最大殺菌治療」が本格的にはじまった。ヴィクトリア湖沿岸では、ウテギの診療所において、三〇人の患者が二日間で二・〇～三・〇グラムのアルゼノフェニルグリシンの投与を受けた。またタンガニーカ湖沿岸でも、ウサンブラと、外来治療の導入によって新設されたルモンジュの診療所において、同様の治療が一九一〇年七月にはじまった[77]。

しかし「最大殺菌治療」は、結局、さらなる薬害の犠牲者を生み、現場を混乱に陥れただけであった。ウテギの診療所を統括する軍医中尉シェアーシュミットは、一九一〇年一〇月八日付の報告書のなかで、この治療方法で八人もの軽症患者が短期間のうちに相次いで死亡したことから、エールリヒの主張するやり方はあまりに危険であると指摘した。そして、その年の五月に「最大殺菌治療」を中止したことを明らかにした[78]。

また、ルモンジュの診療所で治療にあたっていた軍医大尉ヴィットロックも、一九一〇年八月の報告書において、「私はこれ以上、アルゼノフェニルグリシンを使用することに責任を持てない」と、クライネに対して薬剤の使用中止を申し出ている[79]。クライネもこれを受け入れたため、東アフリカにおける「最大殺菌治療」の試みはわずか八か月ほどで中止に追い込まれた。

新薬の使用中止と現地住民の不信感

現地からのこうした報告を受け、本国の植民地省も何らかの対応を取らざるをえなくなる。一九一〇年九月二〇日、次官フリードリヒ・フォン・リンデクヴィストは、東アフリカ総督アルブレヒト・フォン・レッヘンベルクに対して、アルゼノフェニルグリシンを用いたすべての治療を中止するよう命令した。[80] こんどはエールリヒも反対の声を上げなかった。すでにこの時点では、アルゼノフェニルグリシンはほとんど使用されていなかったため、植民地省次官のこの命令は、単なる現状追認以上のものではなかった。

東アフリカの医師たちはこれ以降、新しく開発された薬の実験的な使用を躊躇した。彼らの報告を見ると、たとえばエールリヒと秦佐八郎によって開発された梅毒用治療薬「サルヴァルサン」[81]などが患者に投与されることはあっても、圧倒的な頻度でアトキシルが使用された。医師たちの報告によると、使い慣れたアトキシル[82]を治療に用いることは、現地住民の希望でもあった。それによれば、眠り病患者はアトキシルとそれ以外の薬剤をはっきり区別しており、「彼らはアルゼノフェニルグリシンを拒否し、アトキシルを要求していた」という。[83] その要求を無視すれば、彼らの「治療に対する信頼を損ねることになる」[84]。アトキシルが使用されているかぎり、患者の完全な治癒は望むべくもなかったが、医師たちにとってはこの薬剤こそが、現地住民の信頼をつなぎとめる唯一の手段であった。

しかし、一九一〇年ごろから、現地住民たちは眠り病対策そのものに不信感を抱くようになる。そこには、アルゼノフェニルグリシンの使用を中止したくらいでは解決しない、植民地支配の構造そのものに起因する問題が潜んでいた。

すでに述べたように、ヴィクトリア湖西岸地域では、現地人首長の側近《カティキロ》がドイツ人医師と「協力」しながら患者の発見にあたっていた。カティキロは患者を発見すると、一人あたり一ルピーの報酬を得ていた。一九〇九年六月には、この報酬が三ルピーに引き上げられ、さらに自発的に診療所へやってきた患者にも支払われることになった[85]。それは強制隔離政策が断念されたため、報酬によって診療に来る住民を増やそうという目論見であった。

だが、これは完全に失敗に終わる。ウルリッヒの報告によると、一九〇九年九月末の時点で自発的に診察に訪れたのはたった三人であった。三ルピーという金額は決して安くないと考えていたウルリッヒだったが、「治療に来るのが面倒な原住民にとっては、三ルピーでも不満らしい[86]」。また、キガラマ駐在のクーディッケも、診療所に現地住民が近寄ろうとしない現状を嘆いている。彼が再発した患者をふたたび治療しようとしたとき、現地住民は「一切合財を持ってそこから逃げてしまった」という[87]。

患者を発見するカティキロの活動も、逃亡する現地住民を前に行き詰まりをみせていた。ウルリッヒは一九〇九年一〇月から一二月にかけて、リンパ腺触診のできるカティキロ六人を雇い患者の発見にあたらせたが、一人も発見できなかった[88]。ウルリッヒは翌一九一〇年の四月から六月にかけてふたたび彼らを雇用したが、こんどは彼ら自身がウルリッヒの指示に従わなかった。彼らは眠り病患者を発見したのに、それを報告しなかったのである。ウルリッヒは、その隠蔽工作が明るみに出ると、地方政庁に彼らの処罰を要請したが、現地住民との対立を望まない地方政庁はこれを拒否し、結局、この問題はうやむやになった[89]。ウルリッヒは一九一〇年一〇月に書いた報告書のなかで、「最近はカティキロやスルタンの協力が得られない」と嘆いている[90]。

状況は、ヴィクトリア湖東岸でも変わらなかった。現地で活動する医師の一九〇九年二月の報告によれば、触診術を習得したカティキロが感染地域と思しき集落を訪れると、現地住民は家畜を連れて隣接するイギリス領に逃げてしまった。[91] しかしここでも、地方政庁が武力を用いて逃亡を阻止することはなかった。クライネは一九〇九年五月、地方政庁が社会の不安定化を恐れて「強制力の行使を［……］極力ひかえている」と報告している。[92] さらにタンガニーカ湖沿岸でも、自発的に治療に訪れた現地住民には金銭や衣服が支給されたが、彼らはなかなかアトキシルの投与を受けようとはせず、リンパ腺触診術を身につけたカティキロの活動も停滞していた。[93]

医師たちの報告を読むかぎり、東アフリカの現地住民は、ドイツの医療政策に唯々諾々と従うような存在では決してなかった。三ルピーという報酬に彼らが惑わされなかったことが、そのことを物語っている。彼らは、ドイツ人と、カティキロのような「協力者」が何の目的で、何をやりに自分たちの集落を訪れるのかを知っていた。さらに、その医療政策を受けることがどのような不利益につながるのか、そしてそこから逃れるにはどうすればよいのかを心得ていた。ドイツの実効支配が充分には及ばない地域で、たとえドイツ人医師が行なう検査を忌避しても、たいして処罰されないことも現地住民にはわかっていた。それゆえ大胆にも、彼らは全財産を持って隣接するイギリス領へと逃げたのである。

さらにドイツの眠り病対策は、その「協力者」だと思われていたカティキロからもそっぽを向かれてしまう。彼らもまた、ドイツの植民地支配が脆弱であることを知っていた。右にあげたカティキロによる患者の隠蔽は、彼ら自身が、検査を厳密に実行して現地住民と決定的に対立することを避ける意図があった。

このように考えると、ドイツの植民地体制は、その脆弱性を被支配者によって看破されており、眠り病対策はその危機を顕在化させたのだといえよう。

ツェツェバエ対策への期待

こうした状況のもとで、東アフリカの眠り病対策はひとつの転換点を迎える。一九〇九年五月、クライネがナイロビで開催された眠り病に関する国際会議に出席した。そこでイギリスの担当者と会談したクライネは、イギリス領でも薬剤治療が現地住民の反発を受けて思うように進まず、眠り病対策は感染した「ヒト」から「ツェツェバエ」にその重点を移しつつあることを聞き、「私もこれに同調したい」と本国へ報告した[94]。

これを受けてクーディッケは、一九一〇年一〇月以降、再発患者に対する治療を断念した。つまり、いちど「治癒」したとみなされた患者について、その後の病状経過には責任を持たないこととしたのである。クーディッケはこれを、住民の信頼をつなぎとめておくための「戦略的動機」から行なった、と説明した[95]。またシェアーシュミットも、薬剤治療の重要性は認めつつも、「治療による成功が充分に収められていない以上、疫病対策において、一般的な衛生政策、具体的には感染を引き起こすハエをできるだけ駆除するか、それを避けるということに力点を置くことが、全体として望ましい」と述べている[96]。

ツェツェバエ対策に力点を置くというクライネの方針は、タンガニーカ湖沿岸でも実行に移された。ルモンジュに駐在する医師は一九一〇年七月の報告書のなかで、すでにウルンジの眠り病対策においては、川岸や湖岸の除草伐採作業に重点を置いていることを強調した。この医師は、そうした方針転換の理由は「住民がなかなか治療に来ないこと」にある、と認めている[97]。またウサンブラでも、現地駐在の軍医が、感染者に報酬を与え治療に来させるという従来の方法を改め、ツェツェバエ対策に専念することを、一九一一年一月一日付の報告書で述べている[98]。

以上のように、東アフリカ植民地では、一九〇八年には患者の強制隔離の方針が撤回され、一九一〇年半ば以降、患者の治療そのものに対する期待が急速にしぼんでゆく。そして現場の医師たちは、ツェツェバエの駆除作業を通じて病気の撲滅をめざすようになった。そこでは具体的に何が行なわれ、また医師や植民地行政官吏、現地住民がどのように関わってゆくのか。そしてそれは、ドイツ植民地医療が進める眠り病対策にとってどのような意味を持つのか。次章ではこれらの問題を論じることにしたい。

第3章　ツェツェバエ対策
「代償行為」としての除草作業

一　現地住民の動員——成功体験から挫折へ

クライネの見解

湖沼や河川の除草作業を通じてツェツェバエを駆除しようとする試みは、ローベルト・コッホの東アフリカ滞在中にはじまった。彼は、ツェツェバエの棲み処である湿地帯の草木を除去し、また好んで吸血するワニを絶滅させれば、ハエもいなくなるだろうと考えていた。コッホの指示を受けてヴィクトリア湖東岸で除草伐採作業にあたったある軍医中尉は、一九〇六年末に「完全に除草を行なったところでは、ただの一度もグロッシーナに出会うことはなかった」と報告した。コッホは自分の予想が正しいことを確信した(1)。

コッホが一九〇七年一〇月にドイツへ帰国すると、それ以降、ワニの駆除は効果に疑問があるとしてしだいに行なわれなくなるが、ツェツェバエ対策は本格的に進められる。彼らもまた、コッホが抱いていた楽観主義を共有していた。ヴィクトリア湖東岸を調査旅行したヘルマン・フェルトマンは、この地域の地理的な条件についてつぎのように報告している。「岩塊が隙間や窪みを形成し、灌木と葦に覆われ、それがハエに絶好の生存状況をつくりだす。というのも、そこが日陰となって絶好の産卵場所となるほか、岩の上に日光浴に来るワニの血を吸うことも可能になるからである(2)」。

フェルトマンによると、こうした岩塊に自生する草木を徹底的に除去すれば、問題は解決する。「シラチ地区の、草木の密生する湖岸の何か所かでその伐採を行ない、もはや疫病［眠り病］が周辺に蔓延するのを不可能にするほど、グロッシーナを一掃することができた(3)」。また、彼のあとを引き継いだ軍医大尉エッカートも、一九〇九年四月一日付の報告書のなかで、「このような方法［湖岸の除草伐採作業］で、シラチ地区をグロッシーナからほぼ解放することができたと、すでに断定できるだろう」と楽観的な見通しを示した(4)。

しかし、ツェツェバエ対策への期待を誰よりも明確に示したのは、東アフリカの眠り病対策全体を統括するフリードリヒ・クライネであった。彼は、一九〇八年八月、軍医大尉ブロイアーをともなってタンガニーカ湖北部沿岸の状況を調査しているが、その際に現地で行なわれた除草伐採作業を視察した。その作業は駐留ドイツ兵の指揮のもと、現地住民によって進められた。クライネは、除草伐採作業によって目の前からツェツェバエがいなくなることに驚き、この作業が理にかなっていることを確信する。そして、ツェツェバエが多数生息する地域でも、草木を除去し見通しを良くしておけば、「われわれはハエの主人になることができる」と断言した(5)。

除草伐採作業の効果と並んでクライネを驚嘆させたのは、現地住民の動員がことのほか順調だったことである。作業は住民によって整然と行なわれ、眠り病患者を強制隔離するという収容所政策の際に見られた混乱は発生しなかった。視察を終えたクライネは、一九〇九年二月一五日付の報告書のなかで、「原住民たちは、何か月も医師の治療を受けさせるよりも、数週間［除草］作業に従事させるほうが動員しやすい」(6)との感想を述べている。

クライネは、ダルエスサラームの総督府に対して除草伐採作業への支援を求めた。ヴィクトリア湖でもタンガニーカ湖でも、作業をすべき湿地帯はあまりに広大であり、その遂行にはどうしても現地住民の労働力が不可欠である。クライネは総督に、「眠り病に対する闘いは、今後ますますグロッシーナ・パルパリスに対するものになる」と訴えた。東アフリカ総督アルブレヒト・フォン・レッヘンベルクもこうした要請に応え、一九〇八年一〇月、つぎのことに同意した。住民を除草伐採作業に動員する権限を各地方政庁に付与すること、除草作業に従事する住民には小屋税を免除すること、そして除草伐採作業で出た木材を物納品として小屋税の代わりに充てることである。さらに、総督府は各地方政庁に対し、あらゆる手段を用いてこの作業を進めるよう指示した(7)。

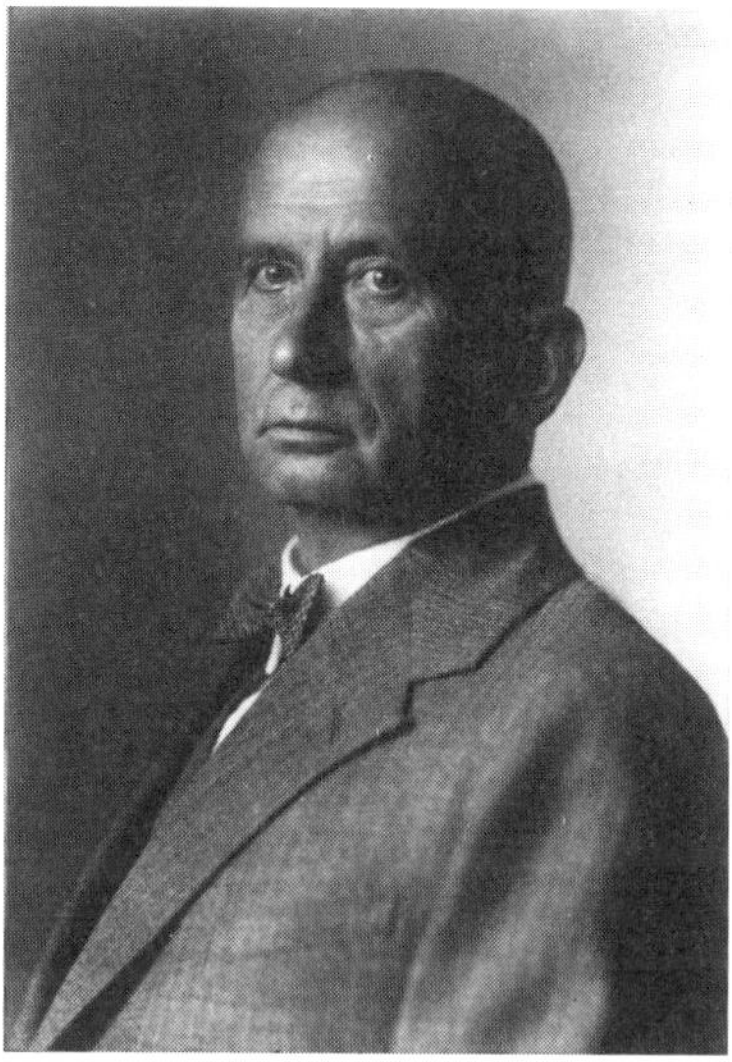
図版6　コッホのあとを継いで東アフリカの眠り病対策を指揮したF. K. クライネ。

行政府と医師との関係

収容所政策では医師と鋭く対立した地方政庁も、こんどは協力的な態度を見せた。たとえばクライネは前述の報告で、地方政庁が武力をちらつかせながら現地住民を「指導」したため、ヴィクトリア湖東岸での除草伐採作業が「特段の費用もかかることなく終了した」と述べている。同様にエッカートも、地方政庁と医師とは「蜜月関係」にあり、行政府の指導で作業に四五〇人もの住民が集まった、と報告している(8)。タンガニーカ湖沿岸でも、一九〇八年九月から一九〇九年七月にかけて、除草伐採作業には毎回五〇〇人近くもの「ドイツに忠実な」現地住民が集まった。フェルトマンによると、こうした住民のうち「ただの一人も作業から逃亡する者はいなかった(9)」。クライネはこうした例を評して、「影響力も分別もある行政府の良心の賜物」と賞賛した(10)。

現場からの報告を読むかぎり、ツェツェバエ対策は少なくとも一九〇九年半ばくらいまでは、行政府の支援を受けて順調に進んでいた。それは患者の強制隔離とは異なり、レッヘンベルクとクライネがツェツェバエ対策の重要性に関して見解を同じくしていたことが大きい。このことで、総督府から地方政庁への指揮命令系統が充分に機能したのである。植民地行政府は、小屋税を減免するという配慮があるため、除草伐採作業に住民がそれほど反発しないだろうと判断した。事実、ツェツェバエ対策の初期において、医師たちはこの作業に常時数百人程度の現地住民を集めることができた。

しかし、植民地行政府は同時に、多くの労働力を継続的に動員するためには、小屋税の減免に加えて、現地住民に何らかの報酬を支払うことが不可欠だと考えた。

すでに一九〇八年一〇月、シラチ地区で眠り病対策にあたっていた軍医中尉マックス・タウテが、ヴィクトリア湖東岸で除草作業にあたる現地住民に対し、一人あたり一日に一〇ヘラーの報酬を与えたと報告している。タウテによると、この方策は効果抜群で、除草伐採作業に希望者が殺到して全員を雇用することができなかったという[11]。また、シラチ地区のある地方政庁官吏によれば、一九〇九年四月に除草伐採作業に従事する現地住民の小屋税の免除が正式に決定されると、彼らは「喜々として除草作業に参加するようになった」という[12]。植民地行政府が財政支出を行なうと、その効果は大きかった。

総督レッヘンベルクは、たしかに除草伐採作業には熱心に取り組んだが、問題が植民地行政府の財政支出に及ぶと、きわめて慎重な態度を取った。たとえば、タンガニーカ湖沿岸で活動する医師たちは、ヴィクトリア湖と同様に、現地住民へ賃金が支払われるよう総督府に要請した。しかし総督は、一九〇八年一一月のクライネに宛てた書簡のなかでつぎのように述べて、これを拒絶した。「伝染病の撲滅のために［……］必要な支出が膨大になるなかで、総督府としては［……］まずつぎのような疫病に取り組むことで精いっぱいである。それは回帰熱よりもずっと重大な意味を持ち、より感染力がある病気、すなわちマラリア、天然痘、らい病と回虫病である[13]」。

レッヘンベルクがクライネに示した協力的な態度を考慮すれば、この総督が特段眠り病対策に冷淡だったわけではない。しかし、衛生政策には優先順位がある。ヴィクトリア湖やタンガニーカ湖という、東アフリカ植民地のいわば「辺境」の住民が罹患する眠り病は、マラリアや天然痘といったヨーロッパ人にも感染の危険が及ぶ病気ほど重要ではないし、わざわざ優先的に財源を確保する理由もない。レッヘンベルクにとって、眠り病はあくまで「周縁」での出来事だった。彼は、「もし満足のゆく結果が得られない場合」、眠り病対策の予算を将来削減する可能性にも言及している[14]。

財政上の困難

そしてレッヘンベルクはまもなく、小屋税の免除に関しても消極的な態度を取るようになる。ヴィクトリア湖沿岸地域において、税の免除はツェツェバエが生息する地域のごく一部の住民にのみ実施された。それ以外の住民には、眠り病対策の予算のなかから報酬というかたちで、わずかな現金が支払われたにすぎない(15)。

また、タンガニーカ湖でも、ウジジの地方政庁は、小屋税の免除により一九一〇年にはおよそ一万ルピーの減収となることを予想していたが、レッヘンベルクはこれを全額当地の眠り病対策の予算でやりくりすることにした(16)。ウジジにおける除草伐採作業の予算が年間二〇〇〇ルピー程度だった(17)ことを考えると、かりに小屋税を免除した場合、眠り病対策がもはや立ち行かなくなることは明らかであった。クライネらの反対にもかかわらず、この決定は覆らなかった。つまり、この地域では小屋税の免除も報酬の支払いも実現しなかったのである。除草伐採作業への対価報酬という点で、タンガニーカ湖はヴィクトリア湖よりもさらに「辺境」に置かれていた。

このような状況のもとで、クライネはウジジの地方政庁と協力しながら、除草伐採作業に参加する住民への報酬の支払いをなんとか実現しようとしていた。彼が注目したのは現地の社会構造であった。「首長《スルタン》」を頂点とする、現地人の統治機構が比較的発達していたことに目をつけた行政府のある官吏は、レッヘンベルクに、総督府の所有する家畜を彼らに貸し付けることを提案し、了承された(18)。「首長」がそれを飼育し、繁殖に成功すればそれが彼らの所有となる。すぐさま「首長」らと契約が交わされ、彼らも除草伐採作業に配下の住民を動員することを承諾した。これについてフェルトマンは、「首長に報酬として総督府の家畜が提供されるかぎり、彼らからはどのような協力も引き出すことができる」[19]と述べている。そして、フェルトマンは一九〇九年二月に、ウジジ近辺で行なわれた除草伐採作業には常時およそ二〇〇〇人の住民が集まった、と報告している。[20]

以上の経緯をみると、東アフリカのツェツェバエ対策における医師と植民地行政府との関係は、初期の「蜜月状態」から、財政支援をめぐってふたたび微妙なものになったことがわかる。

それでも彼らは、さまざまな工夫を凝らして、除草伐採作業に従事する住民の「頭数」だけは確保していたようである。「首長《スルタン》」に家畜を提供するという戦術は、それなりに成功を収めた。しかし、これほどの労働力を投入して行なわれた除草伐採作業は、本当にツェツェバエの駆除につながったのだろうか。結論を先にいえば、医師たちはこの点において失敗した。とにかく、やるべき仕事が多すぎたのである。

たとえば、ドイツ領東アフリカとベルギー領コンゴとを隔て、タンガニーカ湖に流れ込むルッシッシ川の草地にはツェツェバエが多数生息しており、一九〇九年の五月と六月に連日五〇〇〇人近い住民が動員され、大規模な除草伐採作業が行なわれた。そして、長さ四五キロメートルにわたって川岸の草木が除去された。しかし、フェルトマンが七月に訪れてみると、ふたたびハエが大量に発生していた。[21]除草したにもかかわらずハエが消滅しない現象は、軍医大尉アールボーリも証言している。[22]

またタンガニーカ湖沿岸でも、湿地帯の草木があまりに深く生い茂っているため、そのすべてを取り除くことはきわめて困難であった。軍医大尉ヴィットロックは、「沼地に生える葦をすべて刈り取ることは［……］絶対に不可能であることがわかった。それをやれば、おそらく目的と釣り合わなくなるほどに、莫大な費用がかかるだろう」[23]と報告している。

さらに、タンガニーカ湖沿岸地域と異なり、除草伐採作業への報酬が現金で支払われていたヴィクトリア湖沿岸でも、医師たちは広大な湿地帯を前に途方に暮れていた。

キガラマに駐在する軍医大尉ウルリッヒは、一九一〇年四月につぎのように報告した。除草伐採作業のためには、その対象地域にある現地住民の農地をまず移転させなければならないが、それは「畑の所有者の非協力的な態度によって進まない」。そして、たとえ作業を行なっても、「草はふたたびあっという間に生長してしまう」。それゆえ「除草作業に関していえば[……]」、たとえそのあと、規則的に注意深く伐採を繰り返したとしても、少しも目標に達しないように思える」。ウルリッヒは、一年前にエッカートが「グロッシーナを一掃した」と述べたことを引き合いに出して、このような楽観主義はもはや考えることができないと結論づけた[24]。

また、シラチ駐在の軍医中尉シェアーシュミットも、ヴィクトリア湖東岸およびウガンダとの境界を流れるモリ川流域で充分な作業ができず、除草伐採作業をしてもツェツェバエがすぐに発生してしまうと述べている。そしてその原因は、ドイツ人の監督者がいないなかで、現地住民がいい加減な作業に終始していることにある、と主張した。彼は、作業にはドイツ人、しかも軍関係者が立ち会うべきだとしたが、すでに述べたような財政状況ではそれも無理だった[25]。

二　選択肢の消滅

現地住民の離反

除草伐採作業の限界が明らかになるにつれて、それを現地住民の「怠惰」のせいにする論調は多くなっていった。ヴィットロックの報告によると、彼が除草伐採作業のためにウルンジ地方南部のある集落を訪ねた際、「決して少なくない数の人びとが、ある者は病気の感染を恐れ、またある者は労役に徴用されることへの恐れから」集落を離れ、山に逃げ込んでしまったという(26)。除草伐採作業では、たしかにツェツェバエに刺されて眠り病に感染するリスクも高くなる。もしヴィットロックの言うことが正しければ、現地住民もまた、その作業の危険性を熟知していたことになる(27)。

また、ウジジの地方政庁も、一九一〇年一〇月の報告書のなかで、除草伐採作業が「原住民のひどい無関心によって放置されている」と苦情を述べている。そして「アスカリ」が、作業を監督するため何度も出動したが、現地住民を統括するはずの「首長《スルタン》」に権威が欠如しており、問題は解決しなかった(28)。

しかしいうまでもなく、除草伐採作業の停滞を、住民の「怠惰」のみに帰着させることはできない。むしろ住民たちは、より良い収入源を求めることや、自らの「財産」を守ることに関して決して「怠惰」ではなかった。ウジジ地方政庁の報告によると、一家の働き手である成人男性は、天然ゴムの採取のためにコンゴへ出稼ぎに行っており、「最近の除草作業には女性しか集まらない(29)」。ツェツェバエ対策における労働力不足は、明らかに地方政庁が報酬を充分に支払えないことが、その一因となっていたのである。

さらに、東アフリカ植民地には住民の貴重な栄養源であるバナナの木が自生していたが、これが同時に、ツェツェバエにとって絶好の生息場所となっていた。その大きな葉が、ハエに充分な日陰と湿気を提供するからである。自生するバナナの木が除去すべき草木に隣接している場合、前者だけを残しても意味がない[30]。眠り病対策のことしか頭にない医師たちは当然、バナナも一緒に伐採するべきだと主張したが、住民たちはこれに激しく反発した。

植民地行政府は、バナナの木の伐採に応じた現地住民に「補償金」を支払ったが、彼らが強硬に反対する場合にはそれを断念した[31]。理由は収容所政策のときと同じで、バナナの伐採が「住民の［……］生活関係への、類を見ないほど過度の介入を意味する」のに、行政府にはそれを実行に移すだけの強制力がなかったからである[32]。

一九一一年になると、除草伐採作業を嫌った住民の逃亡が頻発する。同年四月の報告書のなかでヴィットロックは、「原住民の投げやりな態度」に対しては打つ手がなく、それまであてにしていた「首長《スルタン》」による統治機構もほとんど機能していないと、つぎのように嘆いている。「人びとは住居と畑を放り出してしまい、［現地人］長老の反対にもかかわらず山へ逃げ込み、［……］もと住んでいた地域のなかには一部または全部が完全に廃墟と化したところもある[33]」。

ホルスト・グリュンダーによると、ドイツ領東アフリカでは土木工事やプランテーションに出稼ぎ労働者を何万人も徴用したことで、数多くの集落が過疎に見舞われ、耕作されない畑は荒地となった。医師たちははっきりと述べていないが、ツェツェバエ対策もこうした事態を招いたひとつの原因であることは間違いない[34]。逃亡が相次いだことで、一九一一年に入ると除草伐採作業に参加する現地住民の数は大幅に減った。この年の六月、ウサンブラに駐在する軍医中尉ペンシュケは総督府に対し、除草伐採作業には住民一二〇人しか集まらなかったと述べている[35]。数百人から千人規模で現地住民が動員されたのも、すでに昔の話となった。

ドイツ領東アフリカにおいて、ツェツェバエ対策は第一次世界大戦前夜まで行なわれるが、そのころになると医師や行政府官吏からは当初の情熱が消えていた。彼らは、除草伐採作業によってハエを残らず駆除することにはもはや関心を払わなくなり、その作業は形式的なルーティーンワークと化した。それは、彼らの報告書の論調にもうかがえる。たしかに個々の除草伐採作業のあと、目にするツェツェバエがどれほど減ったかについて、医師たちは詳細に報告している。しかし、そうしたことが眠り病の被害拡大をどれほど防いだのかというもっとも重要な点については、彼らは最後まで明らかにできなかったのである。

村落の強制移転と交通コントロール

ここで、ツェツェバエ対策におけるもうひとつの選択肢だった、村落の集団移転について簡単に触れておこう。除草伐採作業が思ったほどの効果を上げないことが明らかになると、医師たちはハエをヒトから遠ざけるのではなく、逆にヒトをハエの棲み処から切り離すことを考える。現地住民の集落を移転させ、ハエと接触させないようにするのである。

もちろん、村落の集団移転をすべての感染地域で実行に移すことは不可能である。そこで、除草伐採作業を行なうには人口が少なすぎる小集落が標的にされた。クライネは、村落を移転させるにあたり、強制力の行使には細心の注意を払うよう植民地行政府に要請していた。ここでもやはり、彼は住民のあいだで反発が起き、眠り病対策そのものに対する信頼が揺らぐことを懸念していた[36]。

しかし、移転の対象となった集落がそれほど大きくなかったこともあって、行政府はクライネの忠告に従わず、過度に強制力を行使することもあった。たとえば、タンガニーカ湖沿岸で眠り病対策にあたっていたある軍医は、一九一〇年七月一五日付の報告書のなかで、地方政庁が移転に応じない集落の家を焼き払ったと述べている[37]。住居を奪われた人びとは、その日のうちに地方政庁が定めたところへ移転させられた。こうした移転が東アフリカ植民地でどれだけ起きていたのかについては、この事例のほかに、ヴィクトリア湖沿岸で何度か行なわれたという記録[38]が残っている以外は、よくわからない点も多い。当然、そうした村落が強制移住をさせられたあと、どうなったのかについても不明である。

さて、眠り病の薬剤治療に幻滅した医師たちが、一九一〇年以降、ツェツェバエ対策に期待を寄せたことは、すでに指摘したとおりである。しかしそのツェツェバエ対策もまた、一九一一年に入るとその限界を露呈する。彼らは薬剤治療の失敗と並んで、ツェツェバエとの戦いにおいても勝利を収めることができなかった。これ以降、残された道は隣接植民地との協力のもと、感染者を越境させないように監視することだけであった。

第一章でみたように、ヨーロッパの植民地列強が共同して眠り病対策にあたることは、一九〇七年および一九〇八年のロンドン会議の失敗で実現しなかった。各国は原則として独自に対策を講ずる必要に迫られ、越境する感染者を食い止める場合に限り、個別に隣接する植民地との協力関係を築くことになった。ドイツ領東アフリカの場合、イギリス領ウガンダ保護領（イギリス領東アフリカ植民地の一部）およびベルギー領コンゴとの関係が重要であった。

ヨーロッパの植民地列強がその境界で共同して交通の監視にあたることは、ドイツの植民地行政府にとっても望ましいことであった。彼らは、現地住民が隣接植民地とのあいだをほぼ自由に往来していることを知っており、自分たちにはそれを規制する手段がないことも自覚していた。そこで植民地行政府どうし、あるいは本国政府どうしが、交通の規制について何らかの合意にいたれば、この現状を変えることができるかもしれないと期待したのである。

ドイツ領東アフリカにとって、眠り病とはつねに「外」からやってくる「災禍」であった。つまり自分たちは、隣接植民地からの患者の流入に絶えず悩まされている「被害者」だという認識が、現場の医師たちのあいだに共有されていたのである。たとえばフェルトマンのつぎのような記述に、そうした意識が端的に表われている。

> これに関しては、タンガニーカ湖のドイツ側沿岸にあるコンゴからの移住者が住む地域に、眠り病が伝染したということが典型的な事例である。これとまったく同じ過程で、［ヴィクトリア］湖沿岸や、［ウガンダとの境界を流れる］ゴリ川流域の感染のひどい地域から、眠り病はシラチ地区へと広がっていった。(39)

フェルトマンはタンガニーカ湖沿岸における眠り病の蔓延が、隣のベルギー領コンゴに端を発していると信じて疑わなかった。またコッホも、こうした考え方を共有していた。彼は、イギリス領植民地が眠り病蔓延の震源地だとしたうえで、「イギリス領との境界に接するブコバ地区でも、またシラチ地区でさえも、伝染病はすでに確固たる地歩を固めてしまっている」[40]と主張した。したがって、植民地境界での警備を行なう場合は、まず隣接地域から流入する人びとを監視することに重点がおかれた。

ウガンダとの交通を規制する試みは、すでにコッホの東アフリカ滞在中からはじまっていた。一九〇七年七月六日付の彼の報告によると、ムアンザの地方政庁は「アスカリ」を動員して、ウガンダへ通じる道路で警備にあたらせ、これによって「交通は基本的に規制された」[41]。しかしフェルトマンは同年九月八日の報告書で、こうした対策が「イギリス領から流入する交通がまったく規制されていないために、役に立っていない」と悲観的な見通しを述べている[42]。彼は総督レッヘンベルクに対して、イギリス領との交通を全面的に遮断するよう求めるが、総督のほうは相変わらず「住民の日常生活への過度な介入は避けるべき」だとして、この要求を拒否した[43]。

通行を規制される側の現地住民は、警備が手薄であることに乗じて頻繁に越境を試みた。これについてはローベルト・クーディッケによる報告が詳しい。一九〇八年八月から一一月にかけて行なわれた交通の監視において、ヴィクトリア湖西岸では、イギリス領との境界に三か所の検問所が設置された。そこにはリンパ腺の触診術を身につけた現地住民が駐在しており、眠り病の感染が疑われる者はキガラの診療所に送られることになっていた。しかし、往来する住民は闇夜に紛れて検問所の脇を通過し、やすやすとイギリス領へ出ていった。クーディッケは、検問所の人員が足りないうえに、現地住民に遠慮して検査も思うようにできず、交通規制が失敗に終わったことを認めている[44]。

イギリスとの協定締結

こうした状況で、ドイツの本国政府は一九〇八年三月に、イギリスと眠り病対策に関する協定を結ぶべく準備をはじめる。ただちに協定の文言が起草され、五月の宰相裁可を経てイギリス側に提示された。イギリスとの交渉は順調に進み、協定は一〇月二七日にロンドンで調印された。

この眠り病対策に関する英独協定（以下、「英独協定」）によると、両政府はつぎの事柄について「できるかぎり実行する義務を負う」とされた[45]。

・一方の植民地に住む眠り病患者およびその疑いのある者が、他方の植民地に境界を越えて侵入するのを防ぐこと。
・一方の植民地に住む眠り病患者が他方の植民地にいるのを発見した場合は、ただちに身柄を拘束するか、隔離すること。
・一方の植民地政府が感染を宣言した地域に、すべての原住民の立入りを禁止すること。また感染地域を指定した場合、そのことをできるだけ早く互いの植民地政府に通知すること。
・双方の植民地が接する地域において、その境界の両側に患者の収容と治療を目的とした隔離収容所を設置すること。
・ワニなど、グロッシーナの宿主となる動物の駆除に双方が協力してあたること。

また、英独協定の有効期間は三年で、期限が切れる六か月前までにどちらかが破棄を通告しないかぎり、自動的に一年間延長されることになっていた[46]。

ドイツ側の医師たちは、英独協定に大いに期待した。たとえばクーディッケは、もしイギリス側でも感染した沿岸地域の封鎖が進めば、ウガンダとの交通制限でドイツ側が一方的にこうむっている負担や損害は減るだろうと述べている。また、ウテギ駐在の軍医中尉エッカートも、イギリスおよびドイツ双方が植民地の境界で警備にあたれば、ウガンダへの住民の逃亡もなくなり、シラチにおいて眠り病患者の探索が容易になるとした[47]。ドイツ領では、協定が締結されたことで、眠り病対策における資金難や人材難の問題が解決するのではないか、という期待が高まった。

三　英独協定締結後の現実

困難な植民地境界の監視

だがこうした期待は、英独協定の締結後、半年もたたないうちに幻滅へと変わった。一九〇九年四月一日付のエッカートの報告によると、ヴィクトリア湖東岸で眠り病患者の探索を行なったところ、現地住民は一斉に村を去ってイギリス領へと逃げ込んでしまった。彼は、このため探索を一時中断せざるをえなかった[48]。またキジバでも、軍医大尉ウルリッヒの指示を受けた「臣下《カティキロ》」が、人口二〇〇人ほどのある集落を検査で訪れると、そのうちの八人が「全財産を持って」ウガンダに逃げてしまった[49]。

ウルリッヒは、「たとえ各地に駐留している歩哨が、その任務を十全に遂行したとしても」、交通の規制は実現しないと主張した。というのも、彼が担当する地域において、イギリスおよびドイツ双方の植民地の境界は、沼地の部分を除いても四～五キロメートルはあり、現在の人員ではとくに夜間の監視が手薄になるからである。逃亡した現地住民が沼地を経由してウガンダに入った場合も、それを阻止することはできなかった(50)。

そのうえ、イギリス領とドイツ領との境界は、現地の地理的・社会的な実情をまったく考慮せずに設定されていた。ウルリッヒによると、このことが交通の監視をさらに困難にしていた。つまり、境界はしばしば「集落の真ん中に」、まさにそれを分断するように定められていて、現地住民がそこを「越境」するのは日常茶飯事である。彼らの感覚からすれば、「不自然」なのはそこに引かれている境界線であって、それを越える自分たちではない。「それゆえ」とウルリッヒは続ける。「いままで一度たりとも、逃亡者をふたたび捕捉できたことはない(51)」。このように、ヴィクトリア湖沿岸では、交通規制に関する英独協定が発効したあとも、現地住民による活発な往来を制限することはできなかった。

ウルリッヒは、ウガンダとの交通規制が成功を収めない理由を、イギリス側の不作為にも求めている。彼によると、ウガンダでは「協定を履行するために、何ひとつなされたことはない(52)」。また、ドイツ側の地方政庁も一九〇九年四月一〇日付の報告書で、「残念ながらイギリスは、眠り病対策の進捗状況について、われわれに何かしら通知する必要性を認めていないようだ」と、対策をとらないイギリスの姿勢に苦言を呈している(53)。

これ以降、ドイツ側の地方政庁は、隣接するウガンダの地方長官に、イギリス領での眠り病対策の進捗状況を繰り返し問い合わせている。これに対しイギリス側からは、一九〇九年七月になってようやく、つぎのような回答が寄せられた。「川岸の除草伐採作業に関しては、われわれによってもその仕事ははじめられたが、眠り病事業団の担当である医務官が死亡したため、やむをえず中断している。この中断が一時的なものにすぎないことが望まれる」[54]。この回答は、ドイツ側を到底満足させるものではなかった。

　ダルエスサラームの東アフリカ総督府も、眠り病対策に不熱心なイギリスの態度を問題視した。総督レッヘンベルクは、イギリス領東アフリカ植民地政府に対し、いっそう交通の監視に取り組むよう、モンバサのドイツ副領事を通じて要請した。これに対し、イギリス側からは一九〇九年九月一〇日に、ウガンダにおける医療スタッフが増員されたので、交通監視はまもなく再開できるとの返答があった[55]。だがイギリス側の「怠惰」は、このあともドイツ側の医師や地方政庁の官吏によって一度ならず目撃された。ウルリッヒは、ウガンダでは一九〇九年末になってもなお、越境者の監視がまったく行なわれていないと報告している。また、翌一九一〇年二月にはムアンザの地方政庁も、眠り病対策についてイギリス側からは「相変わらず何ひとつ聞いていない」と、ダルエスサラームに伝えている[56]。

　結局、一九〇八年一〇月の英独協定が規定するような施策は、ドイツの植民地統治が終焉を迎えるまでに実行に移されなかった。ドイツ側では、その責任は一方的にイギリスにあるとされた。

実現しなかった「辺境」どうしの連携

　しかし状況は、それほど単純ではない。英独協定が締結される以前から、ドイツ側の医師たちは、自分たちが現地住民の交通を規制できるような状況にはないと繰り返し報告している。そしてそれは、英独協定の発効後も変わることがなかった。医師たちは相変わらず、人手不足から植民地の境界の「こちら側」でも越境者を取り締まることができないと嘆いている。[57] そうであるとすれば、対策に必要な人員や予算の確保をイギリスおよびドイツ双方が行なわなかったことになる。結局のところ、東アフリカの内陸部で起きた眠り病の蔓延という事態は、ダルエスサラームにとってもモンバサにとっても「辺境での事件」にすぎなかった。[58] いくら双方の本国政府が協定を締結しても、それは実現の見込みのない単なる「空手形」であった。

眠り病が植民地内部の「辺境」における出来事だったことと並んで、一九〇八年の英独協定が示唆するもうひとつの問題は、現場の医師たちが隣接する植民地の医療政策について、ほとんど何も知らされていなかったということである。すでに触れたように、ドイツの医師たちはウガンダでの眠り病対策について、異口同音に「何も聞いていない」と報告している。明らかに、彼らはウガンダでの対策を判断するだけの情報を持ち合わせていなかった。

「帝国主義の時代」にあって、個々の植民地列強が持つ情報を、境界を越えて共有したり互いに討議したりすることは至難の業であった。[59] 一九〇七年および一九〇八年のロンドン会議の失敗は、本国＝「中心」どうしが協力関係を築くことの難しさを露呈させたが、「辺境」＝植民地どうしもまた、情報不足や連携不足に陥っていたのである。

四　ベルギー領コンゴとの協力関係

「怠惰なベルギー人」

植民地列強間の連携不足は、ベルギー領コンゴとの協力関係にも暗い影を投げかけていた。一九〇八年一〇月に眠り病対策に関する英独協定が締結されると、タンガニーカ湖沿岸に駐在する医師や地方政庁官吏たちは、隣接するベルギー領コンゴとも同様の協力関係を築くよう、東アフリカ総督に要請した。ドイツ領の現地住民たちは、高値で売れる天然ゴムや象牙を求め、しばしばベルギー領とのあいだを往復しており、それを監視することは急務であった[60]。

ドイツ領ウサンブラの地方政庁は、ベルギー領とのあいだを流れるルッシッシ川の流域（ルッシッシ渓谷）で、眠り病が蔓延しているにもかかわらず、ベルギー側の「怠惰」によって対策が滞っていると批判した。一九〇八年一一月、ある官吏は、「大変な脅威にさらされているルッシッシ渓谷において、眠り病対策が成功を収めるとすれば、それはコンゴが［……］一緒に働いてくれるときである。われわれがルッシッシ川の左岸でいくら作業をしても、右岸で何も行なわれないのなら、その作業はほとんど無駄になってしまうだろう」と、不満を述べている[61]。

ウサンブラの地方政庁からの要請に応えるかたちで、総督レッヘンベルクは本国の植民地省に対し、ベルギーとのあいだで協定を締結することを求めた。そして、植民地省次官デルンブルクから要請を受けた外務省は、一九〇九年四月ごろからブリュッセルとの交渉に入った。[62] 眠り病対策を共同で行なうための協定というドイツの提案に、ベルギーは興味を示したものの、政府部内でさらに検討が必要だとして即答を避けた。ドイツ外務省の報告によると、ベルギーは協定を締結することで、植民地での自国の主権が制限されるのではないかと恐れていた。[63] 眠り病対策をめぐるドイツとベルギーとの交渉は、なかなか進まなかった。

一方、ウサンブラの地方政庁は、この状況に苛立ちを隠さなかった。すでに一九〇九年一月、同地方政庁は時間のかかる中央政府どうしの交渉を待っていられないとして、独断でコンゴのベルギー植民地担当者と話し合いをはじめていた。そこでは、両植民地間の交通の監視のほか、ルッシッシ川での除草伐採作業を共同で進めることが議題となった。とくに後者については、その川幅が一〇メートルほどしかないため、両岸で同時に作業を進める必要があった。ドイツ側のこうした提案に対して、コンゴの担当者も理解を示し、一九〇九年四月までにそれを受け入れると東アフリカ総督府に回答した。ダルエスサラームは、この決定を「喜びをもって」受け入れた。[64] こうして両植民地の境界を流れる河川での、ツェツェバエ対策がはじまろうとしていた。

だが、いざ作業がはじまってみると、ドイツの医師たちはベルギー側の作業に不満を漏らすようになる。一九〇九年七月五日付のブロイアーの報告によると、ベルギー領でも除草作業がはじまっているものの、それは「たいてい、のんびりしたテンポで」しか進んでいなかった。[65] また、一九一〇年一〇月のアールボーリによる報告はもっと手厳しく、同年の七月から九月にかけてベルギー側で行なわれたツェツェバエ対策は、「質・量ともに不充分である」と断じている。彼は一九一一年一月にも報告書を作成し、前年の一〇月から一二月にベルギー領では、除草伐採作業と呼べるものが何ひとつ行なわれていない、と批判している(66)。

ドイツの医師たちの証言によると、コンゴでは交通の監視も充分ではなかった。そもそもベルギー領の現地住民には、医師の診察で眠り病に感染していないことがわかると、植民地政府から証明書が発行されることになっていた。しかし、ルモンジュ駐在の軍医大尉ヴィットロックは、一九一一年一月に東アフリカ総督府に対し、この証明書の所持者であっても、ベルギー領から船で渡ってくる人間の多くが眠り病に感染している、と報告した。感染者はみな異口同音に、コンゴでは「医師による治療はおろか、診察すら行なわれていない」と証言しているという。そこで、ヴィットロックは彼らを診察し、アトキシルを投与した(67)。

しかし、ヴィットロックがとりわけ問題視したのは、ベルギー領では象牙や天然ゴムの密輸に対する取り締まりがほとんど行なわれていなかったことである。植民地の境界に沿って設置された検問所では、ほとんど監視が行なわれていないため、密輸を行なう現地住民はたやすくドイツ領内に入ってきてしまうのだ(68)。この件を重くみたウサンブラの地方政庁は、コンゴ側の地方政庁に対して厳重に抗議した。そして総督レッヘンベルクもベルリンの植民地省に対し、「ベルギー政府がこんどこそ本当に［……］植民地の境界地域において眠り病対策を実行するよう」、ふたたび外交ルートを通じて働きかけるよう要請した(69)。

植民地の医師や地方政庁官吏は、ベルギーをなんとか眠り病対策に巻き込もうとしていたが、八方ふさがりの現状に対しては失望感を露わにした。レッヘンベルクのつぎのような見解は、そのことを端的に表わしている。「現在までのところ、コンゴの行政府によってなされた約束は何も果たされていない。そして何かしら思い切った対策が取られるのではないか、という期待が生まれることはない[70]」。またクライネも、一九一一年一月、「私は以前にもましてつぎのような見解を取るにいたっている。すなわちベルギー政府は、私にはよくわからない理由によって、疫病に対して対策をとろうとは考えず、むしろ約束するだけで充ち足りてしまっているのだ[71]」と述べている。

消極的な本国政府

同じような空気はベルリンをも包み込んでいた。一九一一年ごろといえば、眠り病対策に関する英独協定がほとんど機能していないことが明らかとなり、植民地省はこうした国際協定の締結に対して、すっかり及び腰となっていた。次官のフリードリヒ・フォン・リンデクヴィストは、東アフリカ総督に対して「そのような協約が結ばれなくても、帝国政府は越境する原住民を監視するために、必要な措置を講ずることができる」と返答し、ベルギーとの交渉は行なわないとした[72]。

これにより、ベルギーとの共同作業は、ふたたび「現場」、すなわち植民地の地方政庁レベルでの交渉に委ねられた。本国政府とは異なり、タンガニーカ湖沿岸で対策にあたっている医師や地方政庁官吏は、どのようなかたちであれ、ベルギー領との話し合いの余地を残したいと考えていた。そしてその熱意が、一九一一年三月の両植民地間での合意につながった。

一九一一年三月一八日、タンガニーカ湖沿岸のウサンブラでドイツ側およびベルギー側双方の地方政庁の代表が一堂に会し、眠り病対策における協働の可能性について話し合った。ベルギー側はこのときも、ブリュッセルの本国政府とは異なり、ドイツ側との協力関係の構築に前向きな姿勢を見せた。会議は友好的な雰囲気のなかで進み、両植民地は前回の一九〇九年段階よりも一歩踏み込んだかたちで合意にいたった。それによると、双方の植民地行政府はつぎのことを実行に移すことが求められた。(73)

・植民地を越境する旅行者は、その出身地を去る前に医師の診察を受けること。
・医師の診察において、健康であると診断された旅行者には、そのつどドイツ語とフランス語で書かれた旅行証（カテゴリーA）を発行すること。
・トリパノソーマ検査で陽性反応が出た旅行者には、〇・一グラムのアトキシルを投与し、治療証明書（カテゴリーB）の発行によってのみ通行を許可すること。
・トリパノソーマが検出されないが感染の疑いがある者に対しても、同様にアトキシルの治療を行ない、治療を拒んだ場合は旅行を禁止すること。
・ルッシッシ渓谷の除草伐採作業を共同で行なうこと。

右の合意によると、ドイツ側およびベルギー側双方が、ルッシッシ川周辺の除草伐採作業を一緒に行なうことになっていた。しかし、川の流域をすべて一律に除草することは、現実的ではないとして断念された。その代わり両植民地は、双方の医師から構成される専門の委員会を設置し、その場で優先的に作業を行なう地域を決定することにした。(74)これは、当時、ツェツェバエ対策が現場の医師たちの手に余るようになっていたことを考えれば、無理もない決定であった。

しかしその一方で、この合意がドイツの医師たちに、除草伐採作業が進まない責任をベルギー側に押しつける口実を与えたことも事実である。以前にもまして、彼らはツェツェバエ対策の停滞をベルギー側の「怠惰」のせいにした。たとえば、ウサンブラ駐在の軍医中尉ペンシュケは、一九一一年一〇月一〇日付の報告書のなかで、つぎのように述べている。ドイツとベルギー双方の軍関係者が監督するなか、ルッシッシ川で除草作業が行なわれた。初めのうち、作業は両岸で「なるべく進捗具合が同じになるように」進められた。ところが、しだいにベルギー側が後れを取るようになった。

ベルギー側は、今回初めて作業を行ない、［ドイツ側に比べて］はるかにやるべき仕事が多いのに、それに従事する労働者が少なかったので作業はいっこうに進まず、ドイツ側はベルギー人たちを待たなくてはならなかった。

そして、労働意欲も、川の向こう岸ではあっという間になくなってゆくかのようだった。

というのも、当初一五〇人の労働者が幅一〇〇メートルにわたって除草作業をはじめたのに、それがいまや五〇人の労働力で作業は五〇メートルの幅でしか行なわれていないのである。［……］とにかく、ベルギー人たちは働きすぎで命を落とすことなど決してないだろう。(75)

ペンシュケは一九一二年一月にも、ベルギー領コンゴにおける眠り病対策について報告している。彼は、交通の監視については一応「最大限満足のゆくものである」と評価しているものの、除草伐採作業での「ベルギー人の徹底性は、ドイツ人のそれには及ばない」とした。そしてその違いを、「主として国民性が大きく異なることに起因しているのであろう！」と結論づけた。(76)つまりペンシュケによると、ベルギー人は本来「怠け者」の国民であって、彼らの眠り病対策は決して成功しないのである。

こうして、ベルギー領コンゴとの共同作業も、ドイツの医師たちを満足させることはなかった。それは英独協定の場合と同じく、彼らを幻滅させた。しかし報告書を読むかぎり、彼らドイツの医師たちは、イギリスおよびベルギーとの協力関係を最後まで維持しようとしていたことも確かである。それはいったいなぜなのだろうか。

「社会的・経済的な疾病」としての眠り病

これはあくまで推測にすぎないが、これまでの議論を踏まえて考えると、ドイツの医師たちは眠り病対策においてつねに「敗北」していたので、なんとしても「自分たちより劣等な他者」を見つけだす必要があったのではないだろうか。コッホの東アフリカ旅行以来、ドイツ領植民地ではさまざまな政策が考案され実行に移されたが、ついに眠り病を制圧することはできなかった。しかも、総督府という植民地社会における「中心」は、内陸部という「辺境」で起きた眠り病の蔓延にはそれほど関心を示さず、現場の医師たちは絶えず資金難や人材難に見舞われた。そうしたことで、彼らの医学者としての自尊心が傷ついたことは容易に想像できる。

このような状況のもとで、植民地の「辺境」にいる医師たちが、さらなる「辺境」をつくりだし、自らの取り組みを正当化したのではないか。問題は誰（何）を「辺境」とするかであるが、これには二つの可能性があった。ひとつは西洋医学を理解（しようと）しない現地住民であり、もうひとつはベルギーの植民地衛生当局といった、同じ「辺境」に立たされたヨーロッパ人である。後者の場合、「公式の植民地」となってまだ日の浅いベルギー領コンゴの「後進性」を強調することは、まさにドイツの保健衛生政策が「原住民の福祉」を重視した「先進的な」ものであることを示すことになる。ドイツの医師たちは心のなかでこう叫んだに違いない。「われわれは失敗した。しかし彼らはもっと酷かった」と。

いうまでもなく、一九一一年三月のドイツ領東アフリカとベルギー領コンゴとのあいだで取り交わされた合意事項は、眠り病の制圧にはほとんど何の役割も果たさなかった。たしかに薬剤を用いた治療、河川や湖沼における除草伐採作業、そして越境者の監視といった方策は、東アフリカではこのあとも継続された。だが、それらは決まりきった「業務」と化し、もはや病気の撲滅に情熱を注ぐ医師はいなくなった。そして、一九一四年に第一次世界大戦が勃発すると、ドイツによる衛生事業は突然の、しかし永遠の終わりを迎えるのである。

本章の終わりに、ドイツ領東アフリカにおける眠り病対策をもういちど振り返り、総括しておきたい。東アフリカ植民地では、コッホの提案にほぼ忠実なかたちで眠り病対策が進められた。コッホの調査旅行に同行した医師たちは、いわば彼の「弟子」として、その後の眠り病対策を引き継いだのである。そこでは、ノーベル賞受賞者コッホの経歴が大きな影響力を持った。コッホがかつてマラリア対策におけるキニーネの有効性を示したように、彼の提唱する理論や治療法がいつかはアフリカの人びとを眠り病から救うだろうと、現場の医師たちは信じた。

彼らのこうした期待はほとんど裏切られたが、それでも医師たちはコッホの「方法論」にこだわった。それはドイツ本国で新しい知見が出され、彼の提案する施策が効果の点で疑問に付されたときも変わらなかった。パウル・エールリヒが新薬を開発したとき、東アフリカの医師たちはこれを実験的に使用することには同意したものの、副作用が問題となるやいなや、植民地省が指示を出す前に投与を中止した[77]。このことは、次章で触れるように、トーゴ植民地における眠り病対策と著しい対照をなしている。トーゴでも、エールリヒの新薬は多くの副作用による被害を引き起こしたが、一方でトリパノソーマに対する効果もあるとして、現場の医師たちはこれを使い続けた。

しかし、東アフリカにおける医師たちがコッホに忠実だったことは、彼らの「師匠」に対する個人的な思い入れだけに起因しない。コッホの提唱する、薬剤治療に特化しない眠り病対策のあり方は、東アフリカ植民地の社会的・地理的な環境を考えたときに説得力を持った。感染地域で活動する植民地行政官や医師は、少人数で広大な領域を担当しなくてはならず、また大規模な住民反乱を経験したあとでは、つねに現地住民の「声」に敏感であることが要求された。場合によっては、現地住民に不人気な対策は中止しなければならないし、また彼らに協力を仰がなければならなかった。

そのなかで、薬剤治療というもっとも「医学的な」対策は背景に退き、除草伐採作業や交通の監視といった衛生学的アプローチが脚光を浴びるようになる。また感染のプロセスを解明するために、現地住民がどのような生産活動に携わり、どのように移動するのかについても詳細に調べられたし、彼らを除草伐採作業に動員するために、現地における賃金水準についても調査がなされた。こうした意味で、東アフリカにおける眠り病は、単に医学的のみならず、社会経済的な問題でもあった[78]。

右に述べたことが東アフリカにおける眠り病対策の特徴だとすれば、トーゴやカメルーンについてはどのようなことがいえるのであろうか。次章以下で論じてゆくことにしたい。

第4章　トーゴの眠り病対策

現地住民・「首長」・イギリスという「関係性」

一　「眠り病委員会」の設置

患者の発見

一九〇八年三月三一日、ミサホーヘ地区のパリメに駐在する医師、ファン・デン・ヘレンのもとに七歳の男の子が連れてこられた。その子は「ここ一年来、無気力でいつも寝てばかりおり、そしてやせ衰えていた」(1)。男の子のリンパ液を顕微鏡で検査したところ、トリパノソーマが見つかったため、ファン・デン・ヘレンは彼にアトキシル〇・一五ミリグラムずつを、合計二度にわたって投与した。これに続き、さらに少女と成人男性一人ずつがファン・デン・ヘレンによる診察を受け、双方とも眠り病と診断された。とくに後者の成人男性は、隣接するイギリス領黄金海岸植民地で道路建設に五年間従事したのち、二年前に故郷に帰ったばかりであった(2)。

こうした一連の感染例を目の当たりにしたファン・デン・ヘレンは、ミサホーヘ地区全体の感染状況を調べるため、一九〇八年八月初旬に調査旅行を実施した。この調査で彼は、およそ八六〇〇人の住民に対して血液やリンパ液の検査を行ない、四〇人の眠り病患者を発見した。調査した集落のなかにはツェツェバエの生息する地域もあったため、彼はこの地域で眠り病が蔓延していると判断した(3)。

そこで、ファン・デン・ヘレンはトーゴ植民地総督ユリウス・フォン・ツェッヒに対し、水場の周囲の草木を撤去すること、感染地域の住民をその地域以外で雇用しないこと、さらに、患者を最低五年間は治療させ、彼らの移動を制限することを提案した。さらに彼は、感染地域の住民が商取引のために北西部ケット＝クラチとのあいだを活発に往来していることから、この隊商路を遮断して六人程度の医師を常駐させることもあわせて要請した。ファン・デン・ヘレン自身はケット＝クラチには入らなかったが、彼は、おそらくここでも病気が蔓延しているだろうと予想したのである(4)。

これらの提案に、ツェッヒは基本的に賛意を示したものの、経済的・政治的な理由からその実現は難しい、と回答した。その理由として彼は、ただでさえ医療関係のスタッフが乏しいうえに、眠り病対策だけに人員を増やすことはできないこと、そして現地住民にとって生活の糧である経済活動に介入して衛生政策を実行すれば、トーゴ北西部の情勢が不安定になるかもしれないことをあげた(5)。

「出張医」と「収容所医」

しかしツェッヒは、眠り病対策の重要性は理解していたので、一九〇八年末、トーゴに駐在する医師三名からなる「眠り病委員会」の設置を決めた(6)。この委員会に任命された医師は、業務によって「出張医（Reisearzt）」と「収容所医（Lagerarzt）」に分けられた。このうち出張医の業務は、各地での健康検

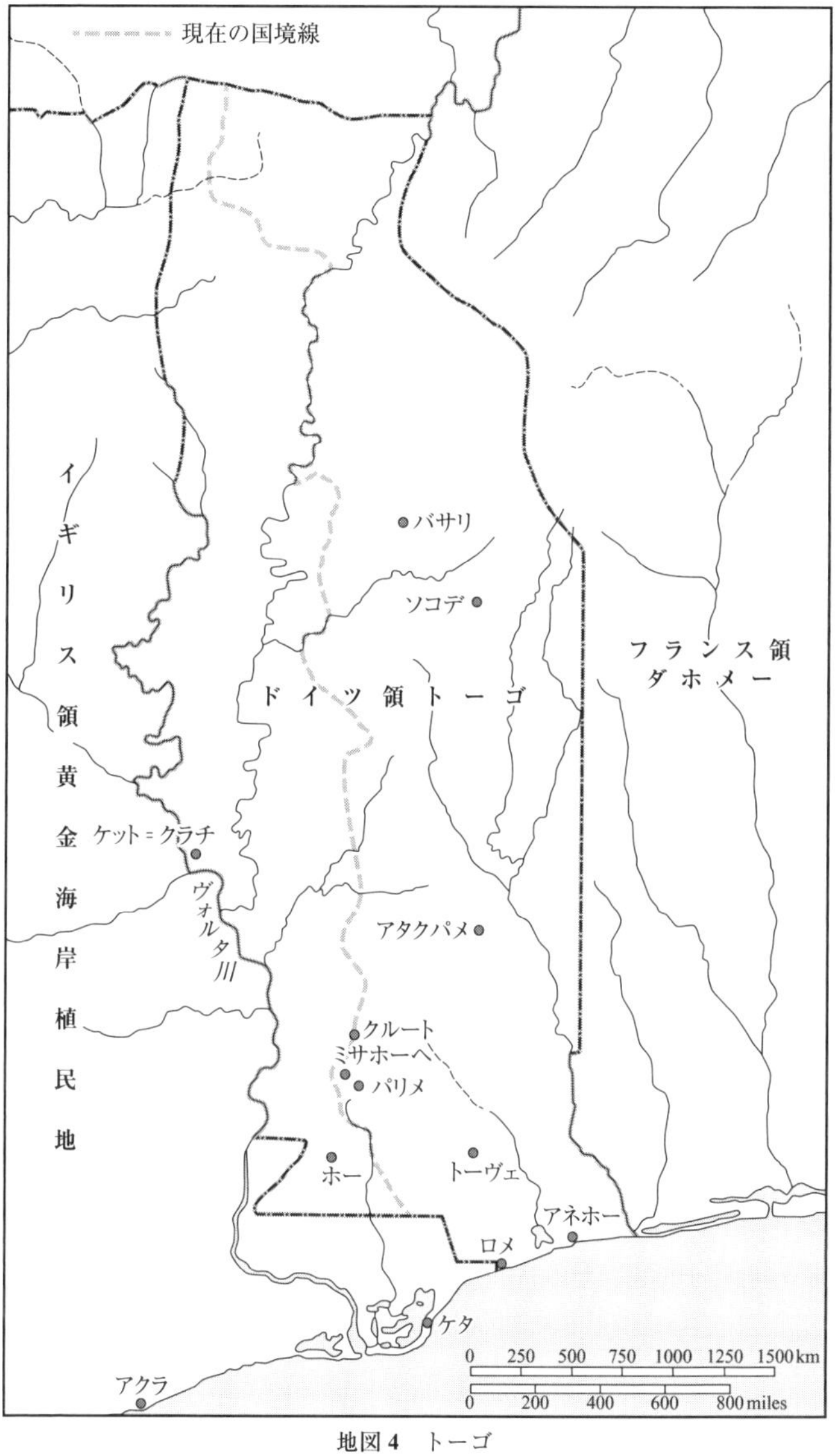

現在の国境線
イギリス領黄金海岸植民地
ドイツ領トーゴ
フランス領ダホメー
バサリ
ソコデ
ケット＝クラチ
ヴォルタ川
アタクパメ
クルート
ミサホーヘ
パリメ
ホー
トーヴェ
アネホー
ロメ
ケタ
アクラ
0 250 500 750 1000 1250 1500 km
0 200 400 600 800 miles

地図 4　トーゴ

査、眠り病の感染地域の特定、患者の発見と収容所への移送、除草伐採作業の指揮などである。患者の搬送先は、ミサホーへの近郊クルートに建設された収容所であった。出張医には二名が選ばれ、それぞれ分担する地域が決められていた[7]。

また収容所医一名は、収容所に常駐して移送された患者の治療を実施し、あわせてトリパノソーマの病理学的研究を行なうものとされた。そこでは薬剤を用いた治療によって、つねに「感染者の病原体を完全に撃退すること」がめざされた。目的が達成された場合、患者は収容所を退所できるが、その後も一定期間は検査を受ける義務があった[8]。

出張医に任命された軍医少佐マクシミリアン・ツーピッツァは、一九〇九年にケット＝クラチ地区を調査した。ファン・デン・ヘレンが予想していたとおり、現地住民にとって重要な隊商路の中継地点であるこの地は、同時に最大の眠り病感染地域であることが判明した。というのも、ツーピッツァはこの地で二〇〇人を超える患者を発見したからである[9]。出張医が二人になることで、健康調査の実施範囲も大きくなった。もう一人の出張医である軍医大尉スクロツキーは、ミサホーへの南に位置するホーの住民を調査し、ここで八人の眠り病感染者を見つけだした。彼はさらに、ミサホーへの北にあるダジにも足を伸ばした[10]。

ツーピッツァは一九一〇年七月から翌年の三月まで、ケット＝クラチからさらに北東方向にアデレ、ソコデ、マングへと進んでいった。さらに、眠り病患者は発見できなかったが、ファン・デン・ヘレンとともに中部アタクパメも訪れている[11]。こうした一連の調査によって、トーゴにおける眠り病の実態が明らかになってきた。感染はミサホーへにかぎらず、ケット＝クラチの広い範囲に及んでいた。

眠り病委員会は出張医の精力的な活動によって、感染地域の把握という点では順調なスタートを切ったといえる。しかし、この委員会にとって重要なのは、そうして見つけだした感染者を、例外なく収容所へ移送し治療することであった。東アフリカ植民地における眠り病対策は、まさにこの点で大きくつまずいた。トーゴの状況を知るために、出張医の活動をもう少し詳しくみてゆこう。

二 「眠り病委員会」の苦悩

医療スタッフの不足

出張医は報告書のなかで、繰り返し総督に人手不足を訴えている。出張医には原則として二人が充てられることになっていたが、一九〇九年から一九一四年にかけて、この規定はしばしば守られなかった。ロメの植民地総督府に提出された眠り病委員会の報告書によると、出張医の二人体制が実現したのは、「一九〇九年七月から九月」、「一九一〇年四月から六月および一〇月から一二月」、「一九一一年一月から三月および七月から九月」、「一九一三年六月および七月」の期間だけであった[12]。

これ以外の期間では、出張医は一人か、あるいは誰もいなかった。たとえば、一九一一年一二月から一九一二年一月、一九一二年七月八日から翌一九一三年三月までの間、そして一九一三年一〇月は出張医の活動が完全に止まった。その場合、眠り病委員会は感染地域の調査を完全に断念せざるをえなかった。なぜ出張医が一人もいない事態にいたったのか、少々長くなるが一九一一年末から一九一二年における展開を追ってみよう。

一九一一年の七月から九月にかけて、ファン・デン・ヘレンとともに出張医の任にあったエンゲルハルトという医師は、九月中旬に急遽パリメの総督府医師に任命された。総督府医師は、眠り病対策だけでなく衛生政策全般を統括しなければならなかったため、彼はケット゠クラチでの調査を中止した。この時点で、出張医はファン・デン・ヘレン一人となった[13]。

同じ一九一一年一一月、クルートの収容所医だったヴェルナー・フォン・ラーヴェンが、三年間の植民地勤務を終えてドイツへ帰国した。それと入れ替わるかたちで、軍医少佐のツーピッツァが一一月末に、本国での休暇ののちトーゴへ戻った。予定では、ツーピッツァがラーヴェンの後任として収容所医に就くことになっていた。ところが総督ツェッヒは、自らが率いる内陸への調査旅行に彼を同行させた。調査旅行は一年あまりに及ぶため、このままでは収容所に長期間にわたって医師がいない状態となる。困った眠り病委員会は、出張医だったファン・デン・ヘレンをクルートへ呼び寄せた。そして、一九一一年一二月の時点では出張医が誰もいなくなった[14]。

この状況は一九一二年二月、エンゲルハルトが眠り病委員会へ戻ったことでいったん解消される。しかしこんどは、その後任の総督府医師としてファン・デン・ヘレンが任命される。彼はすでに一九一一年四月、総督府医師に任命されてパリメに移っていたが、しばらくはクルートの収容所を掛け持ちで管理していた。ところが、その業務は多忙をきわめたため、同年七月にエンゲルハルトが収容所医に決まった。これによって、感染地域を巡回する医師はふたたびいなくなった。そしてこの状況に変化が生じるのは、一九一三年四月にツーピッツァが眠り病対策に復帰してからのことであった[15]。

多忙な医師たち

以上の経緯から、トーゴにおける眠り病対策がどのような制約を受けていたのかがわかる。トーゴでは、業務の量に対して医師の数が不足しており、眠り病対策に専念するはずの医師が他の仕事に忙殺された。これは、東アフリカでは見られなかったことである。たしかに、東アフリカでも医師の不足は深刻だったが、眠り病感染地域は総督府が置かれたダルエスサラームから遠く隔たっており、植民地における「中央」が「辺境」の活動に介入することは稀であった。現場の医師たちはそれゆえ、「中央」が押しつける雑務に煩わされることなく、自分たちの課題に取り組むことができた。

しかし、トーゴでは事情が違っていた。眠り病対策の中心地であるミサホーへは総督府が置かれたロメにも近く、トーゴ総督はこの地に駐在する医師をいつも利用しようとした。トーゴの医師たちにとって、総督府や地方政庁の行なう一般の衛生事業と眠り病対策との両立が大きな課題となった。衛生事業には、たとえば植民地官僚の健康管理や、総督が行なう視察への随行、また他の伝染病対策などが含まれ、それは決して眠り病対策だけを意味するわけではなかった。

これと関連して、総督をはじめとする植民地行政府は、眠り病の問題を最優先で取り組む課題であるとは考えていなかった。このことは東アフリカでも見られたが、その影響はせいぜい対策のための予算や人員が充分に配分されないという程度だった。これに対しトーゴでは、行政府による医師業務への露骨な介入が起きた。すでに述べたように、ツーピッツァは、収容所での業務が山とあるにもかかわらず、トーゴに戻るやいなや総督の内地旅行に随行させられた。

また、他の感染症が問題となっているときには、医師は眠り病に優先して対策に取り組むことが求められた。たとえばツーピッツァは、出張医をしていた一九〇九年一一月、ケット＝クラチ北部で眠り病の調査を行なう予定だったが、現地で天然痘が流行したため、その対策にかかりきりとなった。結局、一二月中旬までの滞在中、眠り病に取り組むことができたのは最後の一〇日間だけであった。また、同じころファン・デン・ヘレンは、別の地域の住民に対して天然痘の予防接種を行なうため、眠り病委員会を離脱せざるをえなかった。天然痘と眠り病とを比べたとき、明らかに植民地行政府は予防法の確立していた前者への対策を優先させたのである(16)。

「触診」か「顕微鏡検査」か？

このように、眠り病委員会は設置されたものの、医師たちがその対策に充てることができた時間はごくわずかであった。しかしそれにもかかわらず、彼らは現地住民の検査を独力で行なおうとした。トーゴの眠り病対策には、東アフリカのようにリンパ腺の触診術を身につけた現地人「協力者」は登場しない。医師たちは、リンパ腺が腫れているだけでは眠り病とは診断できず、最終的にはリンパ液や血液を顕微鏡で検査することが不可欠だと考えていた。

ツーピッツァは報告書のなかで、「トリパノソーマなきリンパ腺の腫れ」、つまり触診では感染が疑われるものの、その後の顕微鏡検査で「シロ」とされた事例が少なからずあった、と述べている(17)。したがって、感染の有無は専門家にしかわからないということになるが、こうした一種の「完璧主義」は、現場の医師にさらなる負担を課すことになった。

このことは、ツーピッツァ自身も認めている。検査を行なう住民が数百人規模で押し寄せると、彼には採取した血液を顕微鏡でじっくり眺める時間がなくなり、結局、検査は「徹底さも回数も不充分なものになってしまう」[18]。また一九一〇年三月、一人の医師がロメとアタクパメとを結ぶ鉄道の建設現場で働く現地人労働者を検査したときも、その多くはリンパ腺の腫れが認められていたにもかかわらず、リンパ液の顕微鏡検査まで手が回らなかった。この医師もやはり他の業務に忙しく、眠り病のことだけに集中することはできなかったのである。[19] ツーピッツァは、顕微鏡検査を断念せざるをえない医師たちの心境をつぎのように代弁してみせた。

出張医は、一方でやるべき仕事の多さゆえに、そして他方では時間がないゆえに、いつも繰り返し良心の問題に直面させられる。つまり、個々の事例において穿刺［検査のためのリンパ液または血液の採取］するべきか、またはそれをやめるかという問題である。［……］いったい何が眠り病対策にとって有益なのか。この問いをめぐって、いつも医師のなかには葛藤がある。すなわち、すべての、感染の疑いが薄いリンパ腺までをも調べることに貴重な時間を費やすべきか、それともなんとかして空いた時間で［……］触診を頻繁に行ない、陽性反応が出る可能性が高いリンパ腺に対してのみ穿刺を行なうべきなのか、という問いである。[20]

眠り病委員会には、組織としての致命的な欠陥が存在していた。極端な医師不足から住民に対する検査が充分に行なえず、結果として感染者の発見が進まなかったのだ。とはいえ、出張医の活動は、こうした植民地行政府内部の事情によってのみ停滞させられたわけではなかった。それはまた、検査を受ける側の現地住民の反発によっても、妨害を受けることになったのである。

三　現地住民の反発

現地住民の「戦略」

眠り病対策がトーゴで本格化すると、医師たちは見つけだした感染者と、その疑いのある者をクルートの収容所に隔離しようとした。これにともない、当初は検査に協力的だった現地住民も、しだいに出張医を疎ましく思うようになった。彼らは検査を忌避したり、自分たちの住む集落や家族に関して意図的に誤った情報をドイツ人に提供したりしたが、こうした「受動的抵抗」は出張医の努力を水泡に帰すのに充分な効果があった。

トーゴにおける眠り病対策は、感染地域などの重要な情報を現地住民に頼っていた。本章の冒頭で触れたように、一九〇八年、現地住民が感染した男の子をパリメに自発的に連れてきたことがきっかけで、トーゴ北西部に医師による調査が入り、感染の実態が明らかになった。また、一九一〇年初頭のツーピッツァの報告によると、イギリス領黄金海岸植民地に住む一人の男性が、トリパノソーマに感染した自分の子を連れてクルートの収容所を訪れた。そして、彼が提供した情報から、隣接するイギリス領では繰り返し病気の蔓延が起きていることがわかった(21)。眠り病だけに集中できない医師たちはこうして、住民の証言から対策を実行する地域を絞り込んでいった。

これらの「情報提供者」は、病気のわが子をなんとか助けてほしいという願いから、ドイツの眠り病対策に協力する姿勢を示したと思われる。しかし、医師と現地住民とのあいだにこのような協力関係が成立することは稀で、彼らの大半は医師の検査を嫌がった。出張医ファン・デン・ヘレンは、一九〇八年につぎのように報告している。彼がミサホーへに調査のため訪れたときのこと、ある集落の住民の多くに頸部リンパ腺の腫れが見つかったため、後日再検査に来るよう彼らに命じた。ところがその再検査は、集落から徒歩で数時間かかる場所で行なわれることになっていたため、結局、彼の指示に従った住民は一人もいなかった。憤慨したファン・デン・ヘレンはトーゴ総督に対して、現地人「首長《ホイプトリンク》」に責任をとらせることを提案したが、現地住民との対立を避けたい総督は「お咎めなし」の決定を下した[22]。

　検査を前に、住民たちが集団で逃亡することもたびたび起こった。ふたたびファン・デン・ヘレンの報告によれば、ロメとパリメのちょうど中間にあるトーヴェという集落で検査を行なおうとしたところ、住民の半数以上が逃げてしまった。また、同じく出張医のスクロツキーも、ミサホーへの北にあるダジを一九〇九年末に訪れたとき全住民の三分の二が逃亡した、と報告書に記している[23]。

　出張医が到着するという情報は、現地住民の緊密なネットワークを介し、瞬く間に各集落に伝えられた。住民たちは、あらかじめ出張医が来ることを知らされると、検査が終わるまで近隣の森や草原、あるいは隣接する集落に身を潜める。その際、リンパ腺に腫れのない女性や子どもなどは集落に残す[24]。なぜなら、一家の大黒柱である成人男性が収容所に送られることは、収入の途が断たれることを意味するからである。そのあと、はたして出張医が検査のために集落へ入るが、そこに残った住民は逃亡した仲間を「旅行中で不在」だと申告する。出張医はその申告の信憑性を疑うものの、それを確かめるだけの時間も手段もないので、結局はそれで納得するしかなかった[25]。

患者の移送

出張医は重篤者のほかに「トリパノソーマ保菌者（Trypanosomenträger）」、すなわち自覚症状のない感染初期の患者の発見と隔離をめざしたが、このような状況下では実現するはずがなかった。自力で移動できる体力を持つ感染者は医師の検査を受けないため、クルートの収容所には、すでに症状の進んだ、つねに睡眠状態にあるような感染者ばかりが集められた。これについてツーピッツァは、「ミサホーへ地区の原住民は、確実に睡眠状態にある眠り病患者を、治療のためにクルートの収容所に送り出すことには納得しているのに、なぜ頸部リンパ腺の大きな腫れが認められる者［軽症患者］に対して同じ処置をすることに同意しないのか(26)」と述べ、苛立ちを隠さない。

ツーピッツァは、明らかに眠り病の問題を純粋医学的な観点からしか見ておらず、そこにはかつてコッホが東アフリカで見せたような、現地住民の生活実態に対する配慮をうかがい知ることはできない。

それでも出張医は、何度か「保菌者」の発見に成功した。発見されると、自覚症状の有無に関係なく収容所送りとなるが、医師たちは移送の段階でも気を抜くわけにはいかなかった。とくに患者の住む集落が、クルートから遠く離れている場合はそうだった。一九〇九年中ごろ、クラチ地区北部で活動していたある出張医は、一七名の「保菌者」を見つけだし、彼らの監視のために地方政庁から雇われていた現地人「協力者」に引き渡したが、移送中に八人が逃亡した(27)。

出張医の活動は東アフリカ同様、現地住民のさまざまな抵抗に遭遇した。そして、医師たちの力だけではその抵抗を排することができなかった。そこで、トーゴにおいてもやはり、地方政庁や現地人統治組織からの協力を得られるかどうかが問題になった。眠り病委員会が行政府や現地人「首長《ホイプトリンク》」らとどのような関係を築いたのか、つぎにみてゆくことにしたい。

四　「首長《ホイプトリンク》」・「呪術師」・植民地官吏

「軍事力頼み」の眠り病対策

出張医たちの行なう健康検査が現地住民の反発を招いたことにより、眠り病委員会はまず、駐留するドイツ軍から強制力という援助を引き出そうとした[28]。実際、それに成功した場合、検査はかなりスムーズに行なわれた。ツーピッツァは一九一〇年末にソコデ地区の住民を検査した際、このことを体験している。住民たちは当初、出張医の行なう検査を拒否していた。しかし、この地区の駐留部隊司令官が現われるや、一転してツーピッツァに協力する姿勢を見せたのである[29]。また一九一一年、マング地区を調査したある出張医に軍の責任者が同行すると、検査は「まったく普通では考えられないくらいに進捗し、［……］ほんのわずかな遅延も起きなかった[30]」。

出張医が軍事力をちらつかせながら健康検査に臨むと、現地住民はおおむねその指示に従った。ツーピッツァも、駐留軍の影響力は「当然のことながら一出張医のそれよりも大きい」ことを認めている[31]。問題は、このような軍からの協力をいつも期待できるわけではないということだった。軍も、少ない人員で担当地域の治安維持全般に責任を負っており、眠り病の問題だけにかかりきりになることはできない。とくに植民地の実効支配が充分に及んでいなかった内陸北部では、駐留軍自体が植民地行政の多くを担っていた(32)。

そうした地域では、出張医たちは総督府から任命されていた現地人「首長《ホイプトリンク》」との協力関係を模索した。植民地統治機構の末端に位置する彼らを利用すれば、健康検査を忌避する住民の態度を変えることができるかもしれない。ツーピッツァは一九一〇年中旬、ソコデとバサリで相次いで「首長会議」を開催し、現地人有力者を前に眠り病対策の重要性を説いた。その結果、「命令を受けたすべての首長への啓蒙活動によって、彼らからの限りない協力が私に与えられることになった」と、ツーピッツァは誇らしげに報告している(33)。

実際、現地人「首長《ホイプトリンク》」が住民に対して影響力を行使している地域では、健康検査が成功するか否かは彼らの意向しだいであった。これについては、一九〇九年の七月から九月にかけてホー地区とクラチ南部を調査したスクロッツキーが、つぎのように報告している。「住民の振る舞いには、多くの非難すべき点がある。多くの住民が検査に訪れるのは、善意ある首長が同時に自身の影響力を行使しているところだけである(34)」。また、ツーピッツァもスクロッツキーに同調して、「[検査を滞りなく行なうためには]首長が自分の配下にある人びとを招集するという意思表示をするまで、粘り強く交渉する必要がある(35)」と述べている。

健康検査は、現地人「首長《ホイプトリンク》」の協力が得られない場合には失敗した。スクロッツキーはホー地区において住民の検査忌避に遭遇し、つぎのように主張する。現地人有力者は、住民の逃亡という「事実を隠し、住民を死んだと偽り、その数を大幅に少なく申告」した。また、ツーピッツァも一九〇九年の報告書のなかで、ある集落の住民五〇人の検査ができなかったと述べているが、その原因は、現地の

「大首長《オーバーホイプトリンク》」も「首長」も、その集落はもはや存在しないと彼に請け合ったからである。やがてこの申告は虚偽だと判明するが、すでにあとの祭りであった(36)。

出張医が「首長《ホイプトリンク》」から偽りの情報をつかまされることは、その後もしばしば起こった。その場合、出張医は検査すべき集落を自身で見つけなくてはならず、不案内なトーゴ北部をさまよい歩く羽目になった(37)。

こうした現地人有力者と一般住民双方からの抵抗を、ツーピッツァはヨーロッパ人の「人道的な努力」に対する彼らの無理解にあるとして強く非難した。そしてその背後に、現地社会に広がる「呪術信仰」があると考えた(38)。

ツーピッツァによると、こうした民間信仰はケット＝クラチ地区を流れるヴォルタ川流域に強固な基盤をもち、その川岸は「原生林で覆われ、魔界ともいうべき暗闇のなかに、儀式のために聖別された場所がいくつもある」。そして、この地域では「呪術師が首長たちを裏で操っている」。その「呪術師」は、ここでは「とくに力のある、聖なる者」として崇拝されており、その評判は黄金海岸植民地にまで届いているのだという。「呪術師」からさまざまな助言、とりわけ病や死生に関する「お告げ」を得ようと、「首長」たちはこの原生林のなかに入ってゆく。しかしツーピッツァからすれば、この行為はツェツェバエの生息地に足を踏み入れることになり、眠り病への感染の危険性を高めてしまうのである(39)。

また、ツーピッツァは、「呪術師」にとって西洋医学は大きな脅威に違いないと考えた。彼らは西洋医学の成功を目の当たりにして、自分たちの地位や名声が失われるのではないかと感じている。そして、その影響下にある「首長《ホイプトリンク》」に働きかけ、出張医の業務を妨害している。トーゴにおける眠り病対策の成功を阻んでいるのは、ほかならぬ「呪術師」の陰謀である。これが、ツーピッツァの出した結論であった(40)。

「呪術師」に対する批判

ツーピッツァが批判する「呪術師」たちが、当時のトーゴ社会においてどれほどの影響力を持っていたのか、また、彼らが本当にドイツの眠り病対策を妨害したのかについては、史料の制約もあって結論を出すことは難しい。しかしここで重要なのは、ツーピッツァが民間信仰やそれに従事する現地人「呪術師」を、西洋医学が体現している「文明」の対極、つまり「野蛮」の象徴的存在とみなしていたことである。

ツーピッツァの報告によると、トーヴェとクラチという二つの感染地域では、現地住民の眠り病対策に対する態度がまったく異なっていた。ある出張医が一九一一年にトーヴェを訪ねると、たしかに住民は検査に反発したが、「首長《ホイプトリンク》」に働きかけると、そうした反抗的な雰囲気はしだいに消えていった。ところがクラチでは、出張医が訪問するたびに住民は反発を強め、眠り病対策は完全に失敗した。このことをツーピッツァは、クラチの事例が「ただきわめて強い利害関心を持った呪術師と、その彼らに操られている首長たちだけの問題である」と説明する(41)。そして、そうした「呪術師」の影響下にある「大首長《オーバーホイプトリンク》」をつぎのように罵倒した。

その年老いた、判断力の薄弱な大首長は、自惚れと尊大さも手伝って、その忠告者の圧力に屈するほかなかったに違いない。というのも、ナムンバ［クラチ地区の一集落］の首長はほかならぬ呪術師として知られているからである(42)。

トーゴにおける眠り病対策では、「首長《ホイプトリンク》」が果たした役割はつぎのようなものであった。出張医たちは、住民に対し自らが強制力を行使できないため、その意思を住民に伝達する役割を「首長」たちに期待した。たしかに、「首長」がその期待どおりに行動すると、住民の健康検査は比較的円滑に進んだ。しかし他方、「首長」が医師たちの指示に反発したり、あるいはそれをまともに取り合わなかったりすると、検査はたちまち滞った。ツーピッツァは眠り病対策に協力しない現地人「首長」を「未開（野蛮）」だと批判したが、対策が成功するか否かは、まさに彼らの「協力」にかかっていたのである。

「首長《ホイプトリンク》」たちの非協力的な態度に対して、出張医たちは地方政庁に認められている強制力の行使に頼ろうとした。一九〇九年のスクロッキーの報告によると、感染地域内のある集落で、いつものように住民たちの検査忌避が頻発したが、ここを管轄する地方政庁が「検査忌避をする者一人につき二マルクの罰金を科す」と布告したところ、住民は素直に検査に応じた。スクロッキーは、「たとえ軽い罰則であっても、それに対する恐怖心［を植えつけること］こそが、検査忌避を防ぐ最良の手立てである」と結論している(43)。ツーピッツァもクラチにおいて、一九〇九年に「首長」による検査妨害に遭遇した際、罰金刑のことに触れると「首長」は突然おとなしくなり、検査を邪魔しなくなった、と報告している(44)。

だが、ツーピッツァは、眠り病対策が成果を上げるためには、罰金刑だけでは不充分であると考えていた。「強い伝染力を持つ病気の対策は、何らかの強制措置と一体になっているものである」と、彼は主張する。(45) ツーピッツァによると、そうした強制措置はヨーロッパにおいても、また植民地においても甚だ評判が悪く、近年はほとんど実行に移されていない。しかし、「もし個々人が不当なことに誘惑されるのならば」、出張医は暴力の行使も躊躇してはならない。というのも、眠り病対策で問題となるのは「劣等な文化程度にあり、不吉な迷信に拠って立つニグロ」だからであり、暴力は「それが取るに足らないものであっても、長いあいだ彼らを委縮させる効果がある」からであった。(46)

「文明」としての暴力、「野蛮」としての病

ツーピッツァのこうした主張は、まさに「文明」の名のもとに「野蛮」な住民への暴力を積極的に認めるものであった。だが、トーゴ植民地総督エドムント・ブリュックナー（任一九一一～一二年）の目には、このような態度は医師としての権限を逸脱したものに映った。ブリュックナーは本国へ宛てた報告書のなかで、眠り病委員会の強引な活動が現地住民の大規模な反乱に発展するのではないかとの懸念を示し、一九一一年八月には眠り病委員会に対し、「不従順な原住民」への暴力の行使には慎重を期すことを命令した。(47)

総督府も地方政庁も、たしかに出張医の要請を受けて、幾度となく指示に従わない「首長《ホイプトリング》」らの説得に乗り出した。しかし植民地行政府としては、現地社会の安定を損ねてまで、ツーピッツァらの主張に同調するつもりはなかった。まさにこの点で、東アフリカと同様にトーゴの医師たちもまた、植民地行政府と利害が衝突したのである。

一九一一年三月、ある出張医（おそらくファン・デン・ヘレンと思われる）が、住民の健康検査のた

めクラチに入った。そして、現地社会に大きな影響力を持つ「呪術師」が眠り病に感染していることをつきとめた。その出張医は「呪術師」を収容所に移送しようとしたが、住民の反発を恐れたクラチの地方政庁の責任者は移送を容認しなかった。出張医よりも職位が上位にあるこの責任者は、結局、自らの権限で、この「呪術師」を放免した[48]。

ツーピッツァは、この決定を厳しく批判した。彼によると、この措置には二つの重大な誤りがあるという。ひとつは、「呪術師」のような現地人有力者を故郷に帰してしまったことである。これにより、現地住民の眠り病対策に対する反発がいっそう激しくなるかもしれない。そしてもうひとつは、医学的に未処置の患者をそのまま感染地域へと戻したことである。これは感染の拡大に手を貸すことになりかねず、彼の言にしたがえば、このようなことは「いかなる場合でも避けなければならない[49]」。

このように眠り病対策をめぐっては、医学的な原則論に立つ医師と、さまざまな政治力学の上に現実的な決定を下そうとする植民地行政府とのあいだに、微妙な立場の違いがあった。それは、東アフリカ植民地でみたような、本国政府の介入を必要とするほどの決定的対立ではなかったかもしれない。だが医師たちは、眠り病対策においてますます自らの「医学的所見」に固執し、植民地行政府とは異なる見解を出すようになる。そして、このような両者の溝は、眠り病対策をめぐるイギリス領植民地との協力関係にも影を落とすことになった。

五　イギリス領黄金海岸植民地との協力関係

イギリスとの協定

現実の政治状況を考慮して、眠り病対策に消極的になるという植民地政府の姿勢は、隣接するイギリス領植民地との協定締結交渉の際にも表われていた。すでに指摘したように、トーゴの医師たちは、植民地の西側に隣接する黄金海岸植民地から眠り病が流入したと考えていた。一九〇八年という早い段階で、ファン・デン・ヘレンは、感染地域を「政治的な［植民地］境界には関係なく、一体的に」封鎖する必要があるとし、そのためにもトーゴ植民地が、「なるべく早い時期に、黄金海岸植民地と眠り病対策について共通の視点に立った合意にいたるよう、交渉すべきである」と主張していた[50]。

しかし、イギリスの対応は、どちらかというと緩慢で消極的なものであった。ドイツ側からの協力の呼びかけに対し、黄金海岸植民地の担当者は、一九〇九年に眠り病が発生していることは認めたものの、その年の上半期に確認された患者はわずか四人しかいないと回答した[51]。

これにはドイツ側から疑念が出された。当時、総督府医師の地位にあったラーヴェンは、イギリス領では眠り病の蔓延がはるかに深刻なのではないかと考えた。彼によると、イギリス領では「眠り病とされる症例においては、たいていが顕微鏡を用いるのではなく、［外面的な］病気の症状によって診断がなされている[52]」。したがって、自覚症状のない「保菌者」は検査をすり抜けてしまうのである。ラーヴェンはこう述べて、実際には黄金海岸植民地においてその何倍もの人間が感染している恐れがあるとした。

こうした、トーゴの医師によるイギリス側への不信感は、一九一一年八月一七日に眠り病対策に関する英独協定が締結されたあとも払拭されなかった。この協定において、イギリスおよびドイツ両植民地政府はつぎの点で相互に義務を負うとした。それは、感染実態についての徹底的な調査、病気の発生や蔓延に関する情報の交換、患者の治療および予防策の実施、そして植民地境界地域における交通の規制である(53)。しかしツーピッツァは、同年一〇月にはすでに、イギリス側の取り組みが不充分であるとして、「外交的な圧力」をかけるようトーゴ総督に要請した(54)。

住民逃亡への恐れ

ツーピッツァの要請に対しトーゴ総督ブリュックナーは、イギリスが眠り病対策に本腰を入れていないことは認めた。彼によると、トーゴでは眠り病対策を実行するうえで種々の困難や経済的損失が発生しているが、黄金海岸植民地政府はこうしたコストの負担から逃げ回っている(55)。そして、ドイツ本国の植民地省に対し、「イギリス人たちがこのこと[強制力をともなう眠り病対策]に本腰を入れる覚悟があるのかどうかということについては、私にはきわめて疑わしく思われます(56)」と、悲観的な見通しを述べている。

しかしブリュックナーは、イギリスに外交的な圧力を加えることには反対した。それどころか彼は、植民地省次官に対して、「もしもイギリス人への働きかけが成功しないようでしたら、[トーゴの]眠り病対策に従事する医師たちの活動を漸次縮小することをお許し願いたいと存じます」[57]と要請している。彼がもっとも恐れていたのは、トーゴでの眠り病対策が厳しくなるあまり、住民が黄金海岸植民地へ逃亡してしまうのではないかということだった。

そして地方政庁も、総督のこのような懸念を共有していた。イギリス領と接するミサホー地区を管轄する責任者だったハンス・グルーナーは、すでに黄金海岸植民地政府が労働力確保のためドイツ領から住民の移住を促していると指摘し、医療衛生政策を徹底させることに反対した。彼によると、目下やるべきは眠り病患者を見つけだすことではなく、「［出張医たちの］検査を当該地域［＝ミサホーへ］から少しずつ、目立たないように他の場所へ移し、黄金海岸の政府が眠り病対策に本腰を入れたあとに、あらためて再開すること」であった。[58]植民地行政府のこうした消極的な姿勢も手伝って、トーゴと黄金海岸植民地のあいだには、眠り病対策における実質的な協力関係が生まれなかった。

このような植民地行政府の態度からは、眠り病対策に対するアンビバレントな立場が見えてくる。一方で植民地行政府は、植民地における「支配者」として、疫病対策という「人道的な」プロジェクトをできるかぎり支援すべきであると考えていた。現地人有力者たちに対する「指導」を通じて、植民地行政府は眠り病対策にかなりの貢献をした。その支援がなかったならば、眠り病委員会は一九一三年三月末までに六〇〇〇人にのぼる患者を発見し、治療することは到底できなかった。[59]

しかし、他方で植民地行政に携わる官吏たちは、トーゴにおける自分たちの支配の基盤がそれほど強固なものでないことも知っていた。他の植民地列強と比較した場合、ドイツ植民地における行政官吏は、現地住民に対して圧倒的な「少数派」であった。[60]治安維持のための軍事力が充分ではないなかで、行政官吏たちには現地住民と一定程度妥協することが求められた。そこへ現地の事情に疎い出張医たちがやってきて、衛生事業の遂行のために強制力の行使を求めても、行政は躊躇せざるをえない。この点で医師と行政の利害は衝突した。植民地行政府は、眠り病対策がトーゴ社会の「安定」を脅かすのであれば、この対策に反対した。その意味において、両者は決して一枚岩ではなかったのである。

すでに述べたように、こうした行政府と医師との確執はドイツ領東アフリカにおいても見られ、そこでは両者の妥協として、患者の収容所への一括隔離が放棄され、ツェツェバエ対策に重点が置かれるようになった。それでは、トーゴ植民地における眠り病対策も、同じような展開をみせたのであろうか。次章以降でその経緯を追うことにしよう。

第5章　トーゴにおける収容所

「正面突破」の薬剤治療

一　不徹底なツェツェバエ対策

トーゴの地理的条件と除草伐採作業の有効性

トーゴにおいて眠り病対策がはじまった当初、ツェツェバエの駆除は重要な施策のひとつとされていた。すでに一九〇八年六月、パリメの総督府医師ファン・デン・ヘレンは、感染地域の封鎖や交通の規制と並んで、ツェツェバエの生態系を破壊することは眠り病に対する重要な予防策だと主張している。この提案にもとづき、ミサホーへ地区では地方政庁の主導のもとに大規模な除草伐採作業が行なわれ、除草した場所にはレモングラスが植えられることになっていた(1)。

「眠り病委員会」が設置された一九〇八年末以降、軍医少佐マクシミリアン・ツーピッツァが中心となって、「ツェツェバエに対する戦い(2)」が続けられた。彼はトーゴに赴く以前、同じく眠り病の感染地域を抱えるカメルーンに滞在していたが、そこでツェツェバエがヤシの木の根元にある腐植土に好んで卵を産みつけることをつきとめていた。それゆえ、ツーピッツァはトーゴに赴任してからも、その生態を詳しく調査し、駆除の方法を確立する必要があると考えていた(3)。

ツーピッツァの調査によって、ツェツェバエの生活環が少しずつ解明された。彼は一九〇九年、トーゴで初めてハエの体内からトリパノソーマを検出した。そして、暗闇と湿気を好むハエが、乾季（一一月から翌四月）のあいだはほとんどを川沿いの湿地帯で過ごすが、雨季に入るとその行動範囲は大きく広がり、畑地や水源から遠く離れた草地にまで姿を現わすようになることを明らかにした(4)。

だが、ツーピッツァのこうした努力にもかかわらず、ハエを効果的に駆除する方法はいっこうに確立されなかった。その大きな原因は、前章で述べた出張医の多忙にあった。ハエの生態を調べるには、かつてコッホが行なったように、感染地域に赴いて観察を行なうことが不可欠である。しかし、感染地域に身を置くことができる唯一の専門家である出張医は、現地住民の健康検査などで手いっぱいであり、とてもツェツェバエのことまで考える余裕はなかった。一九一一年初頭、ツーピッツァは出張医としてある感染地域を訪れたが、患者の発見に追われ、ツェツェバエについては「補完のための追加的研究が、このあと［……］絶対に必要となる」と報告書に記すのがやっとであった(5)。

ツェツェバエを用いて他の動物にトリパノソーマを人工的に感染させる実験も、ツーピッツァによって計画された。しかし、人工孵化が資金難のためにかなわず、彼はやむなく自然界に飛び回るツェツェバエを捕獲して実験に使用した。それも、捕獲できたのは三五匹にとどまり、ツーピッツァが繰り返しロメの総督府や地方政庁の業務で実験室を留守にしたために、すっかり弱ってしまったという。また、実験用の動物として用意できたのは、わずかにイヌ一匹だけであった(6)。トーゴにおいては、かつてコッホが東アフリカで行なったような、ツェツェバエ研究のための環境がまったく整っていなかった。

ミサホーへに引き続きケット＝クラチでも、一九〇九年中ごろから川岸の樹木を伐採する試みがはじまった。ツーピッツァの当初の見立てでは、トーゴ中部よりもケット＝クラチのある北部のほうが、除草伐採作業で大きな成功を収めるはずであった。というのも、トーゴ中部は「ほとんどが森林ややぶに覆われ、それらは原生林の様相を呈しており」、ツェツェバエが「大きな河川の付近だけでなく、やぶのいたるところで」見つかる[7]のに対し、北部は空気が乾燥しており、乾季になるとその生息地は大きな河川沿いに限られるからである。

ツーピッツァは、トーゴ北部では川岸の除草伐採によってハエを駆除できると考え、ケット＝クラチでの除草伐採作業は彼の仮説を検証するために実施された。この作業には現地の住民六人が一二日間にわたって雇用され、彼らは現地を流れるアスオココ川の川岸で、長さ一二〇～一五〇メートルにわたり樹木の伐採や下草の除草を行なった[8]。だがこの作業は、労働力不足と資金難によって徹底さを欠いた。丈の長い草は地中深くに根を張っているため、撤去は断念された。ツーピッツァは、作業が長引いて労働コストが上昇することを懸念したのである。また大きな樹木も、同じような理由から伐採は見送られ、ただ樹皮を剥いで樹木が枯れるのを待つことになった。中小の樹木は伐採されたが、やはり根株は除去されなかった[9]。

こうして、除草伐採作業が中途半端に終わった結果、ツーピッツァはその半年後にきわめて不愉快な光景を目にすることになる。一九〇九年一二月に彼がその地を訪れてみると、きれいに除草伐採したはずの川岸がふたたび雑草に覆われていた。作業後の川岸の管理は現地人「首長《ホイプトリンク》」が行なうことになっていたが、この約束も守られていなかった。当時、現地は乾季ということもあり、ツーピッツァはツェツェバエの姿を見ることはなかったが、作業が失敗に終わったことは明らかであった。(10)

ツェツェバエ対策の断念

結局、ケット＝クラチでの除草伐採作業は目立った成果も上げなかった。だが現地人「首長《ホイプトリンク》」はツーピッツァに、労働力を提供した代価を要求してきた。「首長」は六人が一二日分働いた報酬として二九七マルクを受け取る権利があると主張したが、これはクルートの収容所で作業をする現地人従業員の一年分の給料（二七五マルク）を上回る金額であった。そして、植民地行政府による強制力に安易に頼ることができないツーピッツァは、最終的にこの要求額を支払った。(11)しかし彼は、このようなことが続けば、トーゴにおける眠り病対策のコストがさらに増えるだろうと懸念した。(12)

この失敗があってから、ツーピッツァはツェツェバエ対策に否定的な態度を取るようになる。それは単に、財政的な理由からだけではなかった。ツーピッツァによると、トーゴの中部でも北部でも、ツェツェバエの生息する地域と眠り病の感染地域とは必ずしも一致しない。つまり、ツェツェバエの生息が確認できない地域でも、眠り病の患者が見つかることが多々ある。もとより中部では、ツェツェバエが好む森林がいたるところにあるため、その生息域とそうでない地域とを分けることには意味がない。しかし、そうした森林地帯が川岸などに限られる北部でも、眠り病はその境界をはるかに越えて蔓延している。

これはいったいどういうことなのか。ツーピッツァは、現地住民の盛んな往来という「特別な理由」

がある、と結論づけた。経済的動機から現地住民は隣接地域に徒歩や船で移動し、そこでトリパノソーマに感染するというわけである。そうだとすれば、いくら北部のツェツェバエを駆除したところで、彼らの感染はなくならない。こうしたことから、ツーピッツァは、樹木の伐採よりも交通の規制や感染者の発見を優先すべきであると主張した(13)。

ツーピッツァの周囲も、彼の意見に同調した。そのひとりヴェルナー・フォン・ラーヴェンは、ツェツェバエ対策が本格的にはじまることへの期待を繰り返し表明しているものの、眠り病対策の基本が患者の治療にあることを信じて疑わなかった。彼は、「マング地区においては、樹木の伐採を計画的に行なうことで成功を収めることができるだろう。[……][しかし]ここでもまた感染者を「薬剤を用いて」無害化するということをおろそかにしてはならないだろうし、むしろそのことが対策を計画するなかで一番にこなくてはならないだろう(14)」と述べている。また、ラーヴェンは別の報告書のなかで、「眠り病対策においては『二つの戦線』、つまり感染者に対する戦いとグロッシーナ・パルパリスに対する戦いが存在する。眠り病に対する闘いにおいて、後者の戦いがまだはじまっていない以上、前者における戦線に向かう必要がある(15)」とも述べている。

このようにトーゴの医師たちは、しだいに眠り病患者の発見と薬剤治療こそが問題を解決するための唯一の手段である、と確信するにいたる。しかし、彼らには身体の自由がきく「保菌者」や軽症患者を、その意思に反して収容所へ押し込める強制力はない。いくら「収容所政策」を行なっても、病気の撲滅につながらないことは明らかであった。そこで彼らは、身動きの取れない重症患者をターゲットにして、「治療」と称した薬剤の人体実験に手を染めるようになる。収容所に移送された患者がどのように薬剤を投与され、それがどれほどの苦痛に満ちたものであったかを、以下にみてゆくことにしよう。

二　眠り病患者の隔離と薬剤治療

アトキシルによる治療

眠り病患者を収容所に隔離することは、外来診療では難しい薬剤の集中的な投与とその薬効の検証が可能になるという、医師にとっての「利点」があった。そのためにも、患者は最低でも半年間、収容所において薬剤によるトリパノソーマの「無害化措置」を受ける必要があるとされた。

もしその治療で血中のトリパノソーマが消滅すれば、患者は晴れて故郷への帰還を許される。しかし、実際にその規定どおりに放免となった者はほとんどいなかった。なぜなら、収容所に隔離された患者の多くが重症者で、病状の進行あるいは薬剤の副作用によって命を落としたからである。また、死にいたらないまでも、東アフリカと同じく、患者が失明するケースもあとを絶たなかった。使用された薬剤の多くは、簡単な動物実験のあと、ただちに植民地に輸出されたため、薬効や副作用について当の医師たちにもわからないことが多かった。そうした事情から、トーゴでも、眠り病の薬剤治療は現地住民に大きな犠牲を強いることになった。

それにもかかわらず、トーゴの医師たちは投薬を中止するどころか、投与する量と間隔をさまざまに変えながら、収容患者に危険な薬剤を使用し続けた。そして、本国の植民地省に対しては、自分たちの試みがうまくいっていることを強調した。彼らは、自分たちがいつの日か、眠り病を完治するための「最適薬量（Dosis optima）」を見つけることができると考えていた。そしてそのためには、薬剤が人体にとって危険となる「中毒薬量（Dosis toxica）」を見きわめなければならないとも主張した。[16] これを明らかにするには、少々危険な人体実験も許されるだろう。彼らはこうした論理で、薬剤治療に慎重な姿勢を求める本国政府の要請を拒否したのである。

ハウスベルク収容所の設置

トーゴにおいて最初に眠り病患者の収容所が建設されたのは、眠り病委員会が設置されるだいぶ前のことであった。一九〇四年、パリメから一二キロメートルほど離れたハウスベルクという小高い山の上（標高七一〇メートル）に、感染者を隔離する施設がつくられた。当時、眠り病の蔓延とツェツェバエとの関連はようやく解明されつつあったが、依然としてヒトからヒトへの直接感染も疑われていたため、「ヒトもハエもいない」小高い山の上が立地場所として選ばれたのである。[17]

また、ハウスベルクの収容所では、アトキシルの効用に関するコッホの研究が知られるまで、患者に対して治療らしきものは何ひとつ行なわれていなかった。当然、彼らはほどなくして命を落とした。そのあと、一九〇八年に眠り病の感染拡大が確認されてからは、ここに収容されている患者にも、コッホの処方どおり一〇～一五日おきに〇・五グラムのアトキシルが注射された。[18]

一九〇八年当時、総督府医師ファン・デン・ヘレンは、アトキシルを用いた治療に関して、徹底的な薬剤治療を受ければ病気の完治も夢ではないと、きわめて楽観的な見解を示していた。そこで彼は、独自の治療計画を策定した。それによると、患者は半年間、収容所で規則正しくアトキシルの投与を受け、そのあと四か月にわたってツェツェバエのいない地で過ごす。血中からトリパノソーマが消滅したことを確認のうえ患者は放免されるが、最後のアトキシル投与から二年間は定期的に医師の診察を受ける。[19]ファン・デン・ヘレンは、眠り病対策がさまざまな困難に直面することを、このときはまだ予想していなかった。

この計画にもとづいて、ハウスベルクの収容所には眠り病患者が集められた。ファン・デン・ヘレンの報告書から推計すると、その数は少なくとも五六人に達している。[20]残念ながらハウスベルクの様子について、報告書からはこれ以上知ることはできない。ファン・デン・ヘレンも総督府医師として他の業務に忙しく、収容所の業務に専念することができなかった。彼にとって、自分の駐在するパリメから一〇キロメートル以上離れたハウスベルクとの往復は、容易なことではなかった。当時、植民地行政官試補としてミサホーへの地方政庁で勤務していたO・F・メッツガーは、この総督府医師が収容所での業務のため、「わずか数か月のあいだに、高低差五〇〇メートルある山の上に三八回も登っていかねばならなかった」と記している。これは総督府医師にとって、体力的に大きな負担となった。[21]

ファン・デン・ヘレンが他の業務に忙殺されていたこと、また、アトキシルの治療効果がきわめて限定的だったことを考えると、彼の「治療計画」は完全な絵空事であったと判断せざるをえない。そしてハウスベルクの収容所自体、医師にとっても患者にとっても、きわめて使い勝手の悪いものだったであろう。この推測を裏づけるかのように、眠り病委員会が設置された一九〇八年末以降は、治療計画の全面的な変更と収容所の移転が検討される。とくに眠り病委員会の設置によって、医師一名が収容所の業務に専念することになった。新しい収容所は、これを機に本格的な治療研究拠点となるべく計画されたのである。

クルート新収容所の建設

新しい収容所は、立地こそハウスベルクのすぐ近くであったが、こんどはクルートと呼ばれるなだらかな丘の上に、一九〇五年五月に建設された。そして同じ敷地内に、収容所医がさまざまな雑務や、薬学、疫学上の実験を行なうための建物が併設された。この建物は煉瓦造りで、上からセメントで塗り固めてあり、大小合わせて六つの部屋からなっていた。さらに、この収容所には、患者が雨天時に診察を待つための建物や、実験用動物の飼育施設などもあわせて設置された[22]。

メッツガーらによると、クルートの収容所は「開かれた原住民の村落[23]」を標榜し、収容所や病院が連想させるような、閉鎖的で抑圧的な施設ではなく、患者が治療を受けつつも「収容所での生活が生きるに値する、喜びに満ちたものとなる[24]」場所をめざした。

そうしたことから、収容所の各施設は患者の「日常生活」を意識したつくりになっていた。患者の隔離小屋には木材や藁が使われ、その建て方もトーゴ中部で一般的なものを採用した。また、小屋は患者が家族などを付き添いとして同行させることができるよう、充分な広さを持っていた。さらに、収容所内は患者の出身「部族」にしたがって区割がなされ、「彼らが自分たちの習俗、慣習にしたがって生活できるように」配慮されていた[25]。一九〇九年中ごろには、収容者の増加にともない隔離小屋が増築された。そして、このときには患者やその家族が炊事を行なうための、約三〇のかまどが新たに設置された[26]。

収容所のコストは、患者の滞在費や食費も含め、すべてトーゴの植民地予算より捻出されていた。トーゴ総督ユリウス・フォン・ツェッヒの報告によると、クルートの入所者は一九〇九年に約一〇〇人だった。当時、総督府は入所者一人にかかる費用を一日に〇・四マルクと定めていたので、収容所全体では年間およそ一万四六〇〇マルクの支出があった。これはトーゴにおける眠り病対策のための予算全体(一九一〇年で約六万マルク)の二五パーセント弱を占め、早くも一九一〇年には、総督府内部においてコストの削減が議論されている。こうした支出のなかには、「寒冷湿潤の山間部の気候ゆえに」、収容患者全員に支給されたウール製の毛布の費用(一九〇九年で一一七四マルク)なども含まれていた。[27]

これらに加えて、とくに収容所で模範となる者、たとえば収容所医の行なう検査や治療を欠かさず受け、収容所の清掃や補修作業などに積極的に参加した者には、タバコ、石鹼、ヤシ油、真珠などが特別に与えられた。このことについてツェッヒは、こうした「褒賞」が、収容所内部における現地住民の忠誠心を涵養するうえできわめて重要な役割を果たしている、と本国に書き送っている。[28] それはエッカートが指摘するように、すべては「収容所における滞在をより魅力的に見せるため」の方策であった。[29]

さらに、トーゴの植民地行政府が財政支出を行なうのは、収容所にいる患者たちに対してだけではなかった。治癒したと認められた者もまた、支援の対象となった。なぜなら、彼らは入所中に収入の途が断たれることが多く、また退所後も定期的にクルートへ検査に来なければならないからである。その額は一人につき一日に〇・二マルクとされた。同様に、患者に付き添う家族や縁者に対しても一日に〇・二マルクが支払われた。[30]

ツェッヒによると、一九一〇年四月の時点で、収容患者の七五パーセントが付き添い人を同伴してクルートにやってきた。患者が付き添い人とともに入所することは、眠り病委員会にとっては都合の良いことだった。というのも、患者が一人で入所した場合、身の回りの世話は委員会が雇った現地住民が行なうことになっており、委員会は彼ら一人に対して一日に〇・七五マルクを支払っていたからである。[31]したがって、付き添い人の存在は、収容所の支出を少しでも抑えたい眠り病委員会にとって好都合であった。

このように、クルートの収容所は患者への支援策をいろいろと打ち出し、現地住民の信頼を獲得しようとしていた。ツェッヒも、眠り病委員会のこうした方針を支持した。彼は医療担当者に対し、「それら［眠り病の諸対策］においては財政的な事情を考慮する必要はない」[32]と、採算を度外視した施策を容認した。さらに、一九〇九年三月には入所者の人頭税を免除することも認めた。[33]

「原住民の福祉」としての収容所

その植民地改革の手腕が評価され、しばしば「ドイツ植民地統治時代におけるもっとも有能な官僚」[34]と称されるツェッヒは、一方で科学・技術に裏打ちされた「合理的植民地統治」をめざし、また他方では、一九一〇年にヨーロッパ人による過度な土地収用を禁止するなど、現地住民の権利を擁護することにも熱心であった。[35]クルートの収容所が、開設当初財政的に恵まれた環境にあったのは、彼のこうした植民地政策上の姿勢によるところが大きい。ツェッヒは収容所が住民の健康の増進、すなわち「原住民の福祉」の増大につながると考えていたのである。

それでは、こうした収容所の施策は、はたして現地住民の信頼の醸成につながったのであろうか。医師の報告を読むかぎり、収容所開設直後の一九〇九年前半の時点では、かなりの成功を収めたらしい。当時、クルートの収容所を担当していたファン・デン・ヘレンは、「この収容所は監視もほとんどなく開放されているために、逃亡の誘惑というよりも、むしろ可能性がつねにあるにもかかわらず、この六か月間［一九〇九年一月から六月まで］で収容所からいなくなったのは、イギリス領出身者の一人だけであった(36)」と誇らしげに書いている。彼は続けて、収容患者は快適に生活しており、たとえば小屋の修理など、臨時に必要となる作業を「反抗せず文句も言わず」行なっている、と強調している。また、ちょうど同じ時期、ツェッヒも本国の植民地省に対し、眠り病患者の収容所への隔離は「いまのところ懸念を引き起こすものではまったくない」とし、さらに自分の経験からして収容所政策の成功は間違いない、と請け合っている(37)。

以上のように、眠り病委員会の設置された一九〇八年末から翌一九〇九年にかけての時期は、収容所政策の将来について楽観的な見方が支配していた。もちろん、すでに述べたように、この時期の出張医による現地住民の健康検査は、彼らの抵抗や地方政庁の反対に直面していた。しかし、収容所の運営はそれによって滞ることはなく、かえって入所者数が抑えられたことで、収容所医には患者の治療と疫学的研究に集中できる時間的な余裕が、わずかではあるにせよ生まれた(38)。

とはいえ、総督府や眠り病委員会がこうした楽観論を共有できたのは、何よりもまず、眠り病は薬で（いつの日か）治すことができるという信念があったからこそである。だが以下に示すように、その信念はしだいに根本から揺らぎはじめる。そして病気撲滅への期待が裏切られたとき、現地住民も収容所に対して背を向けるようになったのである。

三　薬剤治療——副作用、中毒作用、そして再発トリパノソーマとの闘い

新薬アルゼノフェニルグリシンへの期待

トーゴにおいても、当初はコッホの提案にしたがい、眠り病患者に対して主にアトキシルが投与された。だが、早くも一九〇九年には、新しく収容所医になったラーヴェンを中心として、治療方法の全面的な見直しがはじまる。彼はアトキシル治療の限界を目の当たりにして、より効果のある薬剤を見つけるべく、さまざまな新薬を患者に投与しはじめた。ラーヴェンの目標は、一回の注射で血中のトリパノソーマがすべて消滅するような治療法の確立にあった(39)。

一九〇九年の四月から六月にかけて、ラーヴェンは収容所の患者一五七人を七つのグループに分け、アトキシルに加えて、パウル・エールリヒの開発したアルゼノフェニルグリシンやアルザセチンなど、計五種類に及ぶ砒素化合物を、ときには複数組み合わせて患者に投与した(40)。その結果について、ラーヴェンはつぎのように述べている。アトキシルを使用しても、血中のトリパノソーマをすべて除去することはできず、病原体の再発も防ぐことができない。またアルザセチンも、この点で優れているわけではない。しかし、アルゼノフェニルグリシンは抜群の効力を発揮し、「充分な量をたった一回注射するだけで、血液はただちに、しかも長期間無害化される(41)」。

ラーヴェンの報告によると、アルゼノフェニルグリシンを用いた場合、トリパノソーマに起因する脳

膜炎に苦しんでいる重症患者でも、特段の副作用が起きずに眠り病の症状が消えた。しかも、トリパノソーマが砒素に対する耐性を持った場合でも、その薬効は衰えない。

以上の点からラーヴェンは、アルゼノフェニルグリシンがアトキシルやアルザセチンよりも優れていると結論づけた。むろん、今後トリパノソーマがこの新薬に対する耐性を持つかもしれない。だが、彼は「短い期間に、必要な分だけ使用すること」によって、この危険を回避できると考えた。つまり、この薬剤の効果は群を抜いており、治療もそれだけ短期間で済むため、投薬量を適切に保つことで病原体の再発や薬の副作用を防ぐことができるとしたのである。(42)

しかし、こうした新薬に対する期待がしばしばそうであったように、ラーヴェンのアルゼノフェニルグリシンに対する希望的観測もまた、ただちに裏切られることになった。一九〇九年の七月から九月までの期間、収容所の様子を記録した彼の報告によると、すでにそれが万能薬ではなかったことを示している。一九〇九年四月に治療を開始した二五人の患者のうち、七人の血液から再発したトリパノソーマが確認されたのである。ラーヴェンは、「一回か二回の注射ですべての病原体を消し去ることは、ほとんど期待できない」と認めざるをえなかった。(43)

再発した患者の病原体を除去することは、以前にもまして困難をきわめた。そのことは、この病気で死亡した一〇歳の男子の、つぎのような病状の経過が物語っている。少々長くなるが、ラーヴェン自身の報告を引用しよう。

死亡者のなかには一人の男の子が含まれていた。この子は一九〇八年［一九〇九年の誤りか］二月に収容所に隔離、二月一九日にアルゼノフェニルグリシン〇・三グラムを筋肉注射にて投与された。三月二二日、体調は良いものの、リンパ液からふたたびトリパノソーマを確認。それゆえ、四月二日に〇・七グラムのアルゼノフェニルグリシンを再度注射。五月初旬まで体調は良かったが、それ以降は脳に感染症状が出はじめる。〔……〕五月八日、低度の間欠熱がはじまるが、この間トリパノソーマは血液中にもリンパ液中にも確認できず。五月一六日、脳膜炎が明らかな病巣症状とともに確認され、血中からトリパノソーマを検出。五月一六日、アルゼノフェニルグリシン〇・五グラムを筋肉注射。〔……〕八日間昏睡状態となるも徐々に意識が戻り（五月二四日、アルゼノフェニルグリシン〇・五グラム投与）、そのあと劇的に病状が改善。〔……〕七月七日、左半身に痙攣がはじまる。七月七日と一〇日にアルゼノフェニルグリシン〇・五グラムを投与するも、今回はほとんど効果なし。体力の状態はきわめて深刻となる。〔……〕そこで石黄を徐々に量を増やしながら（九月三〇日から一〇月一九日まで計一・七三五グラム）投与。一〇月一九日夕刻、〔……〕重度の昏睡状態。〔……〕一〇月一九日、二〇日に二パーセントの石黄水溶液を五ｃｃずつ三回筋肉注射。一〇月二一日、すでに発作は起こらず、発熱のない深い昏睡状態に陥り、そのまま意識が戻らず一〇月二二日死亡。一〇月一六日にアルゼノフェニルグリシン〇・五グラムを投与するも、病状にまったく変化なし。(44)

この事例が示すとおり、アルゼノフェニルグリシンを用いた治療でトリパノソーマが再発した場合、他の薬剤をあわせて投与することが頻繁に行なわれた。たとえば、一九一〇年一月から三月にかけて収容所で死亡した六人の患者のうち、実に四人までもが二種類以上の薬剤を投与されている。(45)当然のことながら、彼らの体内には大量の砒素化合物が取り込まれた。また、かりにアルゼノフェニルグリシンが血中のトリパノソーマを（一時的にせよ）除去できたとしても、副作用のリスクを避けることはできなかった。この点でも、ラーヴェンのアルゼノフェニルグリシンに対する期待は裏切られた。

副作用は注射を受けたその日にはじまる。まず肝臓や胃のあたりに疝痛が起き、それが苦しい吐き気を誘発して心臓麻痺を引き起こす。そして最悪の場合、致命的な心機能の低下をもたらす。ラーヴェンは、こうした事例がかなりの頻度で発生することを、一九〇九年の早い段階で把握していた。(46)

薬剤を用いた人体実験

しかしラーヴェンは、薬の投与を中止しなかった。それればかりか彼は、患者ごとに投与する薬剤の量と間隔を試験的に変えながら、逆にどのような状況下で副作用が発生するのかを見きわめようとした。ラーヴェンは、例によって収容所の患者を二つのグループに分け、一方には決まった量のアルゼノフェニルグリシンを連続する二日間で投与し、もう一方のグループには同じ量を四～六回に分け、途中で二日間の休みをはさみながら一〇～一五日かけて投与した。

その結果、最初のグループには中毒症状がまったく見られなかったのに対し、二番目のグループではしばしば「きわめて深刻な障害」が発生することがわかった。そこからラーヴェンは、中毒症状は薬剤そのものの欠陥に起因するのではなく、「多少の間隔をおいて、繰り返し注射を行なうという治療法」にあると結論づけた。(47)つまり、この薬剤を使用する場合、一回あたりの薬量を限界まで引き上げ、短期間に集中して投与すべきだと主張したのである。この点でラーヴェンは、この新薬の開発者エールリヒのいう「最大殺菌治療」(48)という考え方を念頭に、人体実験を繰り返していた。

ラーヴェンにとって、薬剤の副作用が原因で収容患者が死亡することは、あくまで例外的な事象であり、特段問題にすべきことではなかった(49)。先述した一〇歳の男子のケースとは対照的に、アルゼノフェニルグリシンによる中毒が主たる死因だと思われる症例について、ラーヴェンは報告書のなかでごく簡単にしか触れていない。

他の二人の患者(「患者リスト番号」二〇五番と二一〇番)はアルゼノフェニルグリシンによる急性中毒症により死亡した。[……]両方の症例とも、心臓麻痺の症状が出てからあまりに急に死が訪れたため、一連の症状、ちょっとした黄疸でさえも観察することはできなかった。治癒にまでいたった例では、病気の症状がすべて出るのに一四日程度を要するものである(50)。

ラーヴェンにとって問題だったのは、アルゼノフェニルグリシンが治療に適した薬剤なのかということではなく、この薬剤に人体がどの程度まで耐えうるのか、そしてその許容範囲内の投薬量で、はたして眠り病を治すことができるのか、ということであった。

ラーヴェンは、アルゼノフェニルグリシンについて二つの「薬量」が存在すると仮定した。すなわち、人体に中毒症状を起こすことなく薬効を最大限に引き出すことができる「最適薬量」と、副作用を引き起こしてしまう「中毒薬量」である。ラーヴェンによる人体実験の目的は、この二つの薬量の関係を見きわめることにあった。もしこの二つの薬量のうち、前者が後者よりも充分に小さい場合には、医師はアルゼノフェニルグリシンをある程度安全に投与することができる。しかし、かりに前者が後者にかなり接近している場合は、医師は慎重に投薬量を決めなければならず、アルゼノフェニルグリシンはそれだけ危険な薬剤ということになる。

一九一〇年に入ると、ラーヴェンはこの二つの薬量を見きわめるための実験を開始した。当時ラーヴェンは、両者には比較的大きな「遊び（Spielraum）」があると考えていた。そうであるとすれば、医師は両者の差の範囲内で、個々の患者の病状や体質に合った投薬量を自由に決めることができる。

この実験には収容所の患者四五人が選ばれた[51]。ある患者にはアルゼノフェニルグリシンが薬効を示さなくなるまで投薬量を減らし、別の患者には一回あたりの薬量を、中毒症状を引き起こすまで増やした。どちらの場合も、患者の身体には死の危険が忍び寄った。前者の場合、トリパノソーマが耐性を持ってしまい、治癒の見込みが完全になくなる恐れがあった。また後者の場合は、致命的な副作用を引き起こすかもしれなかった。

ラーヴェンによると、アルゼノフェニルグリシンが薬効を失ったり中毒症状を引き起こしたりする投与量は一律に決まるものではなく、個々の患者の体重によって変化することがわかった。患者の体重一キログラムあたり四〇ミリグラムの投与量ではトリパノソーマの再発が起き、他方、投薬量が七二ミリグラムを超えると重篤な副作用がただちに出る。実験の結果、ラーヴェンは一回の投与量を、患者の体重一キログラムあたり五〇～五五ミリグラムにすることが妥当であると結論づけた[52]。

「科学の自由」の名のもとで

一九一〇年九月二三日、本国の植民地省はトーゴ総督ツェッヒに対して、東アフリカと同様にアルゼノフェニルグリシンの使用をやめるよう命じた。しかしラーヴェンは、自らが導き出した投薬量の妥当性を信じて疑わなかったため、その命令に従わなかった[53]。ツェッヒも、ラーヴェンを擁護する姿勢を明確にし、トーゴではこの薬剤がアトキシルよりも大きな成果を収めていることを強調した。そして、こんどはツェッヒが植民地省に対し、「本年九月二三日付布告への遵守命令を撤回するよう」要請したのである[54]。

ツェッヒによると、トーゴの眠り病委員会は病気を撲滅する途上にあり、その活動をいま中止することは「保護領の利益をもっとも手痛いかたちで損ねることになる」。さらに彼は、本国の植民地省の命令が「科学研究の自由に対する介入」であるとして、その正当性をも疑問視した。つまり、疫病対策においてどの薬剤を使うのかといった問題は、高度な医学的判断が要求されるため、「総督府医師の職務上の検討と配慮に委ねられるべき」事項である。したがって、この問題については行政が安易に口を挟むべきではないというわけである[55]。

アルゼノフェニルグリシンをめぐる医師たちの評価は、東アフリカとトーゴでは真っ向から対立し、一致点を見いだすのはもはや困難な状況であった。先述のとおり、東アフリカでは患者一人あたり一・五〜二・〇グラムの投与量ですでに深刻な副作用が発生し、また薬効もアトキシルより劣るとされた。しかしラーヴェンの報告によると、それよりもはるかに多い薬量（体重一キログラムあたり五〇ミリグラム強）のアルゼノフェニルグリシンを投与しても副作用は起きず、アトキシルとは比べ物にならないほどの治療効果を上げているという。

いったいどちらの言い分が正しいのか、本国の植民地省は判断に窮した。そこで植民地省が帝国保健省に委託するかたちで、専門家の意見を聞く小委員会を設置することになった[56]。

四　帝国保健省「眠り病小委員会」の開催

シュトイデルによる「薬剤治療一辺倒」への批判

帝国保健省内に設置された「眠り病小委員会」の会議が開かれたのは、一九一一年六月一五日のことであった。会合には帝国保健省幹部のほか、エールリヒ、クラウス・シリングなど化学療法や細菌学の専門家、そしてドイツに帰国中だったクライネ、ツーピッツァ、シェアーシュミットらの植民地駐在の医師たちも出席した。

会議の冒頭、議長を務める帝国保健省次官フランツ・ブムは、この会議の目的が植民地で活動する医師の意見を聞きながら、「植民地省次官から提起された問題、つまり眠り病対策においてアルゼノフェニルグリシンをさらに使用するか否か」を討議することにあるとした[57]。

続いて、東アフリカとトーゴで実施されている眠り病対策についての報告が行なわれた。出席していた帝国保健省幹部は、東アフリカでの大規模な除草伐採作業、つまりツェツェバエ対策を肯定的に評価する一方、トーゴにおける薬剤治療には懐疑的な姿勢を示した。この点に関しては、植民地省の総医長エミール・シュトイデルも、トーゴにおける眠り病対策について、「業務が患者の発見と治療にばかり集中して、グロッシーナ・パルパリスを駆除しようとする試みがほとんどなされていない印象を受ける」と述べ、不信感を露わにした[58]。

シュトイデルのこの見解に対し、トーゴで眠り病対策にあたってきたツーピッツァは、現地では地形的・気候的にハエの駆除は不可能であることを説明した。しかし、それにもかかわらず議長のブムは、「帝国保健省の見解として」トーゴでもなるべく早い時期にツェツェバエ対策を行なうこと、患者の発見と薬剤治療を対策の中心に据えることはやめるべきである、と主張した[59]。

シュトイデルはさらに、トーゴにおけるアルゼノフェニルグリシンの使用方法を問題視した。ラーヴェンは、患者の体重一キログラムあたり五〇～五五ミリグラムの投与が望ましいと考えたが、シュトイデルは、薬剤の投与量は体重によって一律に決まるものではなく、「そのときどきの患者の身体や精神状態を考慮に入れるべき」だとして、ラーヴェンの見解に異を唱えた。続けてシュトイデルは、それまで体重一キログラムあたり五〇ミリグラム以下に抑えられていた投与量が、突然中毒症状を起こす程度にまで引き上げられれば、症状は良くなるどころか「ただ悪い結果を残すだけである」として、例証をあげつつトーゴの医師たちの方針に反対した[60]。

最後にシュトイデルは、トーゴの収容所医の報告書を読むかぎり、アトキシルの効果も決して見劣りするものではないとして、トーゴの医師たちに対し、まずアルゼノフェニルグリシンの投与量を減らすこと、そしてアトキシルも治療薬として使用し続けることを求めた。また、東アフリカにおいてエールリヒの新薬が使用禁止になったことを「理にかなったこと」と評価した[61]。

以上のように、ドイツの植民地における医療行政全般の責任者ともいうべきシュトイデルは、東アフリカとトーゴの眠り病対策を比較し、前者に軍配を上げた。アルゼノフェニルグリシンの開発者エールリヒと、トーゴの眠り病対策を統括するツーピッツァは、会議の席上で面目を潰される格好になった。

当然、二人はシュトイデルの見解に反論を試みた。

しかしエールリヒもツーピッツァも、アルゼノフェニルグリシンが重篤な副作用を引き起こしていることは否定できなかったので、薬剤の安全性を正面から論じることはしなかった。その代わりに彼らは、この新薬がなぜ東アフリカで成功を収めていないのかについて、考えられる理由をあげていった。エールリヒは、地域によって眠り病の性質が違うのではないか、そして東アフリカでは薬剤の希釈水の水質に問題があるのではないか、と問いただした。

一点目に関して、エールリヒはつぎのように述べる。眠り病は東アフリカ、トーゴ、カメルーンで問題となっているが、それぞれ「病原体の種類が異なる可能性がある」。それゆえ、同じ薬剤がある地域では効果を発揮しても、別の地域では役に立たないということがあるのではないか。二点目については、東アフリカの水質がトーゴよりも落ちるために、それを希釈に用いた場合に薬効を削いでしまうのではないか。なにしろ「申し分のない質を持つ水を確保することは、たった一滴であってもとても難しいのだから」。ツーピッツァもこれに同調しつつ、さらに東アフリカの気候が新薬の成分を分解し、毒素を生み出しているかもしれない、とつけ加えた(62)。

このようにエールリヒとツーピッツァは、薬剤を取り巻く環境のほうに会議の出席者の関心を向けさせて、アルゼノフェニルグリシンそのものに批判が集中することを避けようとした。明らかに、彼らの主張はこじつけだった。しかしそれでも、彼らは自身の目的をある程度達成したといえる。というのも、会議冒頭の厳しい雰囲気にもかかわらず、小委員会はアルゼノフェニルグリシンの使用を一律禁止することまで踏み込めなかったからである。二人の陳述のあとに複数の出席者から、今後この薬剤の使用を認めるかどうかは慎重に判断すべきであるという意見が出され、結論は先送りにされた。

それでも、会議を主宰するシュトイデルは、トーゴの眠り病患者は重い副作用に苦しんでいると抵抗した。しかし小委員会は、トーゴの医師たちから後日、この問題に関する報告を求めるということだけを決定した。(63) こうして眠り病小委員会は、実質的なことを何も決められないまま、たった一回の会議を開催しただけで幕を閉じた。

「収容所政策」に対する本国政府の不信感

しかし、帝国保健省の会議のあとも、トーゴの眠り病対策に対する疑念は本国政府内でしだいに大きくなっていった。一九一一年一〇月一八日、ベルリンにある王立感染症研究所は植民地省の照会に応じ、東アフリカと同様にトーゴでも、眠り病患者の強制的な隔離は将来的に実行不可能になるだろうとの見解を示した。また、「きわめて大きな苦痛をともなう」アルゼノフェニルグリシンによる治療は、「原住民が医師を忌避するだけでなく、植民地社会全体を不安定にさせるだろう」と主張した。そして植民地省に対し、アトキシルを用いた治療をふたたび開始すべきである、と回答した。(64)

この勧告にもとづいて、植民地省はトーゴ植民地総督ツェッヒに対し、「植民地社会秩序を維持するために」、いずれは強制的な患者の隔離をやめ、外来治療へ移行することが不可欠である、と勧告した。(65) これはあくまでも植民地省の見解であり、実効性のある命令ではなかった。だがツーピッツァは、これにほとんど激高せんばかりに反応した。彼は、植民地省がトーゴの事情に疎いにもかかわらず、「一方的な情報にもとづいて」当地の眠り病対策を判断していると断罪した。そして、つぎのような感情的な表現で、ツーピッツァは植民地省の対応を批判した。

東アフリカおよびトーゴにおける眠り病対策の成功と不成功に関して、これまで確認されてきたことに鑑みると、私にはつぎのような主張が許されることと存じます。すなわち、植民地省の医療担当官［シュトイデル］におかれましては、両植民地の眠り病対策をたいへん不公平な尺度によって、つまりこちら［トーゴ］に不利なように評価されているということです(66)。

植民地省に対する批判は、これにとどまらなかった。ツーピッツァはさらに、眠り病対策に対する現地住民の反発を、アルゼノフェニルグリシンの使用と関連づけようとする植民地省の判断について、根拠に乏しい性急な議論だとして、つぎのように反論した。

二年前、ある扇動者によって引き起こされた、眠り病対策に対する住民の反発については、すでに首謀者の動きが封じ込められております。それにもかかわらず医療担当官殿［＝シュトイデル］は、それを東アフリカのいたるところで数年来起きている住民の治療拒否と同等か、もしくはそれよりもひどいものだとお考えなのではないでしょうか。なぜ医療担当官殿は私の説明と報告を信じて下さらないのでしょうか(67)。

ツーピッツァによるシュトイデル批判は、まだ続く。

私は経験から、つぎのようにあえて主張いたします。医療担当官殿［シュトイデル］は前々から、こちらの眠り病対策や、それにあたる医師たちに対して不信感、あまりにもひどい不信感を持っておられ、そして悪意すらお持ちなのではないかということです[68]。

ツーピッツァによれば、本国の植民地省はシュトイデルの意を汲んで、「その好意の日差しを東アフリカの眠り病対策だけに注いできた」のだという[69]。そしてツーピッツァは、現場の医師たちの報告を引用するかたちの、一五〇ページにも及ぶ報告書を作成して植民地省に提出し、眠り病対策が東アフリカにおいていかに失敗してきたか、それに対してトーゴではいかに大きな成功を収めてきたのかを示そうとした。

以前から医師たちに大きな理解を示してきたトーゴの総督府も、ふたたびツーピッツァに同調した。ツェッヒの後任である総督エドムント・ブリュックナーは、本国に宛てた報告書のなかでアルゼノフェニルグリシンが優れた薬剤であることを強調した。そして、植民地省が一九一三年末から計画していた、フリードリヒ・クライネのトーゴ訪問を拒否するとしたのである。クライネはこの訪問で、トーゴやカメルーンでの眠り病の実態を調査することになっていた。しかしブリュックナーからすれば、クライネはローベルト・コッホの忠実なアシスタントであり、コッホが提唱した眠り病対策をトーゴに押しつけるだろうから、その訪問は到底受け入れられなかった。

ツーピッツァも、クライネのトーゴ訪問には反対であった。彼は植民地省次官ヴィルヘルム・ゾルフに、クライネの派遣が「医療担当官殿［シュトイデル］の犯した誤り」であり、「自分はその誤りを罰しなければならない」と述べた。そして「このような誤りを犯さなかったならば、［……］クライネ氏をトーゴに派遣するなど決して思いもよらなかったことでしょう」と、シュトイデル批判を展開した。[70] ブリュックナーもツーピッツァも、トーゴには医療政策の総責任者であるシュトイデル自身が赴くべきだと主張した。

こうして、眠り病の薬剤をめぐる本国植民地省とトーゴ植民地との軋轢は、出口が見えないものとなった。トーゴでは帝国保健省での会議のあとも、医師たちは本国の意向を無視してアルゼノフェニルグリシンを使用し続けた。そして、患者の体重一キログラムあたり五〇〜五五ミリグラムという薬量も、ほとんど改められなかった。当然、それはさらなる副作用の症例を生み出す結果となったが、トーゴの医師たちが自発的にこの薬剤の使用を中止することはなかった。[71] トーゴの医師たちは、本国政府と、その権威を笠にしている（と思われた）東アフリカの医師たちに対し、戦いを挑んだのである。

エールリヒの「戦線離脱」とツーピッツァの「敗北」

だが、これとはまったく関係ない事情から、トーゴでのアルゼノフェニルグリシンの使用は一九一二年に突如終焉を迎えた。それまでこの薬剤の製造コストは全額をエールリヒが負担していたが、資金が底をついたために生産を中止せざるをえなくなったのである。エールリヒは複数の製薬会社にこの薬剤の生産を打診していたが、割高な製造費用がネックとなって採算の目途が立たず、いずれの交渉もまとまらなかった。アルゼノフェニルグリシンの供給が止まったトーゴ植民地では、代替薬として梅毒の治療に使われていたサルヴァルサンが使われた。しかし効果は思ったほど上がらず、血中トリパノソーマの再発や重い副作用の問題も解決できなかった。[72] こうして、「万能薬」を見つけたいという医師たちの願いはかなわなかった。

眠り病の治療薬に関するトーゴの医師たちの評価は、最後まで東アフリカにおける評価とは一致しなかった。先述のように、東アフリカでは、アトキシルがアルゼノフェニルグリシンよりも薬効があるとして優先的に使用された。くわえて、薬剤治療に頼らない眠り病対策は本国政府からも支持された。植民地省はトーゴの総督府に対しても東アフリカと同様の対策を取るよう求めたが、トーゴにおける医師たちの猛反発に遭い実現しなかった。一九一一年六月一五日に帝国保健省で行なわれた会議は、トーゴの植民地行政府と本国政府との対立の溝を深くするだけであった。

結局のところ、東アフリカとトーゴで活動する医師たちの、どちらの言い分が正しかったのであろうか。彼らの報告書を読むかぎり、つぎのように断定することが妥当なように思われる。すなわち、アトキシルもアルゼノフェニルグリシンも、ごく一部の患者には一定の薬効を示したが、ほとんどの症例においては血中トリパノソーマを除去することができず、またきわめて深刻な中毒症状を引き起こした。つまりこの二つの薬剤は、効果の面では五十歩百歩だったのである。

問題は、医師たちが一時的な治療効果と深刻な副作用という、互いに随伴する現象のどちらを重視するかということであったように思われる。つまり現場の医師たちの「視点」如何で、薬剤に対する評価は大きく変わった。とくにアルゼノフェニルグリシンの場合、東アフリカの医師はその「毒性」をとりわけ問題視したのに対し、トーゴでは高濃度の砒素が病原体に素早く作用する「薬効」が高く評価された。彼らは同じ現象を違った角度から眺め、報告書に記述していたにすぎなかった。

「中央」の論理と「辺境＝現場」の実情

しかし、かりにそうであったとしても、アルゼノフェニルグリシンに対する評価が、なぜ東アフリカとトーゴでは正反対だったのか。この問いに答えるためには、いまいちど両植民地における眠り病対策を比較検討する必要があるように思われる。

東アフリカに比べて、トーゴでは眠り病患者の隔離がより徹底して行なわれた。すでに指摘したとおり、たしかに発見された患者は、ほとんどが自ら歩くこともできないほど重症であった。だが、いちど見つかった患者たちは、現地人協力者による厳しい監視のもとに収容所まで移送された。クルートの収容所は、現地人の居住地域からは遠く離れており、ここに収容された患者が治療を忌避して逃亡することはほとんど不可能だった。トーゴの医師たちは、東アフリカでは一般的だった患者の外来診療を、決して容認しようとはしなかった。

患者を一か所に隔離できるということは、薬剤治療の効果を見きわめるうえで不可欠な条件であった。それによって収容所医は、薬剤を投与された患者の病状をつねに観察することができた。このことは、外来診療が中心だった東アフリカにおいて、多くの患者が途中で治療に来なくなったこととは対照的である。

また、東アフリカの医師たちは、眠り病対策に対する住民たちの評判を気にするあまり、新しい薬剤の投与に慎重になっていた。しかしトーゴの収容所医は、そうした周囲の評判を気にせず、患者をあくまで医学上の「実験対象」とみなすことができた。東アフリカにおいては、現地住民に不人気な薬剤の使用が、つねに植民地社会全体の秩序維持という問題と連関していたのに対し、トーゴの医師たちにそうした視点は希薄であった。彼らには、ひとつの薬剤がトーゴの植民地社会の安寧を乱すとは到底思えなかった。その意味で、トーゴにおける眠り病の問題は、M・ウォールボーイズのいう「純粋医学的な」ものであったのかもしれない。

トーゴの総督府をはじめとする植民地行政府も、患者の隔離政策を支持し、またトーゴの植民地社会が東アフリカと比べて安定していると考えていた。植民地行政府にとって現地住民よりも厄介だったのは、むしろドイツの本国政府のほうであった。東アフリカを基準とした眠り病対策を実施するよう求めてくる植民地省や帝国保健省に対し、トーゴの植民地行政府や医師たちは「科学研究の中立性」を盾に、まさに全植民地を挙げてその要求をはねつけた。総督やツーピッツァが批判したのは、トーゴ植民地の「実情」を知らない中央政府が政策にあれこれ介入しようとすることであった。

「中央」は「現場」を知らないというツーピッツァの批判は、アルゼノフェニルグリシンの問題で協力関係にあったエールリヒにも向けられた。エールリヒがコストを理由にこの薬剤の製造を断念したとき、ツーピッツァは「彼もまた、残念ながらドイツ植民地における眠り病対策について、もうこれ以上学ぶ気がないのです(73)」と、エールリヒの姿勢に失望している。ツーピッツァの目には、エールリヒも所詮は「中央」の人間だと映ったのであろう。事実、その「中央」の事情で薬剤の生産は中止され、トーゴという「辺境」がこれに翻弄されたことは、すでに述べたとおりである。

ベルリンからみれば、トーゴはたしかに東アフリカよりも「辺境」であった。しかし、これから述べるカメルーンの眠り病対策を概観すると、この植民地はそのトーゴよりもさらに「中央」から遠く隔たった存在であったことがわかる。カメルーンに対する本国政府の無関心はトーゴに対してよりもいっそう顕著となり、カメルーンの医師たちには眠り病の蔓延に対して打つ手がなかった。それでは、なぜ彼らがそのような状況に追い込まれたのか、次章以降でみていこう。

第6章　カメルーンという「辺境」
多難な船出

一　前史——感染地域の特定

ドゥアラでの患者発見

東アフリカやトーゴと比較した場合、カメルーンの眠り病対策には統一感がなく、現場の医師たちは各地域から上がってくる感染拡大の報に、なすすべもなく翻弄されていた。

一九〇七年五月二七日、沿岸部の大都市ドゥアラに駐在する総督府医師ハンス・ツィーマンは、この地で八人の現地住民が眠り病に感染したと、ブエアにあるカメルーン総督府に報告した。ツィーマンは顕微鏡を用いた血液検査を行ない、彼らの血中からトリパノソーマを検出した。このうちの重症患者一人にアトキシルを試験的に投与したところ、容体が「大幅に良くなった」ため、ツィーマンは本国の植民地省に対し、大量のアトキシルを現地に送るよう要請した(1)。

カメルーン経済の要衝ドゥアラで(2)眠り病患者が見つかったことにより、ツィーマンは感染者を強制的に隔離することが必要だと考えた。そしてツィーマンの要請にもとづき、ブエアの総督府も一九〇七年六月一三日、ドゥアラに総督府医師ウーファーを派遣する。ウーファーは三週間の予定で、近くを流れるヴリ川の流域で現地住民の検査を行なうことになっていた(3)。しかし、感染者を発見し眠り病の感染範囲を特定するという彼の目標は、カメルーンでも現地住民の反発に遭い達成できなかった。総督府へ宛てた報告書のなかでウーファーは、「眠り病を撲滅することは［……］大きな困難に直面するだろう。というのも、［……］原住民は感染例をひた隠しにするだろうからだ(4)」と指摘した。

ウーファーは、三週間という期間が「任務を果たすにはあまりに短い」ことを認めざるをえなかった。そして、住民たちが検査に反発していることから、感染者に関しては「完全に［現地人］首長《ホイプトリンク》たちの情報に頼らざるをえない」。しかし、現地人「首長」たちのもたらす情報は、決して満足のゆくものではなかった。ウーファーは続ける。彼が訪れたことのない村の情報を「首長」たちから得ようとする試みは、いつも失敗に終わった。それは、彼らが頻繁に「自分は知らないと白を切る」からで、結局、ウーファーは一人の感染者も発見できなかった(5)。

その後も、眠り病患者を発見しようとする植民地行政府の試みは、住民のさまざまな抵抗に遭う。カメルーン総督テオドール・ザイツは植民地省に対し、検査の際にドゥアラの人びとが「あらゆる手段を用いて」患者を森の中に隠そうとしている、と不平を述べている(6)。

なぜドゥアラの現地住民は、ドイツの医療政策を頑なに拒否するのか。その答えは一九〇六年に実施されたマラリア対策にある(7)。このときドゥアラでは、現地住民の居住地とヨーロッパ人の居住地とを強制的に分離する措置が取られた。これを指揮したのはザイツである。彼は、疫病対策は人種衛生学的で

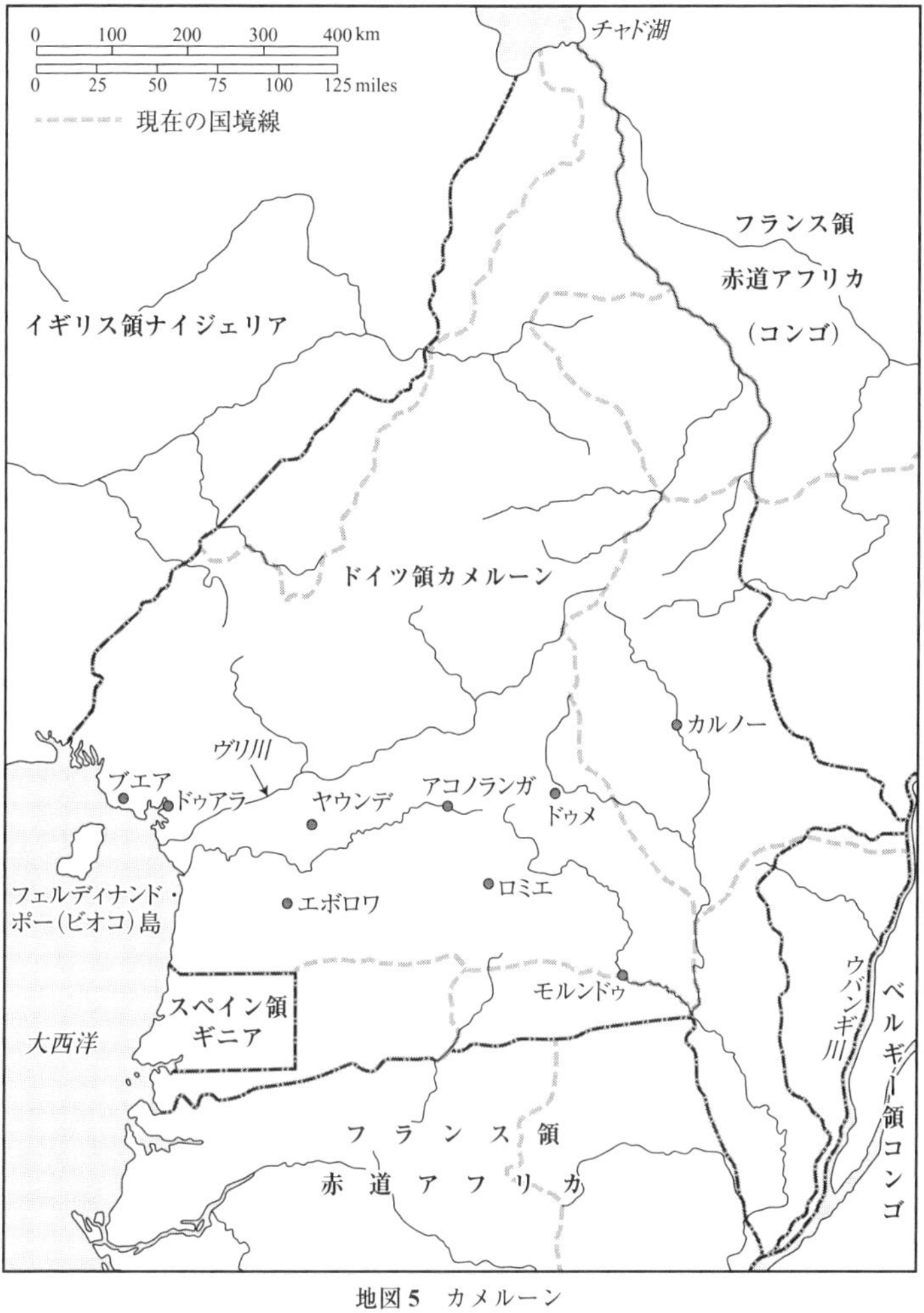
0 100 200 300 400 km
0 25 50 75 100 125 miles
現在の国境線
チャド湖
フランス領
赤道アフリカ
(コンゴ)
イギリス領ナイジェリア
ドイツ領カメルーン
カルノー
ヴリ川
ブエア
ドゥアラ
ヤウンデ
アコノランガ
ドゥメ
フェルディナンド・
ポー(ビオコ)島
エボロワ
ロミエ
モルンドゥ
スペイン領
ギニア
大西洋
ウバンギ川
ベルギー領コンゴ
フランス領
赤道アフリカ

地図5　カメルーン

なければならないと考えていた。つまり、（その主張の大部分は、現場の医師たちがザイツに吹聴したものだが）現地住民は衛生観念を理解しないので、今後ヨーロッパ人にさまざまな病気を持ち込むであろう。だから白人と黒人とを空間的に分けなくてはならない、というわけである。

ザイツは、現地住民から土地をつぎつぎと奪って彼らを市街地から追い出し、その土地をヨーロッパ人居住区として新たに整備した。現地住民の利益を無視したこの政策は、ベルリンの帝国議会が一九一四年三月に問題視するまで続けられるが、結局それまでの間に、「ドゥアラにある［現地住民の］家や小屋は、その大部分が取り壊されてしまった」(8)。眠り病対策がはじまる前から、現地住民は総督や医師たちに対して不信感を募らせていたのである。

内陸部での感染拡大

現地住民の反発からいっこうに進まない眠り病対策に、ドゥアラの地方政庁も現場の医師たちも関心を失っていった。そして、それに追い打ちをかけたのが、内陸部における眠り病の蔓延である。ドイツの植民地支配が浸透してゆくなかで、ブエアやドゥアラから遠く離れた密林地帯の事情が少しずつ明らかになっていった。それにより、眠り病の感染がドゥアラよりもはるかに深刻なことが判明し、早くも一九一一年後半には、医師たちの関心は内陸地域に向けられた。

以前から医師たちは、カメルーン内陸部で眠り病が蔓延しているのではないかという懸念を持っていた。ローベルト・コッホ研究所の熱帯病・熱帯衛生部門の所長だったクラウス・シリングは、一九〇七年に現地の感染症を研究するため西アフリカを旅行した。そして、眠り病の被害がフランス領コンゴ

（赤道アフリカ植民地の一部）[9]で広がっていることをつきとめた。シリングによると、「すでにコンゴ盆地全体が巨大な感染地域を形成」しており、隣接するドイツ領カメルーンも「病気の流入という、きわめて深刻な危険に晒されている」。そのうえで、彼は本国政府に対し、フランス当局と「できるだけ緊密に」連携すること、また、カメルーンで眠り病患者を見つけた際は、コッホの指示にしたがいアトキシルで治療することを進言した[10]。

そのあとブエアの総督府は、軍医大尉ガイスラーを南東部ロミエに派遣し調査にあたらせた。ガイスラーは、眠り病感染者を見つけだすことはできなかったが、現地で天然ゴムの生産を一手に引き受けていた「南カメルーン会社（GSK）」[11]の幹部から、フランス領コンゴ出身の労働者のなかに「眠り病が疑われる者」が何人かいることを聞かされた。この幹部は、そうした労働者は故郷に送り返していると主張したが、ガイスラーは、フランス領との往来も多いロミエ南部にはすでに眠り病が流入している可能性が高いと考えた[12]。

ガイスラーの見立ては正しかった。フランス領コンゴとの境界に近いモルンドゥの地方政庁は、一九〇九年四月に総督府に宛てた報告書のなかで、一〇人ほどの現地住民に眠り病とよく似た症状が現われ、まもなく死亡したことを認めた。しかし、地方政庁は事態をただ見守ることしかできなかった。というのも、この地は医療に関してまさに「陸の孤島」だったからである。モルンドゥには常駐する医師が一人もおらず、眠り病患者をロミエに移送する必要があった。だが、それには「二〇日間も歩き続けなければならない」[13]。患者を医師のいるロミエに移送することは、そのうち一二日間は人の住んでいない原生林の中を行かねばならず、実際には不可能であった[14]。

一九〇九年六月一四日、ガイスラーはロミエ駐在の軍司令官の命を受け、モルンドゥへ向け出発した。[15]モルンドゥではGSKの協力のもと、現地住民を検査した。一九〇九年一〇月二三日付の報告によると、その結果、八人の血液からトリパノソーマが検出された。[16]この数字は、それほど大きくはない。しかし、感染者、ツェツェバエ、そして他の感染地域との往来すべてがそろっているこの地域は、眠り病が爆発的に感染する危険性があった。そこで、ガイスラーはGSKの責任者に、労働者を雇用する際は出身地に充分な注意を払うこと、そして少しでも感染が疑われる場合は採用せず、住民を故郷に帰すことを指示した。また、彼はブエアの総督府にも、フランス領との交通を制限し、通行者に検査を実施することを提案した。[17]

中部内陸地帯の「惨状」

このように、モルンドゥ周辺が眠り病の潜在的な感染地域として認知されてゆく一方で、カメルーン中部内陸地帯で明らかになった状況は総督府をいっそう震え上がらせた。軍医大尉ゴットフリート・フライヤーが一九一〇年七月に眠り病の調査のためモルンドゥに派遣されたが、その途上で彼はニョン川流域のアコノランガを訪れた。アコノランガはドゥアラから東へ三〇〇キロメートル、カメルーン東部の要衝ヤウンデから東へ一〇〇キロメートルほど離れた集落であった。ここで住民の検査を行なったフライヤーは、三人の眠り病患者を発見した。彼の報告によると、そのうちの一人は症状が重く、検査の翌日に死亡した。近くを流れるニョン川は川幅が五〇～六〇メートルもあり、両岸には葦が自生し、ツェツェバエが数多く生息していた。[18]

現地住民の多くはニョン川で漁業を営んでいたので、フライヤーは感染の拡大を恐れた。そして、彼は一九一〇年七月八日から一五日にかけて、合わせて五八三人にのぼる住民（成人男子二一〇人、成人女子一九〇人、子ども一八三人）を検査した(19)が、その結果は衝撃的であった。検査した成人の三〇～六五パーセント、子どもにいたってはほぼ全員にリンパ腺の腫れが見つかり、眠り病の感染が疑われたのである。実際にリンパ液からトリパノソーマが検出されたのは五例にすぎなかったが、フライヤーはつぎのように総督府に書き送っている。

たとえいくつかの症例で、リンパ腺の腫れが他の原因によるものであったとしても、私は検査結果を踏まえてつぎのように言わなければならない。つまり、流域に住む人びとの二〇～三〇パーセント程度がトリパノソーマに感染しているだろう(20)。

ここで興味深いのは、フライヤーが立案した眠り病対策には、ツェツェバエの駆除が入っていなかったことである。彼によると、ツェツェバエを駆除するための除草伐採作業には、現地住民を多数動員しなくてはならず、到底現在の植民地行政府の手には負えない。その代わりにフライヤーは、患者を医師と地方政庁の監視下に置くことが重要だと主張した。そのために彼が提案したのは、まずアコノランガに患者を集め、隔離する施設（Sammellager）を設置すること、つぎに「出張医」を設け、患者の発見に努めること、そしてアコノランガ周辺地域からの労働者の徴用を禁止し、ニョン川のカヌーやボートの往来を医師が監視することである。収容所建設のため、フライヤーは総督からアコノランガに留まるよう指示を受けた(21)。

カメルーン中南部の眠り病の感染地域としては、アコノランガのほかに、さらに二つあげなければならない。ひとつは、アコノランガから北東に約二〇〇キロメートル離れたデュメである。デュメでは、一九一〇年七月、ここを拠点とするヨーロッパの植民地会社が眠り病に感染した従業員をアコノランガへ移送したが、一九一一年初頭には感染者が四五人に増えた(22)。もうひとつは、ヤウンデから南に一五〇キロメートル、アコノランガから南西に二〇〇キロメートルほど離れたエボロワである。一九一一年、ブエアの総督府は本国の植民地省に対し、エボロワで八名の感染者が出たことを通報している(23)。

このように、カメルーン内陸部における眠り病感染は、その地理的な広がりや潜在的な脅威において、ドゥアラとは比較にならないほど深刻であった。この地域で対策を実行に移すだけでも、植民地行政府にとっては相当の負担になったことだろう。そのうえ、カメルーンにおける眠り病対策は、一九一一年に新たな領土が編入されることで、さらなる問題を抱え込む。その問題とはいったいどういうことか、次節でみてゆくことにしよう。

二　ノイカメルーン——「モロッコ危機」と眠り病

モロッコ危機とカメルーン植民地

一九一一年に発生した第二次モロッコ危機により、ドイツとフランスは外交的に対立する。しかし、その後の妥協によってドイツはモロッコに対する領土要求を取り下げ、代わりにフランスからコンゴ植民地の一部を獲得することになった。こうしてドイツ領に接する二九万五〇〇〇平方キロメートルの領土が、カメルーンに編入された[24]。

しかし、ドイツに割譲された通称「ノイ（新）カメルーン」は、眠り病の被害が大きい地域でもあった。当時、ブラザヴィルのパストゥール研究所所長だったポール・オベールが、一九一一年にドイツ植民地省に報告したところによると、ノイカメルーン中央部を南北に流れるマンベレ川（サンガ川上流）流域、とくにカルノーという町で眠り病の被害が深刻化し、そこでは検査した住民の二〇パーセントが感染していたという。また別のフランス人医師によると、同じくマンベレ川流域にある集落では、眠り病のために二〇〇人以上の住民が死亡した。これらの情報を手にしたドゥアラ駐在の軍医中尉フィラレーテス・クーンは、ノイカメルーン全体が眠り病の脅威に晒されていると結論づけた[25]。

クーンは新領土における眠り病対策の重要性を訴えたが、ブエアの総督府は充分な財源を確保できなかった。カメルーン総督オットー・グライムは一九一一年一一月二六日付の報告書のなかで、「プロイセン王国に匹敵するだけの広さをもった地域を、たった一人の医師と一人の衛生将校だけで、わずかでも眠り病から救い出すことなど、むろん不可能である。これ以上の人員は目下のところ存在しない[26]」と嘆いている。

滞る報告書

東アフリカやトーゴでも、人手不足から医師は多忙を極めたが、ノイカメルーンの状況はいっそう深刻であった。とくに現地住民の検査にあたる医師は、総督府への報告書の作成も充分にできないほどだった。本国政府もこのことを問題視した。一九一二年三月に開催された帝国保健省熱帯病委員会において、帝国保健省次官はつぎのように苦言を呈している。

帝国保健省が、カメルーンにおける眠り病対策について、他の当該植民地ほど状況を把握していないのは、つぎのことに原因があるように思われる。カメルーンにおいては、眠り病撲滅のための特別委員会がいまだに設置されていないこと、およびそれに起因して［現地から］詳細な報告書がほとんど上がってこないということである。［……］帝国保健省には、明らかになったデータのすべてを収集する義務がある。［……］それゆえ東アフリカやトーゴと同様、カメルーンにおいても、眠り病およびその対策に関して、将来継続的かつ規則的に保健省に対して報告書が届くようにすることが重要である。(27)

だがこの点に関して、植民地省はどうすることもできなかった。ノイカメルーンはドイツの植民地行政にとって「未踏の世界」であり、この地域の経済開発に乗り出すドイツ人も少なかった。植民地省次官ヴィルヘルム・ゾルフは一九一二年四月の段階になってもなお、ノイカメルーンにドイツの実効支配が及んでいないことを認めている。このような状況下では、当然、眠り病対策のための予算の増額もできない。植民地省はすでに一九一〇年から、カメルーンの眠り病対策費の上積みを財政当局に求めていたが、植民地財政の逼迫を理由に拒否された。(28)

ブエアの総督府は一九一二年に入っても、カメルーン全土で眠り病対策を本格化させることができなかった。これは、同じ時期に東アフリカやトーゴにおいて、紆余曲折はありながらも眠り病の専従組織がつくられていたのとは対照的である。カメルーンの場合、一九一一年の領土編入によって眠り病対策が大きく後退したことは間違いないが、植民地省も総督府も、その遅れを取り戻すことはできなかった。しかしそのとき、カメルーンの植民地行政のいわば「外部」から、人的・財政的な支援の申し出がなされた。これらの支援がいったい誰から、どのように提案されたのか、そしてそれは実行に移されたのか、以下にみてゆくことにしよう。

三　植民地の「外」からの支援――クライネのカメルーン派遣計画

「旅費負担」をめぐる攻防

「外部」からの支援のひとつは人的支援であり、東アフリカ植民地で眠り病対策にあたる医師をカメルーンに派遣するというものであった。これにより、本国の植民地省はカメルーンにおける医師不足と、眠り病対策のノウハウの欠如を解消しようとした。植民地省次官ゾルフは、一九一二年三月八日付で東アフリカ総督に宛てた文書のなかで、つぎのような見通しを述べた。

新しくフランス領コンゴ地域がカメルーンに編入されたことで、この地域においてかつてないほど大規模な眠り病対策を行なう必要が出てきた。この際おおいに望まれることは、ドイツ領東アフリカでの経験を、以下のことを通じてカメルーンでも生かすことである。つまり、ドイツ領東アフリカで眠り病対策の経験がある医師に、カメルーンで一緒に働いてもらうということである。［……］それゆえ、私は東アフリカ総督閣下に対し、眠り病対策の責任者［フリードリヒ・］クライネ博士を通じて、この目的に適任と思われる医師に対して［……］カメルーン派遣の用意があるかどうかの照会をお願いしたい[29]。

本国の植民地省としては、この時点で東アフリカの眠り病対策で要職にあった軍医中尉マックス・タウテを、カメルーンに派遣することを考えていた。しかし、東アフリカ総督ハインリッヒ・シュネーは一九一二年六月二七日、タウテの派遣を拒否する文書をベルリンに送っている。

植民地省次官閣下に対し、謹んでご報告申し上げます。軍医中尉タウテはカメルーン派遣について、基本的にはこれを引き受ける意向であります。しかし私といたしましては、そのような異動はドイツ領東アフリカの利益を著しく損なうものであり、断じて同意するわけには参りません。［……］当地の眠り病対策にとって欠くことのできない、上記衛生将校の異動は見合わせて頂きますよう、謹んで衷心よりお願い申し上げます[30]。

シュネーはタウテの代わりとして、ウジジで眠り病対策にあたっていた軍医中尉W・フェーラントの派遣を提案したが、こんどは植民地省が本人の経験不足を理由に難色を示した。

そこで本国政府は、東アフリカにおける眠り病対策の責任者であるクライネに白羽の矢を立てた。クライネは、もともと一九一三年末に休暇のためドイツへ帰国することになっており、その途上、ツェツェバエの調査を目的として、カメルーンおよびトーゴに立ち寄ることになっていた。この調査旅行を機に、クライネにはカメルーンで陣頭指揮を執ってもらおうというわけである。これには、ダルエスサラームの総督府も異議を唱えることはなかった。[31]

問題は、この旅行費用を誰が負担するかということであった。植民地省は、クライネの旅程を東アフリカ－カメルーン、カメルーン－トーゴ、そしてトーゴ－ドイツの三つの区間に分け、各区間の旅費を、それぞれカメルーン総督府、トーゴ総督府、東アフリカ総督府に負担させようとした。一九一三年二月、ゾルフは三植民地の総督にこうした考えを伝え、了解を求めた。とくに東アフリカ総督に対しては、クライネが陸路ベルギー領コンゴを経由しカメルーンに入るよう要請した。ゾルフには、大感染地域であるコンゴで得られた情報が、「将来カメルーンやトーゴでも有益となるだろう」との期待があったからである。[32]

こうした提案に、東アフリカ総督シュネーは基本的に賛同した。ただし、クライネの調査旅行の費用は三植民地で均等に負担されねばならず、彼とその助手に対する俸給は、彼らが東アフリカ植民地を退去した段階で、ただちにダルエスサラームからの支払いを停止する、という条件を付けた。シュネーからすれば、この二人が東アフリカ植民地を去ることは大きな損失を意味するため、彼らのそのあとの給料は一銭も支払えないというわけである。[33]

このように、東アフリカの植民地政府が条件付きで植民地省の提案を受け入れたのに対し、カメルーンとトーゴの植民地政府はこれに反対した。

ブエアの総督府は、一九一三年五月二〇日付の文書のなかで、「保護領の逼迫した財政からは」旅費の負担は不可能であると回答した。それによると、カメルーンの医師たちは、いまや「成功を約束するほどの熱意」をもって眠り病の問題と取り組んでおり、クライネが短期間カメルーンに滞在しても無意味であるということだった。総督カール・エーバーマイヤーは、「彼［クライネ］の旅費が当保護領の負担にならなければ」その訪問を妨げないとつけ加えたが、クライネは総督府にとって明らかに「招かれざる客」であった。[34]

トーゴ総督のメクレンブルク＝シュヴェーリン公アドルフ・フリードリヒも、植民地省の提案に激しく反発した。すでに指摘したとおり、アルゼノフェニルグリシンの使用をめぐって、ロメの総督府は本国の植民地省と鋭く対立した。一九一三年四月一〇日の報告書のなかで総督は、旅費負担についての植民地省の提案にはまったく賛同できない、なぜなら「この調査旅行はトーゴにとって何の利益ももたらさないからである」と述べている。[35] トーゴ総督府は、本国から直接医官を派遣するよう求めており、薬剤治療の問題で意見を異にする東アフリカの関係者を受け入れることはできなかったのである。

植民地をめぐる「縦」と「横」の関係

カメルーンとトーゴの総督府がクライネの訪問にそろって反対したことで、植民地省は東アフリカ総督に対し、クライネと助手の旅費を全行程にわたり負担するよう要請した。植民地省次官ゾルフはシュネーに、「この調査旅行が成功すれば、それは東アフリカ保護領にとってもおおかた利益になるはずである」[36]と述べて、理解を求めた。しかしシュネーは、それでは約束が違うと応じ、二人の医師の調査旅行は東アフリカには不利益しかもたらさないと、従来の主張を繰り返した。[37] こうして議論は、また振り出しに戻ってしまった。

植民地省は一九一三年一一月までに、クライネの助手をカメルーンに駐在させることを約束し、このことによって、ブエアの総督府から二人の旅費負担について了承を取りつけた。[38] しかしトーゴの態度は頑なであり、結局、年内の合意にはいたらなかった。こうしてクライネの調査旅行は、延期を余儀なくされた。

コッホの東アフリカ調査旅行（一九〇六〜〇七年）のときと同様、クライネの調査旅行も植民地省は自力で費用を負担することができず、他の省庁から財源を融通してもらった。すなわち、植民地省内で財源問題が膠着状態に陥ると、内務省次官が、一九〇六・〇七会計年度で生じた剰余金を旅費に充てることを提案したのである。[39] かりにトーゴ総督府が旅費負担をすべて拒否した場合でも、この剰余金で乗り切ることができると判断した植民地省は、クライネと助手にカメルーンでの調査を命じた。二人は一九一四年三月六日、ダルエスサラームを出発して海路カメルーンに向かった。[40]

一九一四年四月二四日、クライネと助手はカメルーンに到着した。彼らはさっそくカメルーン各地をまわり、内陸中部はもちろんのこと、ノイカメルーンにも足を運んで、現地住民のリンパ腺の触診検査を行なった。それは、彼らが第一次世界大戦勃発の報を受け取る八月一〇日まで続けられたが、開戦後は活動を中止せざるをえず、彼らはブエアへと戻った。約四か月にわたる調査旅行でクライネと彼の助手が成しえたことは、各感染地域における患者の（おおよその）数と、ツェツェバエの生態に関するごく簡単な観察にすぎなかった。[41] それは当然のことながら、カメルーンの眠り病対策に何の影響も与えなかった。この意味で、クライネは「カメルーンのコッホ」になることはできなかったのである。

クライネの調査旅行をめぐる植民地省と各植民地総督府とのやり取りをみてゆくと、両者の関係、すなわち「中央」と「辺境」のいわば「縦」の関係とともに、「横」の関係、つまり「辺境」たる植民地どうしの関係も見えてくる。ドイツの眠り病対策では、植民地どうしが連携し、共同で問題に対処するという土壌は最後まで生まれなかった。眠り病対策は、東アフリカとトーゴのほうが、カメルーンに比べて盤石な基礎の上に進められていた。それゆえ植民地省は、眠り病対策の「先進地域」である東アフリカおよびトーゴに協力してもらうことで、カメルーンにおける医療事業の遅れを取り戻そうとした。クライネの派遣は、そうした体制が実現するための最初の一歩だった。

しかし、その計画が公表されるや、各植民地間の立場の違いや利害対立が表面化した。そして、本国の植民地省もその調整に失敗した。ドイツがアフリカでの植民地支配に乗り出してから三〇年近くが経過し、各植民地はその統治者にとってひとつの「既得権益」と化していた。「辺境」たる各植民地は、「中央」が打ち出す政策に、それが自分たちの利益にならない場合は公然と反対した。最後までクライネの旅費の捻出を拒んだ東アフリカ総督府、そして彼の訪問自体に反対し続けたトーゴ総督府の姿には、植民地省への対抗意識を読み取ることができても、同じ境遇にあるカメルーン植民地への配慮は感じられない。

少なくとも眠り病対策に関するかぎり、植民地省は、各植民地の垣根を越えて人や情報が行き交うような「植民地ネットワーク」の構築に失敗した。それは、いわば植民地という「辺境」が、それぞれで「中央」との「縦」の関係を辛うじて保ちつつも自らの殻に閉じこもった体制、つまり「辺境」どうしの「横」のつながりを欠いた体制だったのである。

四　「サンガ＝ウバンギ森林会社」による資金提供の申し出

カメルーン植民地の「外部」からもたらされようとしていた支援の二つ目は、フランスの植民地会社による資金提供であった。

特許会社である「サンガ＝ウバンギ森林会社（CFSO）」（以下では単に「森林会社」と表記）は一九一一年、フランス領コンゴで活動する一一の植民地会社を統合して設立され、植民地当局の庇護のもと、サンガ川およびウバンギ川流域において天然ゴムの生産と取引を一手に引き受けていた。その独占的な地位は、ノイカメルーンがドイツに割譲されたあとも変わらなかった。それは、第二次モロッコ危機後に締結された独仏協約によって、割譲地域で活動するフランスの会社はドイツ政府により引き続きその特権を保証されたからである(42)。

「年間一〇万フラン」の約束

一九一二年七月、森林会社の代表取締役だったノゲスという人物が、ドイツ植民地省に対してつぎのような提案を行なった。森林会社はその特権的な地位に対する感謝の意味を込めて、サンガ川流域で独自に眠り病対策を行ない、その目的のために、カメルーン総督府に対して「年一〇万フランを拠出する」(43)。ノゲスによると、ノイカメルーンがドイツに割譲される直前、森林会社はフランスの植民地当局とのあいだで協定を結び、この地域での眠り病対策に責任を持つことを約束していた。それゆえ領土がドイツに割譲されたいま、「ドイツ帝国政府のもとで、このプロジェクトを再開する必要がある」のだという(44)。

ノゲスがドイツ植民地省に提出した報告書によると、森林会社は提供する一〇万フランの使途について、フランスの植民地当局と綿密な打ち合わせをしていた。支出は、衛生事業を行なうスタッフの人件費(六万五〇〇〇フラン)と、医療施設や設備の費用(三万四八〇〇フラン)に大別される。森林会社が責任を持つ地域は三分割され、それぞれの地域に無料の診療所、医学実験室および患者の収容所を備えた拠点がつくられ、医師一人が常駐することになっていた(45)。

医師たちは自らの活動について定期的に森林会社の取締役会へ報告する義務があるが、彼らは最終的には、赤道アフリカ総督やブラザヴィルのパストゥール研究所所長などから構成される特別委員会の管理下に入るとされた(46)。

森林会社が熱心に眠り病対策に取り組んだのには理由があった。当時、森林会社は現地住民の健康を犠牲にして天然ゴムの取引で不当な利益を得ている、という厳しい批判にさらされていた。ノゲスは一九一一年八月二四日付の文書のなかで、フランスの植民地当局に対して「原住民の福祉」に関する会社の立場を述べるとともに、それまでの会社の努力に対する植民地行政の無理解を嘆いている。

われわれは[……]その業務を完成させるため、必要な労働力を提供してくれる人びとを保護することに最大限の関心を払っております。[しかし]行政府は、無知でかつ悪意を持った人びとがわれわれを攻撃し中傷しても、何もして下さらないのです。[……]私は総督閣下との会談において、以下のことをいつも指摘して参りました。つまり、会社が自ら課している貢献について［……］関係者が知らないということのないように、会社自身が病気の患者を雇うことを強く求めているということです。(47)

ノゲスはドイツに対しても、眠り病対策に関して自分たちが忠実であることを示そうとしていた。一九一二年八月二四日付の植民地省次官に宛てた書簡のなかでノゲスは、カメルーン総督府に一〇万フランを支払うことは企業にとって大きな喜びであるとしたうえで、「問題となっている手当は、われわれの毎年の利益が失われないかぎり打ち切ることができないものとします(48)」と約束した。また、彼はその書簡の末尾で、森林会社の存続はカメルーン総督府との信頼関係を築くことができるかどうかにかかっており、そのためにも、眠り病対策について早急にドイツ側との協議を希望するとした。こうしたノゲスの姿勢を、植民地省もまた歓迎した(49)。ドイツ側はこの協力関係によって、遅れているカメルーンでの疫病対策が前進することに期待を寄せたのである。

態度を硬化させる森林会社

しかし現実は、その期待どおりには進まなかった。翌一九一三年一〇月、ドイツ植民地省が再度、資金提供を森林会社に照会した際、一転して消極的な姿勢を示した。一九一三年一一月二九日に森林会社が寄せた回答は、植民地省にとってにわかには信じがたい内容を含んでいた。

われわれは、以下のように申し添えます。すなわち八万マルク［一〇万フランに相当］について、われわれが今後はこの補助金を支払う義務がないことを植民地省が了解したあと、「今回に限り」植民地省国庫にお支払いいたします。(50)

この時点で森林会社の代表権は、急逝したノゲスに代わり、新たに社長に就任したJ・ウェベールの手に移っていた。ウェベールによると、植民地省から資金提供について照会を受けたとき、実は内心驚きと戸惑いがあったのだという。というのも、この約束は前経営陣が行なったものであり、現幹部会のあいだでは「とっくに反故になったものだと考えられていた」からである。(51) 彼は、ドイツ植民地省とノゲスとのあいだで資金提供に関する文書のやり取りがあったことは認めたものの、それは法的義務をともなう合意ではないと主張した。したがって、そこから発生する支払い義務はノゲスの「個人的なもの」にすぎず、森林会社全体が負うべきものではない。(52)

こうして森林会社は、自分たちには一〇万フランを支払う義務がないと主張した。しかしウェベールによると、一銭も支払わないというのでは森林会社の信用に関わるため、つぎのような提案をドイツ政府に対して行なうことにした。

・一〇万フランの支払いは一九一三・一四会計年度(一九一三年一〇月から一九一四年九月まで)に入ってから行ない、それ以前にさかのぼることはしない。
・前記の条件で行なわれる支払いは一回限りであり、今後継続されない。(53)

一点目に関して、ウェベールはつぎのように説明する。ドイツによるノイカメルーン統治は、すでに一九一二・一三会計年度中にははじまっていた。しかし、ドイツの実効支配が及ぶのはかなりあとのことであるから、それ以前の会計年度については資金を提供できない。また、二点目について彼は、会社の業績がここ数年で悪化したことを強調する。

われわれとしても、ノゲス氏のきわめて人道的な意図をさらに実現してゆくことができたら、どれほど嬉しいことでしょうか。しかし、状況がそうさせないのです。われわれの会社は昨年厳しい試練に立たされました。ひとつには生産の落ち込みです。これは、経済的にまだしっかりとした基盤のない地域で政治的な変革が起きたこと［ノイカメルーンのドイツへの割譲］に起因するものです。そして、天然ゴム市場での重大な危機が加わりました。カメルーン、フランス領赤道アフリカ、そしてベルギー領コンゴの、もっとも規模の大きい会社ですら、政府の補助がなければゴム生産が立ち行かないのです。(54)

こうしてウェベールは、ノイカメルーンで安定的に経済活動ができないことについて、ドイツの統治能力のなさを問題にしつつ、しかしより深刻な危機、つまり天然ゴム価格の世界的な下落を根拠に、一〇万フランを提供する前提は崩れたとみなした。そして、一九一二年八月二四日にノゲスが行なった確約（「問題となっている手当は、われわれの毎年の利益が失われないかぎり打ち切ることができない」）を、自ら解釈し直して植民地省に突きつけた。

われわれは以下のことを確認しなければならないという、悲しい立場にあります。すなわち、ノゲス氏は［……］約束した資金の支払いが、もし毎年の利益が上がらない場合には終了することもありうると考えていたことです。そしてそのような仮定が、いまや現実のものとなったのです。(55)［傍点は筆者］

しかしウェベールのこの解釈に、ドイツ植民地省が簡単に納得するはずがなかった。植民地省は考えられるすべての点においてウェベールの主張に反駁を加えようとしたが、それは具体的にどのようなものだったのか。以下では、植民地省内部の動きや議論の推移を追ってゆくことにしよう。

五　ドイツ植民地省の反応

森林会社の財務状況とノゲスの立場

前述のような森林会社からの回答に、ドイツ植民地省は動揺した。植民地省は、森林会社の言い分は到底受け入れられないとの点では一致していた。しかし、森林会社の主張のどこに反論するのか、別の言い方をすればウェベールの回答のどこに反駁の余地があるのかという点で、省内の意見はまとまらなかった。史料を読むかぎり、植民地省は少なくとも一九一四年五月、つまり第一次世界大戦の勃発直前までこの問題を討議している。いいかえれば、ドイツが植民地を失う直前まで、植民地省はノゲスの約束がなんとか履行されないかと考えていた。と同時にそれは、植民地省が資金提供を渋る森林会社に対し、最後まで有効な反論をなしえなかったということも意味している。

ウェベールの主張について植民地省は、つぎの三点の正当性を検証することにした。

・森林会社の財務状況が、本当に一〇万フランの支払いを断念しなければならないほど悪化しているのか。
・ノゲスが植民地省に対して行なった資金提供の約束は、本当に「個人的なもの」にすぎないのか。
・植民地省がノゲスと交わした資金提供に関する協定は、ドイツの主権が及ぶ地域で法的な有効性を持つのか。

一点目については、植民地省の植民地経済・財政局（通称「B局」）が森林会社の財務状況を調べた。まず、カメルーンを含む中央アフリカ地域における天然ゴム産業の実勢を調査した六課（B6）は、天然ゴムの価格が下落したことを重視し、植民地省は森林会社に対して一〇万フランの支払いを要求できる状態ではないという結論に達した。これに対してはB局内部から異論が出た。当時、B局で法律顧問を務めていたエルンスト・ラートラウアーは、森林会社に「純収入（Reineinnahme）」があるかぎり、会社は一〇万フランを支払う義務を負うと主張した(56)。

ラートラウアーが根拠にしたのは森林会社の定款第四三条の規定であり、それによると、会社は「社会福祉予備基金（fonds de prévoyance sociale）」を設立し、純収入の一〇パーセントをこの積み立てに充てることになっていた。森林会社はフランスの植民地当局に対して、この基金から年一〇万フランを眠り病対策に拠出することを約束していた。したがって、ノイカメルーンがドイツに割譲された以上、会社はドイツ領における眠り病対策に協力すべきである。「それゆえ」と彼は続ける。「これは解消することを前提にした支払い契約ではなく［傍点は原文］、毎年『社会福祉予備金』を利用するという契約である。［……］支払い義務がなくなるのは、基金が空になったときだけである[57]」。

二点目、すなわちノゲスが本当に森林会社を代表する立場にあったのかどうかという問題は、植民地政策一般および植民地法規を扱う「A局」で議論された[58]。A局内のある部署は、ノゲスが単独で会社の代表権を持っていたとは考えにくいとしながらも、彼が一〇万フランの約束をした際に交わした文書には「われわれ（nous）」という単語が使われているので、この決定は決してノゲスが独断で行なったものではないという見解を出した。

しかし、別の部署はこの見解に異を唱えた。それによると、ノゲスが植民地省に宛てて書いた文書には、いつも他の幹部の副署がなく、森林会社の正式な文書としては認められない。一〇万フランという会社の経営に影響を及ぼすような大金を、はたしてノゲス一人の意向で動かすことができるのか。ノゲスは社内の合意形成を怠っていたのではないか。この部署の責任者はこう述べて、資金提供が森林会社の総意ではないかもしれないという立場を取った[59]。

分かれる見解――「公的義務」か「私的贈与」か？

一〇万フランをめぐるノゲスと植民地省との協定が、はたしてドイツ領植民地で法的な拘束力を持つのかどうか、という三点目の問題については、省内で見解が鋭く対立し、植民地省をいちばん悩ませた。B局の法律顧問ラートラウアーは、森林会社は一〇万フランの支払い義務を逃れるものではないが、この協定自体の法的な有効性は「決して疑問の余地がないわけではない」と主張した。その根拠を彼は、ドイツの法体系に求めた。それによると、今回の協定は私的な「贈与の約束」にあたり、それが有効であるためには「公証人による文書の作成」が必要となる。しかし今回はこの手続きがとられておらず、法的な瑕疵があるという(60)。

なぜ植民地省と森林会社との協定が私的な贈与となるのか。ラートトラウアーによると、フランスの法体系においては、行政と民間の契約は行政法による強制執行、つまり公法の適用を受けるという規定(offre de concours)があるが、ドイツ法にはそれに相当する規定がない。公法に規定がない以上、この協定は公的義務を負ったものではなく、あくまで「私法(Privatrecht)」の領域に属する案件である。そうであれば、ドイツ政府は森林会社に対して、行政法が定める強制措置を取ることができない。つまり一〇万フランが支払われるかどうかは、あくまで森林会社の決断しだいということになる。こうしてラートトラウアーは、植民地省が森林会社に対して行使できる権限はきわめて限定的なものであるとの見解を示した(61)。

しかしA局の別の課の担当者は、植民地省と森林会社との協定を純粋な「私法上の贈与とみなすことはできない」と、ラートトラウアーの見解に反対した。この担当者によると、森林会社のように植民地行政当局から保護を受けた特許会社はみな、行政が推進する衛生政策、とりわけ労働力たる現地住民の健康問題に重大な関心を払わねばならない。したがって森林会社もまた、カメルーンにおける眠り病対策に協力する義務があるというわけである。

さらに森林会社が負うべき義務は、「ドイツ法ではなくフランス法にしたがって判断されるべき」だというのが、この担当者の主張であった。というのも、森林会社(ノゲス)とドイツ植民地省が一〇万フランの資金提供で合意した日付（一九一二年八月二四日）は、ノイカメルーンにおいてドイツの植民地法規が正式に適用された日付（一九一二年末）よりも前のことだからである。そうだとすれば、両者の契約は異なる法体系に属する者どうしの取引であり、「国際私法」の領域で扱われるべき事柄である。「国際私法」の原則からすれば、「契約の当事者は各々の住所地の法律に」則らなければならない。したがって、パリに拠点がある森林会社はフランス法が想定する義務、つまり公法上の義務を負うことになる。(62)

しかし、この議論には多くの欠陥があった。まず公的機関であるドイツ植民地省を私人間の法規である「国際私法」の一方の当事者に据えることは、「私法」の概念を著しく逸脱するものであった。また、ドイツの主権が及ぶ植民地で活動する森林会社にフランス法にもとづく義務を負わせることは、そこに外国法が適用される余地を認めたことになり、宗主国の統治主権を前提とする近代植民地統治の原則に反する。こうした批判を受けてA局は、この契約をラートラウアーの言うとおり「私的な贈与」とみなすことにした。(63) こうして協定の法的性格をめぐる議論は、ふたたび振り出しに戻ってしまったのである。

ドイツ植民地省の敗北？

結局、植民地省は、省内で闊達な議論はしたものの、意見を集約することができず、森林会社に対して説得力のある反論を用意できなかった。そこで、植民地省は戦略の変更を余儀なくされる。すなわち、森林会社の主張を受け入れ、一度限りの資金提供に同意することにしたのである。一九一四年五月、植民地省A局、B局ともこの方針を了承した。(64)

ドイツ植民地省の文書を読むかぎりでは、このあと植民地省と森林会社とのあいだで新たに交渉がもたれたのか、そして何よりも問題の一〇万フランが支払われたのかについてはわからない。しかし、一九一四年五月以降にカメルーンより送られた医療報告書のなかに、森林会社や一〇万フランの資金について言及がないことや、当地の眠り病対策が第一次世界大戦の勃発直後に中止されたという点を考慮すれば、森林会社からの資金提供はなかったか、あったとしても、それがカメルーンにおいて生かされなかったことは想像に難くない。

だがここでは、森林会社から植民地省に支払いがあったかどうかはたいした問題ではない。むしろ重要なのは、植民地省がたび重なる失策によって、森林会社との交渉でつねに劣勢に立たされていたということである。この問題で、植民地省は少なくとも三つのミスを犯した。すなわち、第一に、ノゲスの約束が森林会社の総意なのかを確認しなかったこと、第二に、ノイカメルーンにおける眠り病対策について森林会社と情報の共有や意見交換をしなかったこと、そして第三に、隣国フランスの法制度に関してあまりに無知だったことである。

また、ドイツ植民地省の文書を見るかぎり、植民地省がフランス法における理念や規定について調べはじめたのは、森林会社とのあいだに問題を抱えた一九一三年一一月以降のことだった。それまで植民地省は、隣国の法体系を知る必要性を感じていなかったようである。つまり、近代における植民地が、国境を越えて行き交う「ヒト、モノ、カネ」の結節点として機能していたにもかかわらず、それにともなって発生すると思われる法的トラブルについて、植民地省はほとんど想定していなかったことになる。その意味でドイツの植民地統治には、二〇世紀のグローバル化を見据えた戦略がたしかに欠けていた。(65)

だが、この問題を単に植民地省の「失策」としてのみ考えることは、事態の本質を見失ってしまうように思える。なるほどここまでの議論だけでは、ドイツ植民地省が森林会社に翻弄されたかのような印象を与えるかもしれない。しかし史料は、植民地省にもそれなりの「戦略」があったことを示唆している。明らかに植民地省は、ある明確な意図を持って、しかも森林会社の反発を覚悟のうえで、会社に対して一〇万フランの支払いを履行するよう求めたのであった。では、その意図とはいったい何か、以下にみてゆくことにしよう。

六 「サンガ＝ウバンギ森林会社」と独仏関係

放置された「一〇万フラン」の意味

ドイツ植民地省の戦略を考えるために、つぎのような問いを立てる必要がある。すなわち植民地省は、なぜあれほどまでに森林会社の法的責任にこだわり、一〇万フランを支払わせようとしたのか。これにはさしあたり、つぎのような解答が可能であろう。

まずは、植民地省が「法治国家」の原則をカメルーン併合地域でも貫徹しようとしていたことである。すでに指摘したように、ドイツはノイカメルーン地域で充分な統治基盤を確立することができなかった。植民地省にとって、森林会社に妥協することは植民地支配のさらなる弱体化を招く恐れがあるが、かといって、森林会社を武力で威嚇することもできない。そこで「法理」に訴える道を選んだというわけである。

つぎに考えられるのは、一〇万フラン＝八万マルクという金額自体が、財政難に苦しむ植民地省やカメルーン総督府にとって魅力的だったということである。すでに述べたように、ブエアの総督府は、財政難を理由にクライネの旅費（せいぜい数千マルク）の支出を拒否した。そこへ八万マルクという大金が継続的に支払われるとしたら、これほど好都合なことはない。したがって、森林会社がこの支払いを拒否したとき、植民地省はまさに「全省を挙げて」この問題に取り組んだということである。

これらの解答は、おそらく植民地省やカメルーン総督府の実情を正しく踏まえている。彼らには、たしかに統治能力や財源が「欠乏」しており、その窮状が一〇万フランという金額をより魅力のあるものにしていたことは間違いない。しかし、もしそうだとしたら、なぜ植民地省はノゲスが支払いを確約した一九一二年八月からおよそ一年ものあいだ、この問題を放置していたのであろうか。もし「虎の子」の一〇万フランであるとすれば、なぜその一年のあいだに森林会社と詳細を詰めなかったのだろうか。

ここでは別の角度から、ひとつの仮説を立ててみたい。植民地省は、この問題を一年間放置していたのではなく、むしろ一年後にこの問題を取り上げる必要に迫られたのではないか。つまり、その一年間に状況が変化し、それまでとくに問題にもならなかったことが、急に注目を浴びることになったのではないか。そうした事態の変化が、フランスの特許会社の周囲で起きていたのではないか。

一九一二・一三年当時の独仏関係をめぐる状況は、この仮説を立証するに足る材料を与えてくれるように思われる。以下ではそのことに着目しながら、「一〇万フラン」の意味についていまいちど考えてみたい。

強まる外国企業への風当たり

先に述べたように、ノイカメルーンがドイツに割譲されたあとも、フランスの植民地特許会社は引き続きその経済的特権を享受していた。だがこれについては、ドイツ最大の植民地ロビー団体である「ドイツ植民地協会（ＤＫＧ）」などから不満が噴出していた。ＤＫＧおよびカメルーンで活動するドイツ商人たちは、「自由貿易の名のもとに」外国企業の優遇をやめるよう、植民地省に対して圧力をかけていたのである。(66) こうした声を受け、カメルーン総督府も一九一三年末から特許の縮小や廃止について、森林会社と交渉に入っている。

たしかに第二次モロッコ危機の直後、独仏関係は改善するかに思われた。しかし外交関係の修復とは裏腹に、両国の国民感情は悪化の一途をたどっていた。ノイカメルーンの割譲を規定した独仏協定も、両国国民の不満をいっそう高める結果になった。つまり、フランス人はこの協定が「ドイツの脅迫」によって半ば強引に締結されたものだと批判し、他方のドイツ人は、これをフランスとの「いかさまな政治取引」の結果だと罵ったのである。ドイツ国内では、平気で嘘をつく「裏切り者フランス」というイメージが、ますます多くの人びとに共有されていった。(67)

植民地省内部で回覧されていた文書からは、特許の縮小をめぐる森林会社との交渉を、一〇万フランの支払い問題に結びつけようとする意図が感じられる。

［森林］会社は、充分な収入があるという前提においては、毎年［一〇万フランを］支払う倫理上の義務を負っていると思われる。［……］［したがって植民地省は］森林会社が継続的に一〇万フランを支

払う義務があると主張すべきである。そのことによって、［森林会社のほうから］特許の解消を求める声が強まるかもしれない。特許の解消ということになれば、［……］会社が［ドイツ側に］いろいろなことを要求してくることもなくなるだろう(68)。

いま目の前にある材料［＝一〇万フランの支払い問題］を、特許の解消に関する森林会社との交渉の基盤として利用可能なものとするためには、約束の法的有効性はもちろんのこと、その後に出された支払い承諾の、法的な性格をも合わせて審査することが必要となる(69)。

つまりドイツ植民地省にとって問題なのは、森林会社から一〇万フランが実際に支払われるかどうかではなく、森林会社がノイカメルーンで享受する経済的特権を返上するかどうかということであった。そうだとすれば、森林会社に対する植民地省の対応は、決して「失策」というような言葉のみで片づけられるものではなく、ドイツ領からフランスの経済権益を締め出すという目的を持ったものであるとも考えられる。

対する森林会社も、フランス国内の対独感情の悪化という事態を無視できなかった。会社は、ドイツ植民地省に対して過度の妥協をしたと思われないよう、一〇万フランを継続的に支払うことについては一貫して拒否し続けた。そして、ノゲスの約束と会社とは無関係であると言い張った。しかし森林会社が、自分たちはノゲスの約束について何も知らなかったと一九一三年一一月に回答したとき、彼らは明らかに事実と合致しない報告をしている。というのも、ドイツ割譲後にいち早くノイカメルーンに入った陸軍主任医師フィラレーテス・クーンが、一九一三年二月、すなわちウェベールがドイツ政府に回答する約九か月も前に森林会社の現地事務所所長と会談し、つぎの点で合意に達していたからである。

この［一〇万フランという］金額は、眠り病対策一般にとって有益なものとなるように使うこと。そして総督府医師や衛生要員の活動について、会社は何ら要求する権利を持たないこと。(70)

たしかにドイツ植民地省は、森林会社と眠り病対策について何も話し合っていなかった。しかし、カメルーンにおいてはドイツ人医師と森林会社とが接触しており、会社のパリ本店がこのことを知らなかったとは考えにくい。それとも森林会社は、この接触があくまで植民地現地法人による独断で行なわれ、自分たちは知らなかったと主張するのだろうか。ゴムの市場価格にあれほど神経を尖らせている会社が、一〇万フランもの大金が絡む問題を、植民地の好き勝手にさせることがあるのだろうか。

以上に述べてきたことから、森林会社はノゲスと植民地省との約束について知っていながら、あえて白を切っていた可能性が高いといえよう。

幻の「独仏条約」

第二次モロッコ危機以降の独仏関係の冷え込みは、政府間レベルによる眠り病対策の協力関係にも影を落とした。ドイツ政府は、他の植民地と同様にカメルーンでも隣接植民地との協力関係を構築するべく、フランス政府と交渉に入っていた。その準備として一九一三年二月、カメルーン駐在の軍医クーンをブラザヴィルに派遣し、ドイツ側の意向を伝えた。これに対しフランス側は、当初、中央政府および赤道アフリカ植民地総督府ともに前向きな姿勢を示していた。とくにフランス植民地省大臣は、「本日クーン博士から出されたご提案は、トリパノソーマ病の予防において、ただただ好ましいものとなるでしょう[71]」と述べて、ドイツ側の取り組みを評価した。

そして、ベルリンのフランス公使は本国植民地省の委託を受けて、国際条約を締結する意思があるかどうかをドイツ側に照会している。これに対して、ドイツ政府も異論がないことをフランス側に伝えたため、翌一九一四年には両国の交渉が本格化するはずであった[72]。

ところが、その一九一四年を迎えると、フランス側がそれまでの態度を一変させる。一月二四日、フランス政府はドイツに、突然、交渉を中止すると通告したのである。ベルリンのフランス公使の主張によると、フランス政府は国際条約を締結しようというドイツ側の提案について承知しており、その意義を認めるものの、こうしたことは両国の植民地政府が現場で処理すればよいと考える。幸いなことに、ドイツとイギリスが締結した眠り病対策に関する協定（一九一一年八月一七日締結）があるのだから、文言をそのままにこれを独仏植民地間協定に流用できる。「そうした状況下では、中央政府は何か特別な協定を結ぶために交渉をする必要性を認めない[73]」。これがフランスの立場であった。

ドイツ外務省が推測するとおり、フランス政府はドイツとの関係が決定的に悪化するなかで、交渉に時間のかかる「フォーマルな」国際条約の締結を嫌い、この問題を当事者である植民地政府に丸投げしてしまった[74]。そしてドイツ政府も、ようやく一九一四年七月一八日になって、フランスのこの提案に同意した。しかし、まもなく勃発した第一次世界大戦によって、両国は眠り病対策どころではなくなる。こうしてドイツ統治下のカメルーンでは、隣接植民地との協力は幻に終わったのである[75]。

カメルーンにおける眠り病対策は、感染が確認されはじめた一九一〇年以降にようやく本格化するが、スタートの出遅れを補うために、外部からの人的・物的な支援が計画された。しかし、ドイツ植民地問、そして植民地列強間の利害対立が先鋭化し、どれも当初の計画どおりに進まなかった。結局、カメルーンの眠り病対策では、現地の医師が孤軍奮闘するしかなかったが、それは他の植民地以上に不充分で不徹底なものになったのである。カメルーンにおいても、眠り病は克服されない「難病」であり続けた。

それでは、カメルーンにおいては、具体的にどこで、どのような対策が取られたのか。そしてその対策は、東アフリカやトーゴの施策といかなる点で類似し、また異なっていたのか。この点について、以下にみてゆくことにしよう。

第7章　カメルーンと眠り病
「見切り発車」のツケ

一　カメルーンにおける眠り病対策――アコノランガにおける隔離施設の建設

モルンドゥ収容所構想の挫折

カメルーンで眠り病対策にあたっていた医師たちは、他の植民地に比べてよりいっそう困難な状況に置かれていた。同地で眠り病に対する衛生事業が開始されたのは一九一一年に入ってからであり、それも、対策が比較的進んでいた東アフリカやトーゴからの人的・財政的な支援がほとんど期待できないなかでのスタートであった。そして、前章で述べたように、フランスの特許会社である「サンガ＝ウバンギ森林会社」からの資金提供も、結局は実現しなかった。

深刻な財源不足により、カメルーンでは、多数の現地住民を動員したツェツェバエの駆除はできなかった。また内陸部での実効支配が進まないなかでは、強制力をともなう住民の村落移動なども考えられなかった。そこで現地の医師たちは、感染者の薬剤治療をめざし「収容所」を建設したが、これも自覚症状のない初期段階の患者の収容は見込めなかった。こうしたことから、彼らはまず重篤な患者、それもかなり症状が進み、家族や村落共同体の手に負えなくなった患者にターゲットを絞った。この作戦はある程度成功したようにも思える。というのも、「収容所医」たちはしばしば、重篤な患者が家族に付き添われながら「自発的に」収容所へやってきた、と報告しているからである。

カメルーンにおいて収容所の設置が最初に検討されたのは、モルンドゥであった。一九〇九年から一〇年にかけてドゥアラ以外でも眠り病の感染が確認されたとき、医師たちはただちに収容所の建設を主張した。アコノランガ駐在の軍医大尉ゴットフリート・フライヤーは、「患者を外来診療で治療することは、この地域の原住民の性格からいって不可能である。この地域においては、患者を収容所で治療することが、病気を治す唯一の選択肢である」[1]と述べ、なるべく多くの患者を隔離する必要性を強調した。フライヤーによると、現地住民は怠惰であり、症状が軽い段階で自発的に治療を受けることは期待できないため、彼らを強制的に収容することが必要だという。

しかし実際には、そのような収容所はつくられなかった。一九〇九年七月一八日に軍医大尉ガイスラーは、労働力の不足から患者の「隔離施設」がいまだに建設されていないと報告している。さらに彼は、「私が最初に目をつけた場所は、収容所には適していなかった。というのも、そこには［……］使うことのできる井戸が一か所しかなく、水が不足していたからである」[2]と述べて、モルンドゥ周辺に収容所の建設に適した場所が少ないとした。

またガイスラーによれば、モルンドゥ周辺で眠り病患者を見つけだそうとしたが、それは大きな困難をともなった。現地住民にとって、ガイスラーはまったくの「厄介者」だった。そのことは、彼が一九〇九年一〇月に、ある村を訪れた際に記した報告から読み取ることができる。ガイスラーは「南カメルーン会社（GSK）」の汽船に乗って、その村に到着した。

汽船がその村に近づいて接岸すると、原住民はほぼ全員が前装銃やピストルで武装しており、岸辺に並んで立っていた。そして私と武装していない汽船の乗組員だけが上陸を許されたが、兵士一名と私の猟銃を運ぶ荷物持ちには許可が下りなかった。もしそれでも私が無理に彼らを上陸させようとしたなら、すぐさま戦闘に発展しただろう。［……］そのような状況下では、当然のことながら原住民を検診することなど考えられなかった。(3)

現地住民の露骨な抵抗に遭ったガイスラーはこの地域での眠り病患者の発見を断念し、収容所の建設も放棄された。その後も植民地行政府は、この地域における眠り病の「風土病的な」感染拡大を確認できなかった。なぜなら、感染者はたいていの場合、隣接するフランス領から出稼ぎに来るGSKの社員だったからである。それゆえ、モルンドゥで収容所がいっこうに建設されないことについて、ブエアの総督府も本国の植民地省もとくには問題にしなかった。現場の医師たちも、患者をただ彼らの故郷に送り返せば、その業務はおおかた片づいたと考えていた。

アジョスへーエ収容所の建設――らい病・梅毒・眠り病

しかしこれは裏を返せば、ドイツ領内に定住する住民のなかに感染者がいれば、植民地行政府が対策をとらないわけにはいかないということである。そして、それは現実のものとなった。ニョン川上流にあるアコノランガなどで、現地住民の感染が確認されたのである。そこで総督府は、アコノランガにある行政府の敷地内に収容所を建設することを決めた。

一九一〇年七月、収容所は業務を開始した。隔離される患者の数は、収容所が設置されてから増加の一途をたどった。フライヤーの報告によると、一九一〇年七月に一二人だった収容患者は、その年の九月には九〇人になり、このため収容所には急遽、幅六メートル、長さ二〇メートルの木造病棟を建設しなければならなかった(4)。しかし、収容所が手狭な状態は解消しなかった。また、アコノランガ周辺はツェツェバエが多く生息しており、収容患者が感染源となってさらなる被害の拡大も懸念された。そこでフライヤーは、別の場所に新たな収容所を設置しようと考えた。

ところが、そのフライヤーが急死してしまい、収容所の移設は延期となった。結局、アコノランガからニョン川を上流に行ったアジョスヘーエという場所に新しい収容所の建設がはじまったのは、一九一二年五月になってからだった。ネーゲレという軍医大尉の報告によると、実際に患者の収容がはじまったのは翌六月である(5)。この新しい収容所は、灌木を編み合わせて造った四つの病棟があり、それぞれ四〇〇平方メートルの延べ床面積を持ち、一棟あたり四〇人の患者の収容が可能だった。さらにこれらの病棟は、ネーゲレによれば衛生面にいっそう配慮した構造になっていた。

> 採光と換気のために、それぞれ四つの大きな窓のような開口部があり、それらは跳ね上げ戸によって完全に、あるいは部分的に閉めることができる。[……] 収容所の敷地全体は、ニョン川の氾濫時に冠水する場所から二五〇メートル離れたところにある。敷地は、その冠水地域から険しく切り立った丘

の上にあり、その丘は相対的に六〇メートルの高さがある。［……］収容所の周囲にはグロッシーナは生息していない(6)。

アジョスヘーエ収容所の隔離施設は、他の植民地の収容所には見られない二つの特徴があった。ひとつは、眠り病患者のほか、梅毒やらい病を患う住民も一緒に収容されたことである。これについては、カメルーン駐在の医師たちが、一九〇三年以来、とりわけらい病の病因論に取り組んでいたという事情があった。その過程で彼らは、らい病の発症が梅毒と関係あるのではないかと疑っていた。たとえば一九〇三年、カメルーンの総督府医師だったアルベルト・プレーンは、「カメルーン地域における、らい病に似た病気について」という論文を発表した(7)。そこに、パウル・エールリヒらが進めた化学療法の潮流が加わる。すでに指摘したように、眠り病の薬剤治療に関する研究は、梅毒のそれと密接に関わっていた。以上のような事情から、カメルーンでは梅毒、らい病、そして眠り病の患者が一か所に集められ、治療を受けることになったのである。

しかし収容所の図面を見るかぎり、らい病患者は完全に隔離されていた。それは、いうまでもなく当時の医学的な偏見、すなわち、らい病には高い感染力があるという誤った見解にもとづくものであった。もちろん、収容所医はらい病患者の診察にもあたる。だが、その病棟はネーゲレによると、あたかもひとつの独立した「村落のような敷地」の内部に造られ、これにより「らい病患者たちを、眠り病患者の収容所とは幾分離れたところで」収容することが可能になった(8)。

膨れ上がる収容者数

アジョスヘーエ収容所のもうひとつの特徴は、現地住民とドイツ人医師とが空間的にかなりはっきりと隔離されていたことである。ふたたびネーゲレの一九一三年一月の報告によると、ドイツ人収容所医の住宅が収容所から一キロメートル離れた丘の上に建てられた。そして、この場所には一九一三年四月までに、カメルーンに駐在するドイツ人動物学者の住居や、ヨーロッパ人旅行者のためのゲストハウスが相次いで建設された。いつしかこの丘はドイツ人たちから「ヨーロッパ人区画（Europaviertel）」と呼ばれるようになり、収容所の作業小屋二棟と治療・実験棟によって、現地人の患者が住む「収容所区画（Lagerviertel）」とは分離されていた。両地域をつなぐ道路は、一九一三年後半になってようやく完成した。[9] また、この二つの地域は、建造物の質によっても明確に分け隔てられた。「ヨーロッパ人区画」の建物がレンガ造りであったのに対し、「収容所区画」の建物はもっぱら灌木を組み合わせた粗末なもので、たいていは二年もたつと使用できなくなるほど老朽化が進んだ。[10]

一九一三年末までに、収容所では患者の急激な増加によって病棟の増設が繰り返され、その数は六一に達した。そして、収容された患者は一九一四年三月末に八〇〇人を数えた。このような状況のもとで、しだいに病棟の木造小屋は維持管理が困難になっていった。木造小屋は耐用年数が短いため、その修繕や改築に多くの労力を注がねばならない。軍医中尉ファルプは一九一四年一月二三日付の報告書のなかで、毎月約三棟の小屋を新しく建設しなくてはならないと述べている。しかし、それには現地の住民から建築職人を雇わねばならず、彼らの「怠慢のせいで」仕事が思うようにはかどらないことも多かったという。また、天災もこれに追い討ちをかけた。一九一四年三月二九日、アコノランガをこの地方特有の竜巻が襲い、収容所の木造小屋を軒並み破壊した。大半の病棟が大規模な修繕を必要とするなかで、本来の修繕作業にも支障が出て、数多くの重症患者が雨曝しのなかに放置された[11]。

このように、アジョスヘーエ収容所は無計画に患者を受け入れた結果、病棟の新設や修繕が思うように進まず、およそ「原住民の福祉」が保障されているとは言いがたい状況であった。だがこうした状況は、アコノランガ以外の感染地域においてもたいして変わらなかった。以下に、デュメ地区とノイカメルーンに設置された収容所をみてゆくことにしよう。

二　他の感染地域における収容所

デュメの収容施設――開設から閉鎖まで

デュメ地区でもモルンドゥと同様、フランス領コンゴからの眠り病感染者の流入によって被害が拡大した。しかしモルンドゥとは異なり、デュメの地方政庁はフランス領植民地との境界の警備を強化し、すでに確認された感染者は新たに建設する収容所に隔離することにした。なぜなら地方政庁は、両植民地間の活発な往来により、「南カメルーンの境界地域で、将来確実に、眠り病の爆発的感染拡大が起きる」と考えていたからである[12]。

収容所の建設地は、デュメの地方政庁に併設された病院の敷地内が選ばれた。というのも、ここは周囲が密林を開拓した農地に囲まれ、フランス領からの人の往来を監視できるからである。さらにこの地には、一九一一年に病院を拡張した際に建設された建物があり、それを収容所に転用することができた）。一九一二年六月三〇日、デュメの収容所は正式に開設され、当初六六名の患者が入所していた(13)。

デュメの収容所では、フランス領コンゴ出身の眠り病患者が多数治療を受けていた。しかしこの収容所は、ドイツ領内の感染地域からは遠く離れていたため、たいへん使い勝手が悪かった。デュメ駐在のシェーミッヒという医師は、一九一三年一月に総督府に対し、つぎのように報告している。患者は、感染地域からデュメの収容所に何日もかけてやってこなければならない。しかし「その道中、彼らはいろいろと危険な目に遭う。というのも、どこの村も眠り病患者である彼らを受け入れてくれないからである。その結果、患者はつぎつぎと途中で倒れていき、［……］ヒョウの餌食になってしまうこともある(14)」。

さらにシェーミッヒは、患者のデュメへの移送が困難を極めるのは地理的な遠さだけではないと、つぎのように主張する。「［原住民は］みな、眠り病患者の移送を拒む。たとえ人びとが自発的に検査を受け、また彼ら［身内］の患者を連れてきたとしても、自分たちでさらに遠くの場所へ彼らを連れていかなければならないことがわかると、彼らは一目散に逃げてしまう(15)」。

それでも、収容される患者の数は増加の一途をたどる。しかしこんどは、デュメの収容所そのものにも問題が発生した。収容しなければならない患者が増加したことで、既存の病棟だけでは対応できなくなったのである。シェーミッヒの報告によると、収容患者は一九一二年九月末の時点で二一七人、同年一二月末には二六四人に達していた。収容所は飽和状態となり、患者の監視もままならない状況に陥った。当然、そうなれば患者の生活環境も悪化する。シェーミッヒによると、当初五人の患者を収容するために造られた小屋には、定員オーバーの八人が押し込められた(16)。

こうしたなかで、シェーミッヒは一九一二年末、眠り病患者のデュメへの移送を断念し、彼らをアジョスヘーエと、一九一二年七月から「補助収容所」として建設されていたムビダロンクの収容所へ隔離することを決めた。さらに一九一三年四月には、モメンダンクにも隔離施設が設置される。このような設備の拡充にともない、デュメの収容所は一九一三年三月に閉鎖された[17]。

一九一二年七月八日、ニョン川上流に位置するムビダロンクにおいて収容所の建設がはじめられ、その年末には、すでにデュメに隔離されていた患者の入所がはじまった。ここに収容された患者は、一九一三年四月ごろには二六二人に達し、そのうち八六人がデュメの収容所の閉所にともない移送されてきた患者であった[18]。

ムビダロンク収容所と「死の行進」

ムビダロンクの収容所医の報告は、多忙のためだろうか、滞ることが多く内容も不充分なものが多い。たしかに、収容所は慢性的なスタッフの不足に悩まされていた。すでに一九一三年四月一日付の報告書のなかで、収容所を統括する軍医大尉シャハトマイヤーは、新しい病棟の建設のために森林を伐採する必要があるにもかかわらず、「労働力不足が常態化していることにより」仕事がはかどらない、と不平を述べている。そして、この新しい収容所も、患者数の増加によってすぐさま手狭になった。シャハトマイヤーによると、前述の八六人の患者のうち五〇人がムビダロンクでは収容しきれず、早くも一九一三年五月にアジョスヘーエへと送られた。つまり、数か月のあいだに彼らはデュメからムビダロンクを経て、アジョスヘーエと収容所を「たらい回し」にされていたのである。一九一三年後半には、収容患者三四二人のうち二四一人が、収容所の「用地不足」によりアジョスヘーエへ移された。[19]

収容所を転々とする患者の運命は過酷なものであった。アジョスヘーエの収容所医だった軍医中尉ファルプによると、一九一三年七月から九月にかけてムビダロンクから移送された患者一〇七人のうち、三四人が移送先で死亡した。それは彼自身も認めるとおり、「きわめて高い死亡率〔三一・七パーセント〕」だった。また、ファルプは一九一四年にも同様の統計を取り、一九一三年一〇月から一二月にかけて移送されてきた患者一二五人のうち、実に半数近い五七人（四五・六パーセント）がアジョスヘーエで命を落とした、と報告している。この高い死亡率の原因は明らかに、重篤の患者たちが数十キロにも及ぶ移動を強いられたことにあった。[20]

結局、ムビダロンクの収容所の建設は重症患者に「死の行進」を強いるものとなった。安易な収容所の建設と無計画な患者の受け入れが、犠牲者を増やすことになったのである。

ムビダロンクと並んで、デュメの収容所の機能を担う役割を期待されたのが、モメンダンクの収容所である。この収容所の建設が開始されたのは一九一三年三月のことで、すでに翌四月にはデュメに収容されていた患者の受け入れがはじまっている。この収容所は、ベトゥアとティナという集落を結ぶ往来の盛んな街道沿いに設置され、また当時感染被害のもっともひどかった地域から徒歩で二、三時間の距離にあった。

収容所医の報告書を読むかぎり、モメンダンクの収容所は人手や設備の面でムビダロンクよりもはるかに恵まれた環境にあった。シェーミッヒはモメンダンク収容所の開設とともに、軍医中尉としてこの地に異動となったが、彼の一九一三年七月一日付の報告書によると、収容所には三人のヨーロッパ人、すなわち彼と二人の衛生助手がつねに勤務していた。さらに、病棟として木造小屋がいくつか建てられ、そこには総勢六〇名ほどの患者を収容することができた。また病棟のほかにも、薬品室をともなう診察棟が併設された。モメンダンクでも他の収容所と同様、梅毒とらい病患者が収容されたが、彼らの病棟は病気の感染を防ぐためとして、眠り病患者の病棟とは二〇~九〇メートル離れた場所につくられた(21)。

モメンダンクの収容所が開設された当初、ドイツ人医療スタッフは現地住民の信頼をある程度獲得したようである。このことは、「人びとは、この新しい収容所にさっそく慣れていったが、この収容所はもっとも感染がひどい地域の［……］ずっと近くに設置された。しかし、まもなくその周辺地域からも［……］患者がやってきた(22)」という、シェーミッヒの報告から読み取ることができる。

老朽化する施設

一九一三年六月末の時点で、モメンダンクに収容された患者は一九二名にのぼったため、さらなる病棟の増築が行なわれた。しかし、その病棟は灌木の枝を束ねただけの粗末な構造だったために、ここでもやはり耐用期間の短さが問題となった。一九一三年一〇月のシャハトマイヤーの報告によると、病棟の多くがシロアリやシバンムシの食害に遭っており、もはやこの地域特有の暴風雨には耐えられない状態だった。そして病棟の屋根も、ゴキブリによって食い荒らされた。結局、シャハトマイヤーは既存の建物を使用することを断念し、新たな病棟小屋の建設を決断せざるをえなかった(23)。

害虫による建物の被害は、収容所の他の棟にも広がった。シャハトマイヤーは一九一三年の大晦日、薬品や生活物資を貯蔵する建物がシロアリの被害を受けて使えなくなったため、木造の小屋を新設しなければならなかった。[24] こうして開所からわずか八か月ほどのあいだに、モメンダンクの収容所はほぼすべての小屋を建て直す必要に迫られた。翌一九一四年に入ると、収容所医による報告もめっきり少なくなるが、おそらく彼らは第一次世界大戦前夜まで、害虫による被害と闘わなくてはならなかったものと思われる。

ここに収容されていた患者は、文字どおり「掘っ建て小屋」に住むことを強制された。いうまでもなく、そのような小屋が悪天候によって破壊されれば、彼らは雨曝しのなかでの生活を強いられることになった。結局、モメンダンクの収容所においても、「原住民の福祉」は収容所医が主張するほど実現していなかったのである。

カメルーンにおいて、最後に収容所が設置されたのはノイカメルーンのクンベであった。一九一三年一〇月、旧フランス軍の駐屯地を転用するかたちで、この地に眠り病患者の収容所が置かれた。この収容所があるカルノー地区は、サンガ川流域における眠り病感染地帯の北東端に位置し、この収容所には一九一三年一二月の時点で、すでに七〇～一〇〇人の眠り病患者が隔離されていたという。[25] しかし、これ以上のことは史料の制約もあり、不明なことも多い。

以上がカメルーンに設置された、眠り病患者のための収容所の概要である。アジョスヘーエ、ムビダロンク、モメンダンク、クンベの四か所に、合わせてどのくらいの眠り病患者が収容されていたのかについては、収容所医の報告が総じて杜撰なため、正確なことはわからない。しかし、すべての収容所のデータがそろう一九一三年末の時点では、カメルーン全土において九〇〇人程度の患者が隔離されていたと思われる。[26] すでに述べたように、カメルーン内陸部では、人手や財源の不足により実効支配が及ばなかったことを考えれば、この数字は驚くほど大きいものである。

植民地行政府や軍隊から特段の助力が得られないなかで、いったい医師たちはどのようにして、これほど多数の患者を収容所に集めたのか。以下では、眠り病患者の治療がどのように行なわれたのかを検証しながら、この問いに答えてゆくことにしたい。

三　眠り病患者の収容と治療──患者の発見

住民の逃亡

カメルーンで眠り病の収容患者が九〇〇〇人に達したからといって、この地域にドイツの実効支配が及んでいたとはいえない。それどころか、フリードリヒ・クライネの眠り病調査旅行やサンガ＝ウバンギ森林会社の例をみてもわかるように、カメルーンの植民地政府はつねに財政難と人材難に苛まれていた。さらに、内陸部にいたっては、本当に植民地統治が行なわれているのかさえもおぼつかないありさまだった。

そこで現場の医師たちは、まず現地住民との妥協のうえに眠り病対策を進めようとしたが、そうした試みはほとんど成功しなかった。ここでも、東アフリカなどで見られた住民の非協力的な態度が目立ち、医師は、自分たちが住民から嫌われていることを一度ならずとも思い知らされた。

トーゴ同様、住民の健康検査は「出張医」によって行なわれ、発見された患者は現地人「助手」の監視のもと、指定された収容所に移送される。しかしその出張医が到着するやいなや、住民の「受動的抵抗」がはじまる。ムビダロンク駐在の軍医大尉シャハトマイヤーが一九一三年四月に作成した報告書によると、彼が住民の検査のために、ある村へ入ろうとしたまさにそのとき、他の村落の住民が一斉に太鼓を鳴らして警告したため、検査するはずの住民はほとんどすべて森の中へ逃げてしまった。

そしてシャハトマイヤーは、さらにこう続ける。

住民たちに出会うことはあっても、それはほんの一部にすぎない。そのことは住居の数からすぐにわかる。そして他の住民が不在である理由を問われると、彼らは農作業か工場に働きに行っているという言い訳をする。あるいはまた、他の連中は「散歩」に出かけた、なぜなら私が来ることを知らなかったからだ、などと主張することもしばしばである。[27]

現地住民の抵抗が、直接ドイツ人を標的にした暴力行為となって表われることはあまりなかった。しかし、彼らはドイツ人医師に協力する「有色人の助手や、使いの者」[28]に対して、しばしば怒りの矛先を向けた。こうした現地人「協力者」たちは、単独で各地の村々をめぐり患者の発見と収容所への移送を担っていた。ある収容所医の報告によると、彼ら現地人「協力者」は「住民の側からの暴力を耐え忍ばなくてはならなかった」。さらに、彼らが住民たちに患者を移送するための準備に協力するよう求めても、住民がそのような要求に応じることはほとんどなかった。「それゆえ」と、この医師は続ける。「患者の移送にともなう困難を克服できるのは、経験豊富なヨーロッパ人だけである」[29]。

たとえ患者の移送が滞りなく完了しても、出張医は決して安心できなかった。なぜなら、一九一三年七月にシャハトマイヤーが指摘しているように、家族が患者を「カヌーボートで収容所からひそかに連れていってしまう」こともあるからだ[30]。また、アジョスへーエ駐在の軍医大尉ネーゲレの報告（一九一三年四月一〇日付）によると、収容所内で「死亡した患者の内臓が［……］ドイツに送られ、そこで缶詰に加工される」という噂が流れ、それにより多数の患者が脱走した[31]。収容所は警備も手薄だった。患者は自分の体力が許せば、いとも簡単に脱走できたのである[32]。

こうした状況下にあって、カメルーンの医師たちは収容所政策の厳格な実行を断念しはじめる[33]。その代わりに、彼らは現地住民に自発的な検査の受診を勧め、軽症患者にはアトキシルによる外来治療を行なった。住民の自主性に期待したこの方針は、さしあたり検査に来る住民の数を増やした。たとえば、シャハトマイヤーは一九一三年末に、つぎのように報告している。彼が一九一三年一〇月から一二月にかけてデュメ地区の集落を訪れたところ、六九八七人が彼の診察を受け、そのうちリンパ腺に腫れのある者が一六八八人、実際にトリパノソーマが血中から見つかった者が四三人いた。シャハトマイヤーは翌一九一四年初めにも調査を行ない、七〇〇〇人を診察して三〇〇〇人以上の患者を発見した[34]。

「穏便な」眠り病対策

デュメ地区の検査について、シャハトマイヤーは一九一三年九月に現地の地方政庁責任者とのあいだで、ある取り決めを行なっていた。それによると、検査に際しては、「原住民に対して特別な強制的措置を取ることは極力避ける」ことになっていた。この席で地方政庁の責任者は、すべての眠り病患者を収容所へ移送することは、この地区の社会的な実情からいって好ましくないと発言した。こうした行政府側の見解を、シャハトマイヤーは「充分理由のあるもの」として容認した。つまり、強制的な隔離政策を断念することによって、「［アトキシルの］注射をするために、全員ではないが、以前よりも多くの原住民がやってきた。それゆえ状況がさらに改善するという希望は、あながち的外れというわけでもないだろう」と考えたのである。[35] シャハトマイヤーは、東アフリカ駐在の医師ヘルマン・フェルトマンのように行政府と対立せず、穏健な外来診療という方策に積極的な意味を見いだそうとしていた。

ノイカメルーンにおいても、医師たちは収容所政策を中止する方針を打ち出しており、そのことが、出張医の診察を受ける住民の増加をもたらした。軍医大尉カール・レーゼナーは、一九一三年の四月から一〇月にかけて、クンベ収容所の周辺地域だけでも実に一万九〇〇〇人にのぼる住民の診察を行ない、二二四一人もの眠り病患者を見つけた。これほど多くの患者を例外なく一律に隔離することは大きな困難を生むだろうと、レーゼナーは主張した。そして、つぎのように現地住民の心境を説明してみせた。

カルノー周辺の人びとは当初、ヨーロッパ人を恐れるあまり医師の診察を忌避した。ところが、「われわれが彼らの悲惨な状況をなんとか助けたいと考えていることを知ると、彼らは勇気を奮い立たせ、信頼を寄せるようになり、そうなると村で検査を行なうたびに新しい面々が顔をそろえるようになった。そして現在では、住民の大部分が医師のところへやってくるようになった」。[36] さらに彼は、つぎのように主張する。現地の住民においては、「まずヨーロッパ人に対する信頼が醸成されなくてはならなかった。そして、それには忍耐と冷静さが不可欠であった。それゆえもし患者を、武装した暴力で駆り立て、収容所に隔離していたとしたら、これほど誤ったことはなかっただろう」。[37]

医師が考える「カメルーンとトーゴの違い」

レーゼナーによると、カメルーンの眠り病対策は他の植民地、とりわけ「小さいトーゴ」における対策とは、社会構造があまりに違うために優劣を比較検討することができない。つまりトーゴで行なわれている施策を、無批判にカメルーンで踏襲することは不可能である。

というのも、かの地［トーゴ］の患者の数を一〇〇弱とすれば、こちらでは一〇〇〇を優に超える規模だからである。そして数百人の患者を、長いあいだ平和的に統治してきた地域［トーゴ］において収容所に隔離することは、数千人もの人びと、しかもつい最近われわれの統治下に入った人びと、そしてすでに述べたように、ヨーロッパ人に対してまだ充分な信頼を寄せていない人びとを収容所に送り込むことよりも、はるかに容易なことなのである。[38]

レーゼナーは、トーゴではアトキシルを用いた外来診療に対して、不当にも低い評価しか与えられていないと考えていた。そして、カメルーンで行なわれるべきは、むしろ東アフリカにおける医療的な実践であって、患者を無理やり収容所へ押し込めることではないと主張した。レーゼナーがこの報告書を作成していた一九一四年二月初旬には、東アフリカにおける眠り病対策を主導していたクライネのカメルーン訪問が決定していた（ただし、前述のように実現はしなかった）。このことを考えると、レーゼナーはクライネの訪問に期待し、彼から東アフリカの現状を直接学ぼうとしていたことは明らかである。

もっともレーゼナーは、東アフリカで行なわれた施策のすべてを無条件に受け入れるつもりはなかった。彼は、東アフリカでツェツェバエ対策があまりに突出していることを批判し、まず医師がやるべきことはアトキシルを用いた治療であると主張した。それをノイカメルーンの実情に即していうならば、北部および西部への感染拡大を阻止することが急務であり、そのためにもまず患者の「治療」を重点的に行なわなければならないと、レーゼナーは考えたのである[39]。この点において彼は、むしろトーゴの医師たちと意見が近かった。

こうしてレーゼナーは、外来診療で感染の拡大を阻止しようと考えた。だがこの施策も、さまざまな困難に直面したために、カメルーン全体で思ったほどの効果を上げなかった。そうした困難の大半が、ドイツの植民地統治が確固たる基盤を持っていなかったことに起因していた。たとえば、患者の負担を考慮し、遠隔地の住民を収容所へ移送しないのならば、逆に遠く離れた地に住む患者の治療のため、医師が頻繁にその地を訪れなくてはならない。しかしそのようなことは、アジョスヘーエ駐在の軍医中尉ファルプによれば、「現在［一九一三年末］のところ、収容所にたった一人の医師しか配置されていないため実現不可能である[40]」。

果たされなかった現地住民との「約束」

モメンダンク収容所近辺のもっとも感染がひどい地域には、医師が二週間おきに診察に訪れていた。その際、医師はあらかじめ作成しておいた「患者リスト」に記載された住民に対してアトキシルを投与した。この地域を担当するシャハトマイヤーは、住民は自発的に治療にやってくるが、「この地域を訪れるヨーロッパ人［医師］は、いつも治療中の患者すべてに会えるというわけではない。［……］地方政庁の側から、該当する首長に宛てて発せられる［患者を診察に出頭させせよ、という］命令は、必ずしもこちらが望むようには守られていない[41]」と報告している。

また、ムビダロンク収容所において、シャハトマイヤーは一九一三年に二人の眠り病患者にアトキシルを投与したあと、症状に改善が見られるとして彼らを退所させた。そして彼は患者たちに、退所後も定期的に治療を受けるよう指示した。こうした外来診療を導入することでシャハトマイヤーは、「将来的に患者が、まもなく故郷に帰ることができるということを知り、医師の治療を自発的に受けるのではないか」と期待していた[42]。だが、彼は裏切られた。約束の二週間後に二名の患者は来なかったのである。そのあと二か月が経過しても、彼らからは何の連絡もなかった。この状態を見た収容所医ハウシュは、一九一三年一〇月一七日付の報告書のなかで、「外来診療はさしあたり失敗に終わった」と記した[43]。

ノイカメルーンの村々でも、検査に訪れる出張医はあまり歓迎されなかった。一九一四年一月、カルノー駐在のある総督府医師の報告では、「白人」の男性に対する不安によって、現地住民の検査忌避があとを絶たず、迅速かつ合理的な眠り病対策が著しく妨げられているのだという。しかしそうした住民の逃亡に対して、現場の医師が取りうる対策はごく限られていた。レーゼナーによると、「人びとは一回目の注射のあと、しばしば二回目の投与を忌避しようとする」ため、アトキシルの連続投与は断念され、投薬は患者一人につき一回とされた[44]。

アトキシルの「予防的投与」

その際にどれほどの薬剤が投与されたのかについて、レーゼナーは報告書のなかで言及していない。だが、治療効果を高めるため、二回に分けて投与する場合と比べ、かなり多量のアトキシルが一度に使われた可能性がある。実際、レーゼナー自身、そのことを裏づける報告をしている。

しかし、アトキシルを二回に分けて注射するという治療法は、まもなく一回で投与する方法に改められた。それにともなう身体的苦痛、たとえそれがどんなに小さな苦痛であっても、ニグロはそれを忌避しようとするので、彼らを二回目の注射に連れてくることは不可能である。［二回に分けて投与する際の］半分の投薬量ではまったく意味がないので、本来二日間で投与すべき量以上のアトキシルを、一度に投与することにした。こうした注射［方法］に、患者はおおむね耐えることができた。しかしいくつかの症例において、私は厄介な副作用が発生するのを目撃した。投与のあと五〜一二時間でひどい下痢と、激しい体の痛みが出てきた。モルヒネを内服させ、体を温めることで、そうした苦痛は治まった。この治療効果は、アトキシルを二回に分けて投与したときと変わらないように思える(45)。

この報告からうかがえるのは、たとえ外来治療であっても、眠り病患者は砒素を含む薬剤を投与されたあと、激しい副作用に悩まされていたということである。さらに、ノイカメルーンで顕著だったのは、血液やリンパ液の顕微鏡検査を行なわないうちに、住民にこの危険な薬剤が投与されていたことである。すでに一九一三年二月、軍医中尉フィラレーテス・クーンは、ノイカメルーンでの調査旅行を終えたあと総督府に、「顕微鏡検査による裏づけを待たずに」すべての住民に薬剤治療を行なうべきであると提案していた。なぜなら、カルノーのようなひどい感染地域では「すべての人間がすでに［眠り病に］冒されているか、近いうちに冒されるだろうからである(46)」。

そして、この提案はただちに実行に移された。レーゼナーは一九一三年一〇月の報告書に、彼が診察

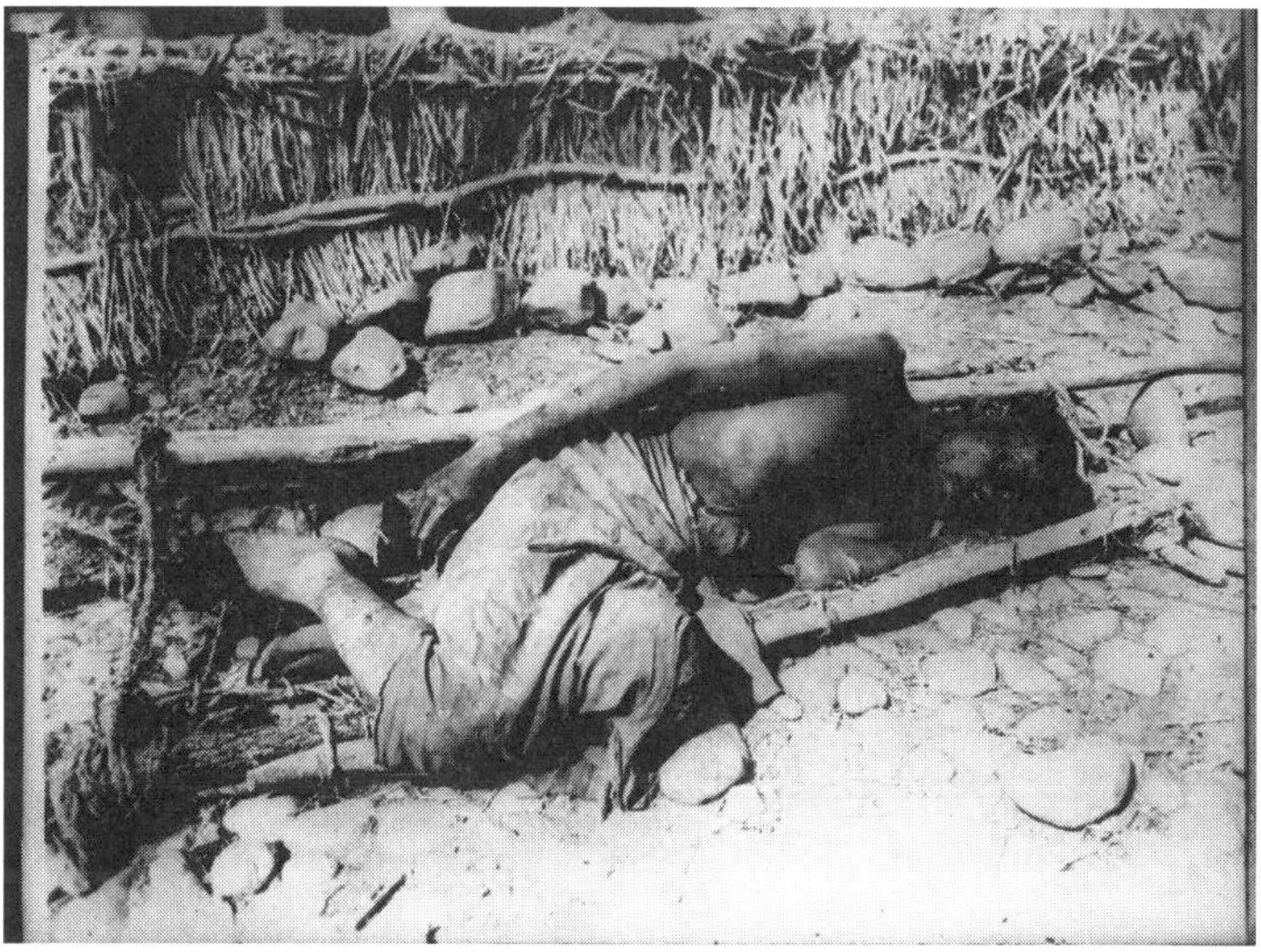

図版7　眠り病患者。症状が進み嗜眠性脳炎を引き起こしている。

を行なった村の住民にはすべてアトキシルを投与した、と記している。その際、「診察を行なった者のうち、かなり多数の症例においては［顕微鏡を用いた］検査を繰り返し行なうことは、もはや不可能だった」[47]。またカルノー駐在のある医師も、一九一四年一月につぎのように述べている。カルノー地区においては、アトキシルを用いた治療が行なわれるのは、まず住民から「［眠り病に］感染する機会を奪うため」であり、その場合「明らかなトリパノソーマ保菌者に対しても、そしてたとえわずかでも感染が疑われる者に対しても、治療を施している」[48]。

こうしたアトキシルの「予防的使用」を、ノイカメルーンの医師たちはつぎのように正当化した。つまりカルノー周辺では、場所によって罹患率は全住民の二四パーセントにのぼっており、もはや一刻の猶予も許されないというわけである。しかし、このデータはドイツの医師たちが独自に調査したものではなく、ドイツ割譲前にフランスが見積もった数字の単なる受け売りにすぎなかった(49)。

カルノーの住民には、フランス側の統計資料が残っているという、ただそれだけの理由で、感染しているかどうかに関係なくアトキシルが使われ続けた。たしかに当時はまだ、血液やリンパ液を顕微鏡で詳しく検査したとしても、感染の有無を正しく判定することは難しかった。しかし、ノイカメルーンの医師たちは、そうした顕微鏡検査をあえて行なおうとはしなかったし、また行なうこともできなかった。以上のことを考慮に入れるならば、この地域で感染者でもないのにアトキシルを投与された住民がかなりいたと主張することは、あながち的外れではないだろう(50)。

四　収容所における薬剤の人体実験

重症患者の苦悩

外来治療を導入し軽症者の隔離を断念したことで、結果的に収容所には多数の重症患者が残されることになった。カメルーンの現地住民も、たしかに軽症の眠り病患者が収容所に送られることには反発したが、他方で、彼らは眠り病が「[患者との]接触や性行為によって伝染すると固く信じていた」ため、重症患者はしばしばその村落共同体から邪険にされていた(51)。医師たちの報告書を読むかぎり、カメルーンの眠り病患者は東アフリカやトーゴと比べてもいっそう周囲から見捨てられる存在であった。

　この点について、デュメ駐在の医師シェーミッヒはつぎのように述べている。彼は、外来診療にやってくる現地人女性から、繰り返し「自分たちのいいなずけと結婚しても問題はないか」と尋ねられた。シェーミッヒによると、「［デュメにおいては］病気になった若い娘とは、かりに回復して収容所を出たとしても、もはや誰も結婚しようと思わない。また妻は夫から離縁され、実家に戻される[52]」という事情があった。たとえ婚姻が問題とならなくても、住民は重症の眠り病患者に冷淡な態度を示した。たとえばアジョスヘーエ駐在のネーゲレは、住民たちが「患者との接触をなるべく避けようとしており、その扱いは他の病気の患者よりもひどい」と報告している[53]。

このような医師たちの報告を総合すると、こと重症患者に関するかぎり、カメルーンの現地住民も収容所に送られることを容認していた。そして結果的に彼らは、ドイツの進める眠り病対策に「協力」したことになる。各収容所における「自発的入所者」の数がそのことを物語っている。ネーゲレは一九一三年四月一〇日付の報告書のなかで、その年の三月末までにアジョスヘーエに収容された患者について、「すべての患者は自発的にやってきたか、あるいは親類や首長によって収容所に連れてこられた[54]」と述べている。また、シェーミッヒもデュメ収容所の様子について、「新たに入所した患者は、いずれも自発的にやってきた。しかし、そのなかでかなりの人数が［……］その村の住民によって病人として連れてこられた[55]」と主張する。

外来治療の導入によって、隔離される患者は、家族や知人の手助けがなければ収容所に来られないような重症者ばかりとなった。そうした患者たちは、もはや「長く持続するような回復は見込めない」状態で[56]、最後に彼らに待っていたのは孤独のなかで迎える死であった。つまり収容所に隔離された大半の患者にとって、ふたたび生きて収容所を出る可能性はほとんどなかったのである[57]。だが収容所医は、そうした重症患者を決して静かに死なせることはなかった。医師たちは相変わらず、治る見込みのない患者にアトキシルを投与し続けたのである。外来診療と同様に、診断はしばしば外見上の症状から判断され、顕微鏡を用いた血液検査は貴重な時間と労力の無駄であるという理由から行なわれなかった[58]。

複数の薬剤を用いた「実験的投与」

さらに収容所医は、アトキシル以外にもさまざまな砒素を含んだ薬剤を、患者に対して実験的に投与した。たとえば軍医中尉ファルプによると、アジョスへーエの収容所ではアトキシルのほかに、サルヴァルサンなどの薬剤が「報告書を作成する目的のため」だけに使われた。しかも、その効果が「患者の最期を多少引き延ばすことができる程度」のものであることを知っていながら、医師たちはそうした砒素化合物が患者の身体に与える影響にのみ関心を持ち、病状の観察を続けた[59]。

また軍医大尉ネーゲレは、アトキシルのほかにサルヴァルサンとトリパサフロールという薬剤を併用していた。このうち後者を用いた治療では、患者に不快感、身体の痛み、嘔吐や下痢といった副作用が現われ、症状が改善することは「ただの一例も」なかった。サルヴァルサンを使用しても状況が改善しないのは、いつものことだった。ある七歳の子どもは、サルヴァルサンを投与されたあと容体が「見る見るうちに」悪化し、絶命したという[60]。

このような副作用は、当然のことながらアトキシルを使用した場合でも頻繁に発生した。他の植民地と同じく、カメルーンもその例外ではなかった。ある医師の報告によると、一九一〇年九月から一九一三年六月にかけて、アジョスへーエおよびアコノランガ収容所では少なくとも一〇人の患者が、アトキシルが原因で失明した。また、デュメでも一九一二年七月から一九一三年一二月の間に、八人の視力が完全に失われた(61)。

以上を踏まえると、カメルーンにおける眠り病患者の治療はつぎのように要約することができる。

植民地の統治基盤が安定しないカメルーン内陸部では、早々に全感染者の収容所への隔離が断念された。このことは東アフリカ植民地でも見られた現象である。だが、東アフリカとは異なり、カメルーンの医師たちはアトキシルを用いた治療に飽き足らず、重症患者にさまざまな薬剤を投与して、その反応を観察しようとした。そして、カメルーンの現地住民の行動様式、つまり彼らが重症患者を忌み嫌って村落共同体から放逐し、面倒を見ようとしないことも、人体実験を行なう医師にとっては好都合であった。収容所には家族や共同体から見捨てられた非常に多くの重篤な患者が集められ、医師は彼らに危険な薬剤を投与し続けた。当然それは、収容所における高い死亡率の原因となった。

収容所医たちにとって、患者はもはや「治療の対象」ではなく、薬剤の毒性を確かめる「試料」でしかなかった。また彼らは顕微鏡検査を通じて、患者の血中にトリパノソーマがあるかどうかも確認しなかった。つまり医師たちにとって、眠り病は「病原体の問題」(ウォールボーイズ)ですらなかったのである。

五　収容所における食糧難とハウサ商人

眠り病患者たちは、収容所でどのような生活を送っていたのだろうか。ここでは、収容所医の報告をもとに考えてみたい。

収容所の食糧事情

すでに述べたように、カメルーンの収容所に隔離されている患者は、その多くが重症者であった。それゆえ、患者が自発的に耕作に励み、食料を自前で調達することは不可能だった。また、彼らの多くは家族や共同体の仲間からも見放されていたため、縁者による食料の供給も期待できなかった。この点でカメルーンの収容所は、東アフリカやトーゴに比べて、よりいっそう収容者の栄養状態について注意を必要とした[62]。アコノランガ収容所の軍医大尉フライヤーは、すでに一九一〇年一〇月の段階で、収容所政策の成否は患者に「充分な食事を無償で提供できるかどうか」にかかっている、と述べている[63]。

しかし、アコノランガにおいて、このことが徹底されたとは言いがたい。というのも、この収容所がアジョスへーエに移設された際、軍医大尉ネーゲレはつぎのように述べているからである。アコノランガの収容所が失敗したのは、患者への食料の供給が不充分で、全収容者の五〇パーセントが逃亡したからである（当時はまだ自分で動くことのできる軽症患者が多かった）。それに対し、新しいアジョスへーエの収容所は「以前に比べて支給される食事の質は改善され、量も増えた」。その結果、一九一二年の七月から九月までの逃亡者は、全入所者のわずか一パーセントだったという。収容所の栄養状態が改善したのは、収容所において食料を生産または購入するようになったからである。ネーゲレの報告によると、収容所は周辺の現地人農民から落花生、キャッサバ、ヤシ油、コメ、棒鱈、そして肉や牛乳などを買い付け、患者に配給した。くわえて収容されている患者は、収容所の敷地内にある畑から「好きなだけトウモロコシを取っていくことができた」[64]。彼らは自分たちで食料を調達する必要がなく、「わずかに簡単な清掃作業に従事するだけ」で、それを手に入れることができた。

収容所の敷地内の畑で農作業に従事するのは、やはり周辺に住む（眠り病患者ではない）現地住民であった。彼らは報酬として一二マルクを一括して受け取ると、収容所内の畑を耕して患者のために食料を生産した[65]。彼らが一二マルクの賃金でどれくらいの期間雇用されたのかは、史料の制約もありはっきりしたことはわからない。しかし、あとに述べるように、その報酬は現地住民を満足させるものではなかった。また、人手不足から収容所は、そうした作業員の分まで食事を用意することができず、彼らは週末になると自宅へ戻り、週明けに自分の食べる一週間分の食料を持ち込こんだ。

ネーゲレは収容所がアジョスへーエに移動したことで、「原住民の福祉」が増大したことを強調している。だが実際は、彼の考えるほど事態は順調に進まなかった。一九一三年の初頭、周辺地域からの農産物の納入が滞り、収容所は「きわめて深刻な」食料不足に陥ったのである。これについてネーゲレは、現地アコノランガを管轄する地方政庁の責任者が、頻繁にこの地を留守にしたことを原因にあげている。そして、その責任者が任地へ戻って現地住民に対する監視を強めると、彼らはふたたび収容所の出す要求に応えたという。ネーゲレは、「［一九一三年］三月末にアコノランガの地区長リーベルト氏が帰還して初めて、［食糧事情に］変化が現われた。またそれと同時に［収容所への］労働力の供給も改善した」と報告している。[66]

このことからわかるように、収容所周辺の現地住民は、決して自発的に食料や労働力を提供したわけではない。それどころか彼らは、自分たちが収容所の施策に不満を抱いていることを隠そうとはしなかった。それは食料や労働力の徴発に対する、いわゆる「受動的抵抗」となって表われた。

そうした現地住民の「受動的抵抗」を、ムビダロンクの収容所医たちは目撃している。軍医大尉シャハトマイヤーは、一九一三年四月一日付の報告書のなかでつぎのように述べている。現地住民はキャッサバ、落花生、甘藷といった食料品をドイツ人商人に売りたがっており、逆に収容所のような公的機関には出し惜しみする傾向がある。というのも、彼らが提供する農産物を「前者［ドイツ人商人］は、彼らにとってたいへん貴重な塩と交換してくれるが、後者［収容所］は対価を現金［のみ］でしか支払わないからである」[67]。物々交換が経済活動の大きな部分を占める地域では、現金の受け渡しがたいした意味を持たなかった。つまり収容所は、現地人農民の要求に応えることができなかったのである。

現地人商人（ハウサ）との連携

シャハトマイヤーは一九一三年四月の時点で、食料の調達が軍の協力を得て（つまり武力による威嚇によって）滞りなく行なわれていると報告している。だが、すでに五月になると、そうした威嚇にもかかわらず、必要とする食料が収容所に届かなくなるという事態が発生した。周辺の現地人農民は、作物はすべて他へ売り払ってしまったと口々に答えたのだという。それゆえ収容所は、まだ収穫時期を迎えておらず、熟してもいない農作物を提供してもらうしかなかった。収容所はブエアの総督府に対して現地人首長への圧力を強めるよう働きかけたが、結局、食料が安定して供給されることはなかった。[68]

モメンダンク収容所では、シャハトマイヤーの評価によると、患者の栄養状態は「おおむね良好」だったが、肉類の不足は深刻であった。そのため収容所は羊やヤギを飼育しようとしたが、いずれも手間とコストがかかり、うまくいかなかった。そこで、地域で活発な商業活動を行なっていた現地人商人（ハウサ）に、モメンダンク近郊への移住を促し、新鮮な食肉を提供してもらうことにした。

この現地人商人たち（ハウサ）は、西アフリカ一帯に緊密な商業ネットワークを持ち、その活動範囲は複数の植民地に及んでいた。シャハトマイヤーは、このハウサによる強固な商業網を利用することで「患者の需要にある程度応える」ことが可能になったと述べているが、現地人の商業ネットワークに依存しなければ、眠り病対策さえも立ち行かなくなるということを露呈する結果となった。[69]

食料調達の「救世主」か、感染拡大の「元凶」か？

それに加え、広大な商業ネットワークを持つ現地人商人たち（ハウサ）は、当然のことながら一か所に定住することはなく、ある地域から別の地域へと移動を繰り返していた。つまり、植民地行政府がいくら一か所に定住するよう促しても、彼らはそれを聞き入れなかった。この点において、行政府の彼らに対する評価はすこぶる悪かった。そして、定期的な検査を通じて現地人商人の健康を管理しようとする医師たちの目にも、彼らの振る舞いは眠り病の被害を拡大させ、必要な医療保健政策の遂行を妨害しているとしか映らなかった。一九一二年一〇月一日付の報告書のなかで、デュメ駐在の医療助手シェーミッヒはつぎのように述べ、彼らへの不信感を露わにしている。

> これに関連して、ハウサが眠り病の感染拡大に果たしている役割について、ふたたび言及しなくてはならない。この場合［……］ハウサはここ［デュメ収容所］へ治療にやってくるが、まもなくするとみな治療から逃げ、また逃亡を企てた。［……］感染したハウサが自発的に収容所に来ることは、ほぼ皆無である。［……］そしてこのことによって、ハウサは病気の蔓延に一枚嚙んでいるし、その対策も困難にしている。というのも、彼らはマカ［デュメ駐屯地の南方にある村落。眠り病の感染がひどかった］の若者を村から連れ出してしまうのである。そして、その若者の多くはトリパノソーマに感染している。彼らをふたたび見ることはまったくないといってよい。その集落で行なわれた健康検査で感染が見つかり、本来ならば治療すべき場合でも、再度照会してみると逃亡したと思われる者もいた。その村で彼らがどこへ行ってしまったのか、知る人は誰もいなかった。[70]

そのほぼ一年後、ノイカメルーンのクンベに駐在する軍医大尉レーゼナーは、つぎのように主張した。

> ドイツ人商館に勤める現地人従業員よりも厄介なのは、ハウサをめぐる問題である。彼らは［……］梅毒、淋病、らい病その他の感染症を撒き散らすことで有名である。しかし、このことはとりわけ眠り病について当てはまる。バヤ族［ノイカメルーンにおける、ある住民集団の名称］に病気をもたらしたのは、たいていの場合ハウサである。[71] 彼らはカルノーに最初に病気を持ち込み、最初にそれで死亡したハウサの者の名前さえも知っている。

これらの記述から明らかなように、カメルーンの医師たちは各地を転々とするハウサを眠り病対策の「敵」だと考えていた。しかしそうでありながらも、収容患者が必要とする食肉を確保するために、彼らの商業ネットワークに依存せざるをえなかった。その際、ハウサが定住生活を営んでいないことは不問に付された。この意味で、カメルーンの収容所政策はハウサをめぐってダブルスタンダードに陥っており、植民地行政府や医師たちの態度は矛盾していたのである。

収容所が食料の調達に苦慮するという状況は、この地域を襲った天候不順によっていっそう深刻なものとなった。一九一四年四月一日の報告書のなかで、軍医中尉ファルプは、前年末に「およそ一か月も早く」乾季が訪れたために、周辺地域が大凶作に見舞われたと述べている。さらに、地方政庁の協力にもかかわらず、収容所の患者に食料を供給することが困難となり、とりわけ脂肪分の多いヤシ油と落花生の不足が顕著だった[72]。ファルプはこの困難な状況をあくまで「一時的なもの」とみなしていたが、収容所の医師たちはこれ以降、現地人農民の「受動的抵抗」のほかに天候の問題も、収容所政策のリスク要因として考慮に入れなくてはならなくなった。

収容所の患者たちが「自発的に」農産物を栽培していた東アフリカやトーゴとは異なり、カメルーンにおいては収容所が自らの経費で、重症患者の食料を調達しなければならなかった。しかし、この方針が成功するかどうかは周囲の農民や商人の態度しだいであり、実際に彼らの非協力的な態度は収容所を窮地に陥れた。食料の供給が滞った収容所内部で患者がどのような反応を示したのかについては、医師の報告書を読むかぎりはっきりとはわからない。だがシャハトマイヤーによると、患者たちは食料不足に不平不満をこぼしていたようだ。

以上のことを考え合わせると、カメルーンの収容所では、薬剤治療とともに食料供給においても、結局は、重症患者という立場の弱い人びとにすべてのしわ寄せがいったと結論せざるをえないのである。

六　医師と患者と——断絶する「理解の地平」

展望なき薬剤治療

カメルーンにおける収容所政策は、すべての患者の隔離が断念されている点で、東アフリカ植民地のそれと比較しうるものである。東アフリカでも、基本的には患者の外来治療が中心であった。しかし、カメルーンが東アフリカと決定的に違ったのは、眠り病対策において患者を治療すること以外に目立った選択肢がなかったことである。東アフリカの医師ならば、たとえ収容所政策が失敗しても、ツェツェバエを駆除できれば眠り病の制圧を期待することができた。

そうした期待を、トーゴの医師たちもまた共有していた。眠り病対策の方針について、東アフリカの医師たちと激しく対立した彼らであったが、逆にいえば双方の植民地の担当者は、ともに眠り病をコントロールするという目標や期待があったからこそ、自分たちの施策にこだわり、また反対者を徹底的に攻撃したのである。しかし、そうした「情熱」がカメルーンの医師たちには欠けていた。つぎのような報告を読むとき、彼らは決して問題の解決（眠り病の制圧）にはつながらない薬剤治療を、ほかにやることがないゆえに漫然と続けていたことがわかる。

治療のほとんどは相変わらず、収容所に属しているヨーロッパ人が定期的に出張した際に、外来で行なっている[73]。

治療はいままでと同様、ほとんどが外来で行なわれており、その他の点でも以前とまったく変わらない[74]。

カメルーンの眠り病対策は最初から目標を失っていた。カルノー駐在のある総督府医師は、わずかに外来治療が眠り病の蔓延を予防するのではないかという期待を表明しているが、住民の治療忌避が横行しているなかにあっては、それもまた不可能であった。

苦しむ患者、罵る医者

しかし、そうした「情熱なき薬剤治療」が薬剤を投与される患者の負担を軽くしたかといえば、決してそうではない。かえって重症患者へ投与される薬剤の種類は増え、また、収容所間の無理な移動や食料不足が彼らの体力を容赦なく奪っていったことは、すでにみたとおりである。そうした状況のもとで、なんとか自分たちの苦しみを分かってもらおうと、患者は医師に必死で訴えかける。つぎに引用するのは、ある年配の女性患者が収容所医の一人に話したとされる内容である。

あなた方は、私たちからいったい何をお望みなのですか。どうか私たちを煩わせないで下さい。われわれはむしろ死んでしまいたいのです[75]。

だが、このような患者の思いが医師たちに伝わることはなく、それどころか、こうした訴えは、西洋医学という「文明の恩恵」を理解できない「頑迷さ」を示すものとされた。右の女性患者を、軍医大尉レーゼナーはつぎのように評した。

とくに歳を取った連中は男も女も、本来ならば当然、真っ先に物事の理解力が備わっていなければならないはずだが、実際は彼らがいちばん物わかりが悪い。[……] どこの村にも不平不満を言う連中がいて、彼らはその厚顔無恥によって [……] ヨーロッパ人を困難に陥れようと画策する。(76)

レーゼナーは最後まで、眠り病対策が成功しない根本的な原因は、現地住民の無知や無理解にあると考えていた。そのように彼が考えるかぎり、右の現地人女性の訴えが届くことはなかった。

この直後、ドイツは第一次世界大戦で敗れ、眠り病(アフリカからの撤退を余儀なくされる。それはドイツの植民地統治時代の終わりであるとともに、眠り病(およびそれに関する衛生事業)の直接の被害者であった現地住民との対話のチャンネルが途絶えたことも意味していた。つまり、ドイツ人医師の患者に対する差別的な眼差しとカメルーン住民の切実な訴えとは、永遠に交差する機会を失ったのである。

第8章　戦間期ドイツの眠り病研究
特効薬「ゲルマーニン」をめぐって

一　ヴェルサイユ条約とドイツの「熱帯医療」

「極悪非道」なドイツ植民地統治?

第一次世界大戦後に締結された一九一九年六月のヴェルサイユ条約の規定では、敗戦国ドイツの植民地はすべて連合国側に割譲されることになっていた。この条約は、ドイツによる植民地統治を「倫理的に非難すべきもの」と断罪し、同国から植民地を奪うことは「国際法上正当なこと」だとみなした(1)。そして、ヴェルサイユ条約の発効により、ドイツは海外領土のすべてを失ったのである。

ドイツの植民地支配が非人道的であったという連合国側の主張は、イギリス政府が大戦末期の一九一八年九月に公表した「外交青書」を根拠にしていた。それによると、一九〇四年にドイツ領南西アフリカで起こった「ヘレロ・ナマ戦争(2)」の際、ドイツは現地住民に対して不当な殺戮作戦を実行し、その悪行ぶりから「現地住民は、もはやドイツが植民地統治に復帰することを望んではいない」と結論づけた。

そこには、戦後の国際秩序からドイツの影響力を排除するという、イギリスの決意が表われていた。

一方、敗戦国ドイツの世論は、こうした連合国主導の領土分割やドイツ植民地統治に対するマイナスイメージの喧伝に対して激しく反発した。そして、第一次世界大戦後の国際秩序を打破しようとする動きとあいまって、いわゆる「植民地修正主義」がドイツで声高に叫ばれるようになった。(3)

この「植民地修正主義」が強調するのは、ドイツは一貫して「原住民の福祉」に関心を払ってきたということであった。それによると、ドイツはその優れた統治機構や科学技術によって現地住民の生活水準の向上に努めたが、連合国は不当にもドイツから植民地を「奪った」。植民地統治という事業からドイツを排除することは人類全体の「損失」であり、ドイツには植民地を取り戻す権利と義務がある、というわけである。

こうした「修正主義者」たちにとってドイツの「熱帯医療」の営みは、その植民地統治能力の高さを示す何よりの証拠だった。細菌学のローベルト・コッホや、薬剤研究の分野におけるパウル・エールリヒの活躍を考えれば、ドイツが植民地の現地住民の健康増進に尽力してきたことは明らかであるというのが、その主張であった。

医師が語る「植民地修正主義」

他方で「熱帯医学」に従事する医師たちも、「植民地修正主義」の動きに接近した。彼らは、植民地喪失後に自分たちの「研究の場」がなくなることを危惧した。そのような危機感から、医師たちは「熱帯医療」の文明史的な意義、つまり人類の「病に対する闘い」で医学が果たした役割について語りはじめた。

たとえば、トーゴやカメルーン、ニューギニアなどで長年植民地医として勤務したルートヴィヒ・キュルツは、一九一九年、『週刊ドイツ医学新聞』に寄せた論考のなかで、ドイツの「熱帯医療」を「人種を超え、原住民の福祉を第一に考えた［……］文化事業（Kulturarbeit）」であったと論じた。そして、その知見は「全人類にとって有益」なもので、ドイツ植民地での医療衛生事業は現地住民という「もっとも重要な労働力・経済力」を温存させる政策であったと結論づけた。(4)

キュルツによると、植民地統治とはヨーロッパによる恣意的な「搾取」ではなく、自分たちの優れた「文明」を「未開」の地に輸出することを通じて、人類全体の福祉の向上に寄与する「神聖な事業」である。それにドイツが参画できないのは、彼からすれば耐えがたい「不正義」なのだった。そして、キュルツのような「植民地経験」のある医師たちが競って自叙伝を執筆、出版しはじめたのも、この時代である。(5)彼らの組織化も進んだ。一九一九年にクラウス・シリングが中心となり「ドイツ植民地医師・海外医師連盟（ＶｄＫＡ）」が結成され、「植民地修正主義」のキャンペーンを大々的に展開した。もちろん、キュルツもそのメンバーの一人に名を連ねている。(6)

このように、ワイマール期ドイツの「植民地修正主義」は、「熱帯医学」に従事する医師たちを巻き込みつつ、ヴェルサイユ体制に対する批判的な言説を生み出した。そこでは、ドイツの植民地統治が人類全体の健康増進に貢献した、という一種の「普遍主義」が謳われた。そしてこの「普遍主義」は、一九一六年にドイツの製薬会社バイエルが眠り病の特効薬「バイエル二〇五」の開発に成功したとき、その正しさが証明されたかに思われた。折しも第一次世界大戦の火蓋はすでに切って落とされており、ドイツ植民地の大半は連合国側の手に落ちていた。

二　眠り病特効薬「バイエル二〇五」の開発

秘密裏に行なわれた新薬開発

一九一六年、レーヴァークーゼンにあるバイエル社研究所のベルンハルト・ハイマン、リヒャルト・コーテ、オスカー・ドレッセルという三人の研究者が、砒素化合物によらない眠り病治療薬を開発した。すでに一九〇四年、エールリヒとその弟子の志賀潔によって「トリパンロート」という薬が開発された際、砒素化合物以外にもトリパノソーマを死滅させる物質があることはわかっていたが、その具体的な化学組成は不明のままだった。右の三人は、その組成が複雑な尿素結合にあることをつきとめ、創薬に成功したのである(7)。この新薬の名称「バイエル二〇五」は、彼らが二〇五回の試行錯誤のすえ、ようやくその合成に漕ぎ着けたことを意味する。

砒素化合物を含まないということは、それに由来する重い副作用を回避できるということである（ただし、この薬剤もまた副作用のリスクがあることは後に判明する）。すでに述べたように、植民地統治時代の医師たちはいつもこの問題に頭を悩ませていたので、バイエル社の新薬に大きな関心を寄せた。ひょっとすると、これで眠り病を克服できるかもしれない。アフリカに滞在経験のある者はみな、そう期待した。薬物による眠り病の克服。それは彼らの悲願であり、また「植民地修正主義」への有力な援護射撃になると思われた。

「バイエル二〇五」が開発された当初、化学組成などの情報は非公開とされた。これはあとに述べるように、ドイツの科学的功績が戦後賠償として連合国に接収されてしまう恐れがあったためである。知的財産権が保障されないなかで情報を開示すれば、連合国の製薬会社が製造に成功するかも知れない。バイエル社は徹底した秘密主義を取った。薬の開発自体は一九一六年のことであったが、そのあとドイツ国内で家畜を使った動物実験が秘密裏に繰り返され、薬効の確認がなされた。

そして一九二〇年三月、この薬剤「バイエル二〇五」が初めて人体に投与される。スペイン領フェルナンド・ポー島（現在のビオコ島）から帰国したドイツ人がトリパノソーマに感染していることがわかり、新薬の「実験台」となった。ただし、このときはこの患者が途中で逃亡したため、詳しい薬効を調べることができなかった。医学雑誌などを通じて新薬開発が公になったのは、その年の八月だった[8]。

一九二一年に入ると、二例目の人体投与が行なわれた。アフリカから戻ったあるイギリス人が、眠り病に感染していることが判明したのである。当時、リヴァプールの熱帯医学研究所がバイエル社に新薬の提供を要請したが、同社がこれを断ったため、このイギリス人はハンブルクで治療を受けることになった。「バイエル二〇五」の投与がはじまると、このイギリス人の血中トリパノソーマは瞬く間に消滅した。治療を担当した医師の報告によると、この患者は「完全に治癒したようだった」。しかしこのイギリス人も、「素人判断で」症状が改善すると故国へ帰ってしまい、その後の経過を観察することができなかった[9]。とはいえ、ドイツではこの症例が公表されると、新薬が成功したと考えられた。

ドイツ人医師、ふたたびアフリカへ

ドイツの医学界では、さらなる薬効を確かめるため大々的に人体への投与を行なうべきである、という声が上がった。しかし、それにはトリパノソーマに感染したアフリカ人を対象としなくてはならない。というのも、この病原体に感染するヨーロッパ人は稀で、基本的に眠り病はアフリカの現地住民の問題だからである。そこで、ただちにアフリカへの新薬「バイエル二〇五」の輸出が検討された。

問題は、誰がアフリカで新薬を投与し、データを収集するかということであった。いうまでもなく、第一次世界大戦後のドイツには、自国民が自由に往来できる海外領土はなかった。薬剤の実験は、連合国が領有する植民地および委任統治領で行なわれなければならない。しかし、ヴェルサイユ体制のもとで、ドイツ人がイギリスやフランスの植民地へ立ち入ることは厳しく制限されていた[10]。また、連合国との関係でドイツの知的財産権が充分に保護されない可能性もあった。つまり、ヴェルサイユ条約第二二六条の規定によると、ドイツは石炭や染料などの天然資源のほかに、化学合成物のような工業原料なども、必要に応じて「賠償の用に充てることに同意した」ことになっていたのである[11]。

「バイエル二〇五」の功績を独占し、連合国による模倣品の製造を阻止したいドイツは、つぎのことをイギリスに認めさせる必要があった。まず賠償を口実に新薬を接収しないこと、そして新薬の研究を行なうドイツ人医師に渡航の自由を保障することである。交渉は難航することが予想されたが、ドイツにとって、それは避けては通れない道であった。

ドイツの医師たちは、「バイエル二〇五」をヒトおよび動物双方のトリパノソーマに投与し、人間だけでなく家畜にも蔓延する病気を一気に撲滅したいと考えた。新薬の効用を確かめるには、調査地域としてヒトと動物の双方がトリパノソーマ病に感染する場所を選ぶ必要があった。そこで候補地としてまずあがったのが、アフリカ中南部に広がるイギリス領植民地であった[12]。

ドイツ外務省は、薬剤の詳細を秘密にしたまま、調査旅行の実施をイギリス側に打診した。ドイツはまず、バイエル社のロンドン支店幹部をイギリスの医療関係者に接触させた。ドイツ側の懸念とは裏腹に、イギリスの医学界はこの調査旅行を科学的見地から歓迎した。眠り病の病原体トリパノソーマを発見したデーヴィッド・ブルースは、第一次世界大戦中にイギリス王立熱帯医学会会長を務める重鎮となっていたが、バイエル社の打診に対し、「ドイツ人であれ、イギリス人であれ、科学上必要な助言は行なってゆく」と、協力を惜しまない姿勢を示した。そして、疑問があればいつでも自分を訪ねてほしいと述べ、さらには、調査地域をローデシアにしてはどうかという提案まで行なった。また、イギリス植民地省の医療専門官ジョン・ブラッドフォードも、バイエル社の提案する調査旅行に大きな期待を示した。そして「この件でイギリスの専門家は、政府の公式的な立場がバイエル社側に有利になるよう働きかけることができる」と述べ、協力を約束した[13]。

こうした医療関係者の働きかけが功を奏し、早くも一九二一年九月に在ロンドンのドイツ公使館は、イギリス外務省からドイツ人医師の北ローデシア（ニアザランド）への渡航を認めるという通知を受け取った[14]。

クライネの調査旅行

他方で、それより少し前の一九二一年五月、ドイツ政府内部では外務省と、植民地省から名称が変わり海外領土の残務整理を担当した復興省、およびバイエル社の出席する会合が開かれ、調査旅行に派遣する医師の人選を行なった。そして、かつてコッホの調査に同行し、そのあと東アフリカの眠り病対策を指揮したフリードリヒ・クライネを団長とする調査チームが結成された。これには陸軍軍医少佐のヴァルター・フィッシャーと、のちにクライネ夫人となるハンナ・オッケルマンが、顕微鏡検査担当の医療助手として同行することになった(15)。

クライネは、調査旅行では新薬「バイエル二〇五」の臨床実験に集中することにした。それは、この薬剤がドイツ国内での実験で優秀な成果を上げていること、限られた時間ではあまり多くのことに取り組まないほうがよいという判断が働いてのことだった。彼には、東アフリカに滞在していたころの苦い経験があった。クライネはかつて、コッホの後任として眠り病対策にあたったが、「あれもこれも」と衛生政策の手を広げ、結局、ほとんど何も成果を上げることのないまま第一次世界大戦を迎えたのである。実際、今回も複数の製薬会社が自社製品をアフリカで使用するよう働きかけたが、クライネはすべて断った(16)。

一九二一年一〇月一五日、クライネら調査団の一行はハンブルクを出発、ケープタウン経由でローデシアに入った。イギリス領に入った彼らを、現地の植民地当局者は歓迎した。クライネはローデシア到着直後、バイエル社に「イギリス領内での調査研究について、何かしら克服すべき困難があるとは思えない」と書き送っている。その後、ツェツェバエや眠り病の患者が少ないことを理由に、一行はローデシアを離れベルギー領コンゴへと向かうが、クライネはそこでも、ベルギーの当局者から「心のこもった歓待を受けた」。調査旅行が終了する直前の一九二三年一月に本国で「ルール占領」が起こり、ドイツとフランス・ベルギーとのあいだに緊張が走ったが、彼はベルギー政府から身の安全を保障するとの確約を得た。クライネはドイツ本国からも、万一の事態に備え新薬の廃棄を準備するよう指示されていたが、まったくの杞憂であった[17]。

ベルギー領コンゴにおいて、クライネは九〇人近い眠り病患者につぎつぎと新薬「バイエル二〇五」を投与していった。薬効は、ドイツで行なわれた臨床実験を裏づけるものであり、「ほぼすべての患者の血中からトリパノソーマを除去し、その症状を改善することに成功した」。クライネによると、患者の血中に病原体が再発したのはわずか二例だけであった[18]。

これが単なるクライネの「自画自賛」でなかったことは、つぎのエピソードからも明らかである。ベルギー領コンゴでの調査を終え、ドイツへの帰路についたクライネ一行は、スペイン領フェルナンド・ポー島の植民地行政府からの強い要請で、一九二三年九月、この島にしばらく滞在することになった。スペインの植民地当局から新薬の効果を見せてほしいと懇願されたため、クライネは「バイエル二〇五」を患者に投与した。これが成功のうちに終わり、彼はスペイン人たちの尊敬の念を一身に受けた。それは、クライネの「熱帯医」としての輝かしい功績となった。一行がドイツに戻ったのは、一九二四年三月のことであった[19]。

ここで、クライネの調査旅行から見えてくる当時の国際関係は、どのようなものだったのだろうか。イギリスやフランスは、たしかにドイツがふたたび強大になることを警戒していた。ドイツ人が、かつてのアフリカ植民地への立ち入りを厳しく制限されたことはその表われである。しかし、イギリスとベルギーに関していえば、両国は外交と学術研究とは別物であると考えていた。そして、ドイツの開発した新薬の価値を冷静に見きわめようとしていた。そこにはかつての敵国の知的財産であっても、植民地統治のうえで有益ならば積極的に活用しようという、プラグマティックな姿勢がうかがえる。また、ドイツが終始恐れていた連合国による薬剤の接収も起きなかった。少なくともイギリスとベルギーには、その意図すらなかったといえるだろう。この件に関してドイツは、まったくの取り越し苦労をしていたことになる。

しかし、連合国側の強硬措置を恐れて過剰な反応をするドイツのほうには、新薬を外交問題と結びつけようとする意図があった。それは医学を利用した「植民地修正主義」であった。ドイツが「熱帯病」の撲滅に貢献できれば、植民地をふたたび領有する可能性が出てくるのではないか。イギリスのプラグマティックな姿勢からすれば、それは淡い期待でしかなかったが、ドイツ政府部内ではその実現可能性が真面目に議論された。以下では、クライネの旅行後、ドイツ国内で「バイエル二〇五」をめぐる議論がどのように展開されたのかをみてゆくことにしたい。

三　植民地再獲得の要求と「バイエル二〇五」

ハンス・ツァッへの「植民地修正主義」

「バイエル二〇五」を、植民地再領有の議論に結びつけようとするドイツ政府の意図は、すでに一九二一年前半にはみてとることができる。

ハンブルク植民地研究所付属・世界経済アルヒーフ[20]の館長フランツ・シュトゥールマンは、四月に復興省次官へ宛てた書簡のなかで、新薬開発についてバイエル社から報告を受けたとし、政府がこの薬剤開発に保証を与えるべきである、と進言した[21]。これに対し外務大臣ヴァルター・ジモンスは、「[ドイツが]『バイエル二〇五』という薬剤を保有していることは、われわれの植民地返還問題において意味のあることだと思われる」と関心を示し、バイエル社には外務省の関知しないところで新薬の「いかなる使用も控えるよう要請」した。つまり、バイエル社は新薬を使用する際に、まえもって外務省に報告し了承を得ることになったのである。すでに述べた、ドイツ政府およびバイエル社の極端なまでの「秘密主義」は、連合国との交渉を担う外務省の意向が大きく作用していた[22]。

一方、国内の植民地イデオローグや圧力団体は、「バイエル二〇五」の開発が公表された一九二〇年八月以降、政府に対し新薬を戦勝国との交渉材料に使うよう公然と要求した。たとえば、政府参事官で植民地勤務の経験もあるハンス・ツァッヘは、一九二一年八月一五日付の『アフリカ新聞』（旧ドイツ領植民地に住むドイツ系移民が購読）に論文を掲載し、そのなかでつぎのように主張した。アフリカを開発し経済的繁栄を実現させるためには、この地を経済的・文化的に改造することが不可欠である。しかし、「その改造は、単に技師、蒸気船、鉄道、電信［……］だけでは実現しない。そこには熱帯病研究が不可欠である[23]」。

ツァッヘは「熱帯医学」を、アフリカの現地住民が健康を維持し、労働力として経済発展に寄与するために必要不可欠な科学だとした。そして、他の「修正主義者」と同様に、ドイツの植民地が戦勝国によって不当に分割されたと考えていた。

われわれは保護領を奪われた――われわれが植民地支配において「無能」であり、その任にふさわしくないという理由で。またわれわれが「自分たちを慕ってくる人種［アフリカ人］の生存よりも、むしろ彼らの死滅のほうに関心がある」という理由で。(24)

だが、いまやドイツは「バイエル二〇五」という最大の武器を手に入れた。ツァッへは続ける。

バイエル二〇五はアフリカを教育するための鍵である。そして、その鍵はドイツの手中にある。［……］願わくは、敵［連合国］がつぎのことを認識するように。つまり、ドイツを抜きにしては世界文化の発展は危うくなるということ、そしてわれわれを世界の植民地化および文明化の過程から除外することは、有色人種に対する犯罪であるということを。(25)

すでに述べたように、当時ドイツはクライネの研究旅行についてイギリスと交渉中だった。ドイツ政府は、イギリスとの関係悪化を懸念して記事の掲載を差し止めようとしたが、海外向けの新聞記事ではそれができなかった。(26)ツァッへの論文は、いわば政府の検閲をすり抜けて公開されたものである。ツァッへは、植民地支配は宗主国の利益ではなく、アフリカの「文明化」に資することが必要であると説いた。こうした議論は、「植民地支配」が持つ暴力性を「文明」という衣を覆い隠したものであり、世論の共感も得やすかった。一九二三年一二月、復興省次官宛てに書簡を出した「植民地の友同盟」という圧力団体も、同様の論法でドイツ政府に強硬姿勢を貫くよう要求した。

〔新薬の開発は〕われわれが植民地を奪われたあとも、いかにわれわれが真面目にかつ徹底的に、植民活動における高尚な責務を果たそうとしているのかを示すものである。〔……〕これこそ、中央アフリカ全土が今後発展するか否かを決する鍵である。〔……〕アフリカの植民地事業からドイツを外すことは、甚だしい不正義である。〔……〕したがって、われわれはつぎのことを政府に要求する。それは、敵に対してアフリカ発展のための素材〔「バイエル二〇五」〕を提供するのは、彼らがドイツに植民地を返還することにより、アフリカの発展にドイツが参入することを保障する〔……〕ときに限る、ということである。(27)

政府・バイエル社・クライネの立場

こうしたいわゆる「植民地修正主義者」の議論に、ドイツ政府とバイエル社、さらにクライネはどのように反応したのだろうか。

これら三者はたしかに、「植民地修正主義」の主張に一定の共感を覚えていたが、完全には与しえない微妙な立場に置かれていた。まず政府は、植民地問題がこじれて対英関係が悪化し、それがドイツの国際的な評判を貶めるという事態は避けなければならなかった。つぎにバイエル社は、外国企業による自社製品の模倣を阻止したいものの、会社の過度な秘密主義が薬剤の販売に悪い影響を及ぼすことを懸念した。そして、クライネは医学者の立場から、外国の製薬会社による類似品の製造は遅かれ早かれ現実のものになると考えていた。結局、これら三者は、ドイツが植民地を不当に奪われたとする圧力団体の主張とはしだいに距離をおくようになる。

一九二四年一月、バイエル社の幹部は復興省次官に書簡を送り、新薬を外交交渉の道具に使うことに関する見解を明らかにした。このなかで幹部は、「［植民地の返還という］問題が連合国のあいだで検討される際に、ドイツがこの薬の開発によって、偉大な文化的成功を収めたのだと指摘するのは当然のことであると考えます[28]」と述べて、「植民地修正主義」の主張に一定の理解を示した。

しかし続けて、「バイエル二〇五を圧力の材料に使うことには承服しかねます。［……］新薬の化学組成や生産工程についてはわれわれの秘密が守られておりますが、いつ連合国側の化学者がそのプロセスを発見し、あるいは別の方法でその秘密を暴くかわからないからです[29]」と述べ、「バイエル二〇五」を外交交渉の道具に使うことには、会社として賛成できないとした。そして、この新薬に関心を持つ国々が「つねにわれわれへの依存から脱却しようと努力している」として、将来ライバル企業が出現しバイエル社の販路を奪うかもしれない、と強い調子で懸念を表明した。

また、クライネも同様の見解を示した。彼はアフリカでの調査旅行の経験から、バイエル社の新薬が「相当量連合国側の手に渡っており」、もしドイツ側が薬剤の供給を止めれば「熱心にその製造過程を模倣しようとするだろう」と考えた。クライネによると、実際イギリスのある企業は薬剤の化学組成を特定することに成功したという[30]。彼もバイエル社と同じく、新薬を外交交渉の切り札とすることには反対であった。

こうした製薬会社や専門家の見方を踏まえ、復興省はつぎのように指摘した。「ドイツは植民地を不当に奪われた」とする圧力団体の主張は、たしかに理解できる。だが、「もしドイツが政治的理由からバイエル二〇五の輸出を拒めば、連合国はあらゆるプロパガンダ手段を使って、嘲笑をもって全世界につぎのことを喧伝するだろう。すなわち、ドイツは原住民の福祉をつねに重視しているというわが国の主張が、いかに真実から乖離しているかということを」[31]。

北米でのドイツ批判

実際に北米では、医療を外交問題に絡めようとするドイツの姿勢に対し、マスメディアから批判の声が出はじめていた。たとえば一九二四年一月三一日付の『ニューヨーク・タイムズ』紙は、こうしたドイツの態度を「知性と誠意に欠けた」ものとして厳しく批判し、つぎのようにその覇権主義を強く牽制した。

そのような提案［「バイエル二〇五」を外交問題にリンクさせようとすること］が現在、国際的な信頼を取り戻すことが急務である国［ドイツ］からなされたことは、とくにドイツが引き起こした不信と破滅を苦々しく思っている人なら、誰しも理解に苦しむ[32]。

また批判の矛先は、バイエル社が新薬の化学組成を公表していないことに対しても向けられた。

［「バイエル二〇五」を手に入れることに対して］大きな代価を求めることは、総じて基本的で一般的に受け入れられた、医学および科学上の倫理と相容れない。この種の発見は、たしかにその発見者に名声をもたらすが、［その成果は］世界に向けて公開すべきであるし、もしそうしなければ審判は名誉ではなく、有罪を宣告するであろう[33]。

しかしこの記事は後半で、「ドイツにとって幸運なことは、ドイツ植民地協会［ＤＫＧ］はドイツ政府そのものではなく、［……］政府は協会が提唱するような邪悪な取引を拒絶するであろうと思われる」とあり、ドイツ政府が冷静な対応を取ることに期待を寄せている。

この点で『モントリオール・デイリー・スター』紙の記事は、より厳しい論調に終始している。『ニューヨーク・タイムズ』紙の記事と同じ一九二四年一月三一日、「ツァッヘ博士の異常性」と題した論説が掲載され、ドイツの外交政策に対して痛烈な批判が展開された。

この記事は、もし今後の外交交渉で植民地が返還されないときは、ドイツが薬剤の提供を拒むことも考えられるとしたうえで、その場合ドイツは、「アフリカ中部の人びとを長年苦しめている病気の治療が後退したとしても、その責任をすべて連合国になすりつけようと考えている」と論じた。そして、そうしたドイツの姿勢を「現代史における反ヒューマニズムの極み」という表現で断罪した。記事は、「もしカナダ政府が、要求する戦争賠償金が［ドイツから］支払われるまで、ドイツの糖尿病患者のために供給してきたインスリンの出荷を停止したならば、いったいドイツは何と言ったであろうか(34)」という一文で締めくくられている。

当然、この記事に、モントリオールのドイツ総領事館は慌てた。記事の掲載から五日後の二月五日、総領事はベルリンの外務省宛に書簡を送った。それを読むと、総領事館はドイツに批判的な意見がカナダ国内に広がるのを懸念していたことがわかる。

［ツァッヘに関する記事を読んで］私の見解からすれば、こうした記事は［……］政治的に大変不幸だということです。たしかにイギリス人はあらゆる政治問題において大胆不敵であります。しかし彼ら

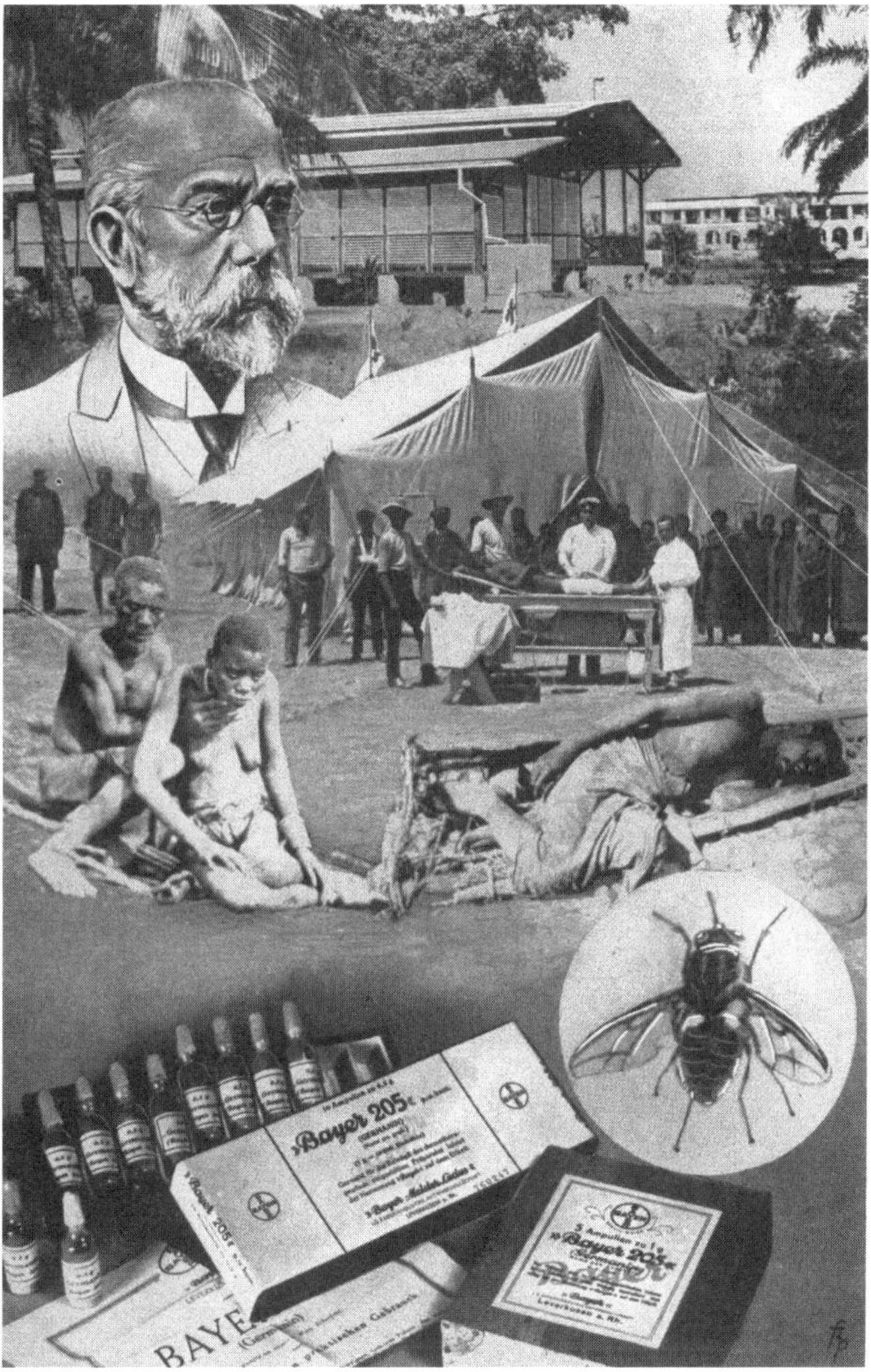

図版 8　コロニアル・プロパガンダのために制作されたコラージュ「ドイツ人医師たちによる眠り病対策」(1938 年)。コッホの研究と「バイエル 205」の開発が強調されている。

は本当の事実を覆い隠し、それを世論が満足するかたちで公に示すことを心得ているのです。[35]

総領事が恐れたのは、「ドイツ人は優れた学者であり技術者であるが、植民地統治のようなきわめて政治的な事柄には疎い」というような、ドイツに関するマイナスイメージが広がることだった。[36]

モントリオールの公使館の懸念を受けて、ドイツ外務省はツァッヘに、今後は露骨な「植民地修正主義」の主張を公にしないよう要請し、彼もこの要請を受け入れた。また、ドイツの植民地再獲得の必要性を公言していたハインリッヒ・シュネーやテオドール・ザイツら植民地総督経験者たちも、「バイエル二〇五」の政治的利用を煽るような言論は慎むことを確約した。[37] こうして、バイエル社の新薬が外交の道具に使われることは回避されたのである。

「ゲルマーニン」

このように、ドイツ政府は植民地再獲得の要求を対外的には取り下げた。しかし国内向けには、「バイエル社二〇五」が自国の輝かしい成果であることを積極的に喧伝した。その一例が新薬の名称変更である。当時外務省の対外通商代表だったルドルフ・アスミスは、新薬の名称を「ゲルマーニン」とすること、すなわち新薬が「メード・イン・ジャーマニー」であることを全世界に知らしめる、という構想を公にする。これに復興省の幹部も賛同し、ドイツ政府はバイエル社に商標の変更を働きかけることになった。[38]

これに対しバイエル社は、当初、海外で「バイエル二〇五」の名称が定着しているとして、両方の名称の併記を主張した。しかし政府の強い意向もあり、結局、「ゲルマーニン」という商標をヨーロッパ各国で登録することにした。この商標にはイギリスなどの反発も予想されたが、ドイツ側の懸念とは裏腹に手続きは滞りなく進み、一九二四年一月までに各国での登録事務が完了した。(39)

こうして「ゲルマーニン」と名付けられた新薬は世界中の知るところとなったが、ワイマール共和国期のいわゆる「協調外交」という枠組みのなかで、ドイツの国内世論の関心を集めるにはいたらなかった。この薬剤が俄然世間の注目を集めるのは、ヴェルサイユ体制そのものの変革を訴えるヒトラーが政権の座についてからである。ナチ期において「ゲルマーニン」はどのように扱われ、またどのように表象されたのか、以下にみてゆくことにしたい。

四　ナチズムと「植民地修正主義」——映画『ゲルマーニン』をめぐって

「指導者《フューラー》養成所」としての植民地

ワイマール共和国の協調外交に批判的だった「植民地修正主義」の陣営は、ヴェルサイユ体制の打破を掲げるヒトラー政権が誕生したことで、ようやく自分たちの長年の苦労が報われたと感じた。

ドイツ領東アフリカに軍医として滞在した経験があり、ナチ政権発足時に帝国枢密医療参事官だったエミール・シュトイデルは、つぎのように述べて新体制を歓迎した。アフリカにおける感染症対策は、「ヨーロッパ人に課せられた大きな文化的使命のひとつ」であり、「すでに第一次世界大戦以前から、ドイツ人は自らがその任務の遂行に適していることを証明してきた」。したがって「ドイツ国民にとって、いくつか植民地を持つことは必要不可欠である」。そしてシュトイデルは、ナチ政権がその人種主義的主張を植民地政策にも反映させるであろうと述べ、これを支持した。

ナチズムが体現する倫理的・人種衛生学的な基礎はアフリカの発展に不可欠である。［……］人種に誇りを持つ民族［ドイツ人］は、劣等人種とは混交しないが、その特性に理解を示す。そして彼らを（厳しくではあるが）正当に扱うだろう。［……］ゆえに彼ら［ドイツ人］は、低級な民族の模範となる。［……］ドイツの指導者《フューラー》を育成する場所は、植民地をおいてほかにはない。(40)

シュトイデルのこうした主張の背景には、大戦後の「世界分割」を主導した戦勝国への批判があった。ナチズムの人種主義はアフリカの「民族」や「人種」の固有性を尊重するものであるという彼の主張は、国際連盟の「委任統治」の思想、つまりアフリカの「未開人」はヨーロッパ人の施す教育によって「文明化」し、「文明人」と「同化」できるという、一種の「普遍主義」と真っ向から対立した。

ドイツにとって重要なことは、アフリカ住民の「教育可能性」ではなく、むしろその「人種」におけるヨーロッパ人との「絶対的差異」なのだ、とシュトイデルは主張した。アフリカの現地住民の文化的・民族的な特性を「尊重」し、そのうえで彼らの繁栄を実現するという「難事業」は、ナチ・ドイツにおいてのみ可能である。このようなシュトイデルの議論は、第二帝政期から続く「文明化の使命」論から、アフリカ人の「同化」や「教育可能性」という要素を脱落させ、代わりに「人種」概念を人為では越えられない「宿命」として、これに特別の意味を与えた。くわえて、他の植民地主義者と同じくシュトイデルにとっても、そうした固有の特徴を持つ諸「人種」の頂点には、いつもドイツ人が君臨することになっていた。[41]

映画『ゲルマーニン』とヒトラーの「生存圏《レーベンスラウム》」構想

ヒトラー政権の誕生を受けて、ドイツ国内では「植民地修正主義」の運動がかつてないほどの高まりをみせる。植民地の再獲得を望む声も大きくなった。ワイマール共和国期と違うのは、「植民地」の問題が、もはや一部のナショナリストだけの関心事ではなく、広く一般世論の注目するところとなった点である。医学や生物学の専門教育を受けていない人びとに、そうした関心を惹起するのに一役買ったのが、治療薬「ゲルマーニン」を扱ったプロパガンダ映画である。一九四三年五月、ヘルムート・ウンガーの小説『ゲルマーニン――あるドイツの偉業の物語』[42]をもとにした、映画『ゲルマーニン』が公開され大きな反響を呼んだ。

この映画のあらすじは以下のとおりである。ドイツ人医師アーヘンバッハ博士とその助手アンナ・マインハルトは、ドイツ領東アフリカ植民地で眠り病研究に従事し、新薬開発にこぎつける。しかし第一次世界大戦が勃発、まもなくアーヘンバッハの研究室は進駐してきたイギリス軍によって接収されてしまう。だが二人は新薬に関するデータをなんとか持ち出し、薬剤の開発と製造に成功した。

二人は大戦後の一九二三年にふたたびアフリカを訪れ、新薬の効果を確かめようとする。ところが、ドイツに代わって現地を支配するイギリス人と、彼らに唆された現地住民の妨害工作に遭う。臨床試験は困難を極めるが、新薬の効果を理解した現地住民は、しだいにアーヘンバッハに心を開くようになった。しかし、これに嫉妬したイギリスの植民地政府は、またしても突然彼の研究室に押し入り、新薬の入った箱をことごとく破壊した。アーヘンバッハの手元には、偶然難を逃れた新薬「ゲルマーニン」が一瓶だけ残った。そんな折、彼の臨床研究を妨害するよう指示を出したイギリス人行政官と、アーヘンバッハ自身が眠り病に感染してしまう。アーヘンバッハは一瓶しかない薬を行政官に投与し、自らは病に倒れる……。

この映画の主人公であるアーヘンバッハと助手マインハルトは、それぞれクライネとその妻ハンナをモデルにしている。しかし、眠り病研究に対するイギリスの執拗な妨害や、新薬の開発が第一次世界大戦以前とされていることなど、史実と異なる点も多い[43]。だがドイツの国内世論にとって、それは些細な問題でしかなかった。むしろ重要なのは、この映画がヴェルサイユ体制に対するドイツ人の不満を少なからず代弁していたということである。この映画を配給したウーファは、作品を紹介したパンフレットのなかで、「ドイツはアフリカ植民地の福祉に大きく貢献しているが、その手柄はみな列強が持っていってしまう。[……]しかしドイツこそが、植民地支配を行なうにふさわしい国なのだ[44]」と主張している。

一九三八～一九四五年のドイツにおける映画制作を扱った研究によると、当時のドイツでは国際情勢を反映して、イギリスを貶める映画が数多くつくられた[45]。『ゲルマーニン』もそうしたプロパガンダ・フィルムのひとつだったが、この映画においても、イギリス人は視野が狭く残忍な存在として描かれた。そしてそれは、イギリスの横暴に耐えつつ、新薬を通じてアフリカの現地住民を救おうとするドイツ人医師の、さらに残った薬剤を、自らの命も顧みず「宿敵」イギリス人行政官に与えたドイツ人医師の、

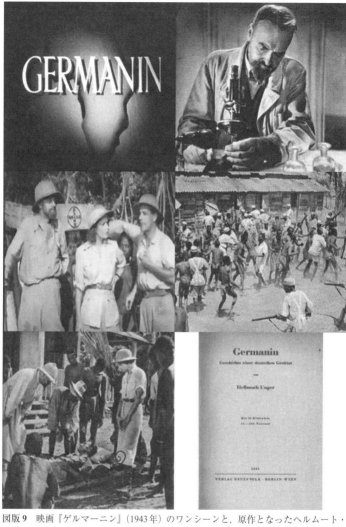

図版9　映画『ゲルマーニン』（1943年）のワンシーンと，原作となったヘルムート・ウンガーの小説『ゲルマーニン――あるドイツの偉業の物語』（1941年）の表紙（右下）

英雄的な行動と著しい対照をなしている。こうした構図はナチ幹部の気にも入ったようで、宣伝相ゲッベルスは「芸術的にも政治プロパガンダとしても一級品」と評価した。

　このように、ナチ期には眠り病治療薬「ゲルマーニン」が小説や映画の題材として取り上げられ、人口に膾炙するとともに、植民地再獲得やヴェルサイユ体制の打破を訴える主張に重要な論拠を与えた。その意味で、この新薬とそれに付与された表象は「植民地修正主義」の「大衆化」に大きな役割を果たしたといえる。「植民地」は、もはや一部の行政官、軍人または医者のものではなく、「普通の人びと」の記憶に共有されるようになった。

　しかし、「植民地修正主義」が盛り上がりをみせたこの時期、海外植民地の問題はナチ政権内部において「足手まとい」となっていた[46]。一九三九年に第二次世界大戦が勃発すると、ヒトラーの関心は東欧地域における「生存圏《レーベンスラウム》」建設へと移り、アフリカなどの海外植民地の獲得は後回しにされた。そして一九四三年二月、スターリングラード攻防戦でドイツ軍が敗北すると、ヒトラーは「ドイツ植民地協会」などの植民地団体の活動をすべて禁止する。これ以降、ナチ政権は悪化する欧州戦局の対応に追われ、海外植民地の獲得を検討することはなかった。自国の植民地で「ゲルマーニン」を使用するという医師たちの夢は決して実現することのないまま、ヒトラーの「第三帝国」は第二次世界大戦に敗れるのである。

　これまで本章では、ドイツが植民地を喪失した第一次世界大戦以降における眠り病研究の歴史を概観してきた。ドイツにとって、「植民地統治」の終わりは「植民地主義」の終焉を意味するものではなく、また「植民地医療」の終わりも「熱帯医学」の終焉を意味するわけではなかった。ドイツにおける眠り病研究は、特効薬「ゲルマーニン」の開発に象徴されるように、現実の植民地統治における種々の制約から解放され、医療保健政策としてよりも、むしろ学問的・専門医学的な性格を帯びるようになる。その一方で、こうした「純粋」医学的な研究は、植民地の再獲得を主張する「植民地修正主義」ないし「ヴェルサイユ修正主義」といった政治的な運動に、容易に絡めとられることにもなった。「ゲルマーニン」は、そうした政治的主張のシンボルとして利用された。

「植民地修正主義」の主張は、第一次世界大戦の敗北を屈辱だと考えるドイツの国内世論に抵抗なく受け入れられたが、ワイマール共和国がイギリスおよびフランスとの「協調外交」を掲げる以上、それが公式な対外政策として採用されることはなかった。しかし、「ヴェルサイユ体制の打破」を公然と掲げるヒトラー政権の誕生で、状況は一変した。武力による植民地再獲得の可能性が高まったと多くのドイツ人は期待し、それにともない「ゲルマーニン」はふたたび脚光を浴びた。それは、「植民地修正主義」の主張を歴史的に正当化した。こうして過去の「植民地医療」および「熱帯医療」の営みが、文学や映画作品の題材として選ばれ描かれるようになった。

だが、こうした「普通のドイツ人」の期待は裏切られた。何よりもヒトラー自身がアフリカなどの海外植民地の獲得に積極的ではなく、欧州での戦局が不利になるや、ドイツ国内では「植民地修正主義」の動きが封殺される。それにともない、「眠り病」や「ゲルマーニン」はもはや、ドイツにおいて政治的な意味を失った。(47)

ドイツは第二次世界大戦において完全な敗北を喫した。そのことで植民地を再度獲得する可能性はなくなり、人びとの歴史的記憶のなかからも「植民地」が抜け落ちてしまった。そして、「眠り病」や「ゲルマーニン」といった言葉はしだいに忘れ去られていった。人びとにとって「ドイツの歴史」とは「ドイツ国民の歴史」であり、「ヨーロッパの中のドイツ史」となった。人びとはコッホの結核菌に関する業績は知っていても、彼が危険なアトキシルをアフリカの現地住民に投与したことはほとんど知らない。結局のところ、「ナチズム」とは異なり、「コロニアリズム」は戦後（西）ドイツにおいて「克服されるべき過去」とはみなされなかったのである。(48)

終章　植民地の過去をめぐる「二重の忘却」

「文明」と「野蛮」

本書では、アフリカで蔓延する感染症「トリパノソーマ病（眠り病）」を目の当たりにした戦前のドイツが、その撲滅をめざして行なったさまざまな取り組みを概観しながら、同国における植民地主義のあり方を考えてきた。眠り病がヨーロッパの医療関係者の関心事となった二〇世紀初頭、ドイツは小さいながらも植民地を有しており、眠り病対策は、第一義的には植民地政策であり医療政策であった。当時のドイツにおける医学や細菌学のめざましい発展は、この病気の撲滅がそう遠くない将来に実現するだろうと人びとを期待させた。

病気の制圧とは、「未開の」アフリカにヨーロッパの「進んだ」科学文明を提供することで、「暗黒大陸」における「福祉の増進」を図るという、「崇高な使命」だった。その意味で、こうした「文明化の使命」論は、「遅れてきた植民地帝国」ドイツにアフリカを支配する正当性を与えた。植民地統治は、宗主国の身勝手な搾取であってはならず、現地住民の利益に資するものでなければならない。その際、科学技術という「文明」は、世界を隈なく開発しながら人びとの文明水準を高めることになる、という論理である。

感染メカニズムから、眠り病対策には二つの選択肢があった。ひとつは中間宿主であるツェツェバエの駆除、または感染地域からの村落移転といった環境主義的アプローチ、もうひとつは感染者への薬剤の投与という疫学的・臨床医学的アプローチである。ところが最初の期待とは裏腹に、当時の医学水準では(そして今日でもそうだが)、そのいずれのアプローチによっても病気を完全に制圧することはできなかった。また、対策を実行するのに必要な人員や財源も、各植民地では慢性的に不足していた。

ドイツも含めたヨーロッパの植民地列強は、それぞれの植民地で実情に合った方策を選択する必要に迫られた。その選択は、同じドイツ植民地でも政治的・経済的な条件、また自然環境のあり方によって違いが生じた。広大な感染地域を有し、労働コストが比較的安価な東アフリカ植民地では環境主義的アプローチが、また感染地域が限定され、賃金水準が高いトーゴでは疫学的アプローチが優先的に採用された。患者を隔離し薬剤を集中的に投与する方法はトーゴにおいて積極的に行なわれたが、現地住民の経済的・身体的な負担が大きいため、大反乱を経験し統治基盤が安定しない東アフリカでは、この方法は敬遠された。感染地域が広範囲にわたり、かつドイツの実効支配がなかなか浸透しなかったカメルーン植民地では、眠り病対策のスタート自体が遅れ、実質的にはほとんど何も行なわれないまま第一次世界大戦に突入した。

このようにドイツの三つの植民地では、先行研究が主張する「薬剤治療一辺倒」の政策がとられたわけではない。当時の医療専門家がどのような意図を持っていたのかはさておき、この点でドイツは他の植民地帝国、とくにイギリスとあまり変わるところがない。眠り病対策において、植民地版「特有の道」は存在しなかったのである。

また衛生事業の実施にあたって、植民地行政府は決して一枚岩ではなかった。医師たちは専門的見地から衛生政策を行政府に提案するが、行政府はほかにも業務を山と抱えており、彼らの要望にすべて応えることはできなかった。そのことに医師はしばしば苛立ちを隠さず、行政官とのあいだに軋轢を生むこともあった。

ドイツ統治下のアフリカ植民地において、人員や財源が不充分ななかで行なわれた眠り病対策は、総じて失敗だったといわざるをえない。当時の史料から、植民地で活動していた医師たちもそのことに気づいていたことがわかる。しかし彼らは、失敗の原因を自分たちのやり方にあるとは認めなかった。「強制収容所」への移送中に逃亡する眠り病患者や、河川敷の除草伐採作業を忌避する現地住民を見るにつけ、医師たちは彼らを「文明を理解しない野蛮人」と非難し、失敗の責任を負わせようとした。

ドイツ本国からの監視が行きとどかないのをいいことに、医師たちは現地住民に治験もままならない薬剤を投与したり、ツェツェバエに刺されるリスクの高い地域での除草伐採作業に彼らを動員したりした。とくに薬剤治療では、危険な砒素化合物の入った薬剤が大量に投与され、患者が死亡するケースが続発した。植民地統治が中央政府の監視を逃れていたことにより、アフリカの現地住民に多大な犠牲を強いる結果になった。マラリアやチフスなどとは異なり、眠り病は基本的に現地住民の病気だった。そのため、ヨーロッパ人に対しては憚られるような人体実験や、感染リスクの高い屋外作業に現地住民が動員された。その意味で眠り病が示唆するのは、植民地における「支配／被支配」の過酷な現実である。

「成功体験」としての眠り病対策

第一次世界大戦の敗北により、ドイツはすべての植民地を失うが、それは決してドイツにおける植民地主義の終わりを告げるものではなかった。連合国による一方的な戦後秩序の形成に反発した「ヴェルサイユ修正主義」とともに、そのヴェルサイユ条約で「不当にも」奪われた植民地の奪還をめざす「植民地修正主義」の機運が、新生ワイマール共和国において高まっていった。

大戦中、ドイツは眠り病新薬「バイエル二〇五（ゲルマーニン）」の開発製造に成功しており、この新薬は「植民地修正主義」の主張に重要な論拠を与えた。ドイツが植民地を欲するのは、それが自分勝手な帝国主義的野望を満たすためではなく、現地住民の健康福祉の増進という「崇高な使命」に貢献するためである、とされた。こうして帝政期の「原住民の福祉」論は、第一次世界大戦後の国際秩序の改変をめざす議論と結びついてゆく。

新薬開発によって、不首尾に終わったドイツの眠り病対策の歴史が、一転「成功体験」として語られた。つまり、植民地統治時代に発生したおぞましい副作用の症例や、焼け石に水だった河川敷の除草伐採作業の歴史が、ワイマール共和国期のドイツにおいては都合よく忘れ去られたのである。そのような忘却を可能にしたのは、皮肉にも第一次世界大戦の敗北による植民地の喪失だった。現実の植民地政策に向き合う必要がなくなったドイツ人は、「植民地の過去」をどのようにも美化することができた。

また、眠り病を研究するドイツの医師たちも、もはやアフリカ人患者を目の前にする必要がなくなった。「植民地統治」という現実の重しが取れ、彼らは眠り病を純粋に疫学的・化学療法的な観点からとらえようとした。実験室での営みが、ドイツ人医師と眠り病をつなぐ唯一のチャンネルであり、彼らは以前にもまして、合成化学の成果をこの病気の克服に利用しようとした。それこそが彼らの考える「文明」であり、ほかならぬドイツの「文化事業」であった。ドイツにおいて、眠り病はこのとき初めて、M・ウォールボーイズのいう「純粋医学的な問題」になった。

「文明化の使命」論を、ドイツの国際社会における覇権回復の試みに利用する動きは、ドイツ外務省内にも存在した。外務省はいっとき、連合国との外交交渉に、この新薬を切り札として使用することを真剣に検討していた。つまりドイツへの植民地返還を条件に、「バイエル二〇五（ゲルマーニン）」の供給に応じるという戦略である。しかしそうした戦略は、連合国との「協調外交」を国是として掲げるワイマール共和国で採用されることはなかった。また「熱帯医療」の専門家からも、人命を外交交渉の道具にすることに疑問が出された。さらに製薬会社も、自社製品の販路確保の観点から「政治」による介入を嫌った。

それだけに「修正主義者」たちは、「ヴェルサイユ体制の打破」を公然と掲げるヒトラー政権に、いっそう大きな期待を寄せた。ナチ政権が、ワイマール共和国のしがらみからドイツを解放してくれると考えた彼らは、アフリカにふたたびドイツの旗が立つことを夢見た。そうしたなかで「ゲルマーニン」は、かつてのドイツ植民地統治の栄光を示すものとして、また植民地の再獲得を正当化する論拠として、小説や映画の題材になった。こうしたプロパガンダは、一般的なドイツ人に「植民地」「アフリカ」を身近なものにした。

「同化」か「人種」か？

「植民地修正主義者」たちは、ナチの人種政策を自らの政治的主張のために利用した。ナチの政策は「人種」の絶対的差異を認めるため、アフリカの住民を安易な「文明化」の名のもとにヨーロッパ人と同化させることはない。むしろアフリカ人の「文化的特性」を尊重したうえで、彼らの民族的な繁栄を「支配人種」たるドイツ人の保護下に実現すべきであると、「植民地修正主義者」は主張する。

アフリカ人は「ヨーロッパ文明」の主体的な担い手、つまりそれを自ら学び修得することができるのか。この点について、帝政期の「文明化の使命」論には曖昧な点が多かった。しかし、ナチ期の人種論は、はっきりこれを否定する。アフリカ人はその「人種的特性（劣性）」から、決して文明を自分でつくりだすことはできず、せいぜいその「受益者」にとどまるというのが、その主張である。

この論理にしたがえば、「ゲルマーニン」に代表されるドイツの「熱帯医療」の営みは、ヨーロッパとアフリカのあいだに横たわる、架橋不可能な文明格差を示すものであった。この格差があるかぎり、アフリカは永久にヨーロッパになることはできない。こうしてナチは、国際連盟の「委任統治＝アフリカ人の教育、同化可能性」という思想を否定し、「人種」による世界の再構成を主張した。国際連盟における「委任統治」の思想が、どれほど実態をともなっていたのかという問題はさておき、少なくともナチ期ドイツにおける植民地統治の論理は、英仏流の「同化主義」に対する批判と、極端な人種主義とを軸に展開されていた。

「植民地修正主義者」は、ヒトラーの決断力や行動力に「ワイマール的なもの」への決別を感じ取り、そして力による海外植民地の奪還を期待した。だが、その期待は裏切られた。ナチ政権内部においてるなかで、「アフリカ」はしだいに忘れ去られた。

「アフリカ」は、自らの「生存圏《レーベンスラウム》」とするにはあまりに遠かった。ソ連との戦闘が大きな関心事となるなかで、「アフリカ」はしだいに忘れ去られた。

おそらく多くのドイツ人も、国土が戦場と化すなかで、海外領土について考える余裕を失っていった。ドイツ本土が攻撃にさらされるなか、「トリパノソーマ」や「ゲルマーニン」が人びとの口の端にのぼることはなくなった。第一次世界大戦が、ドイツ人に「植民地統治という現実」を忘れさせたとすれば、第二次世界大戦は彼らの記憶から、「ドイツがかつて植民地帝国であったという事実そのもの」を消し去ったのである。こうしたいわば「二重の忘却」が、戦後ドイツの歴史意識を特徴づけた。第二次世界大戦後、東西ドイツとも、自国の植民地の過去を振り返ることはなかった。それはせいぜい、連綿と続く「ドイツ国民の歴史」の傍流に位置する一コマにすぎなかった。

しかしドイツ統一後、とくに二一世紀に入ってから、「アフリカにおけるドイツ人」の歴史と向き合おうとする研究が、少しずつではあるが出はじめている(1)。こうした研究成果を踏まえて、ドイツ人がどのような「ナショナルアイデンティティ」を構築するのか。「植民地の記憶」は、はたして「二重の忘却」からよみがえることができるのか。今後も、これらのことを注意深く見守ってゆく必要があるだろう。その意味で「ナショナルヒストリー」は、「グローバルヒストリー」の時代にあってもなお、重要な意味を持っているのである。

「眠り病」と国際社会

これまで「眠り病」の問題をドイツ史の文脈で論じてきたが、この病気が問いかけるものはそれだけではない。ヨーロッパによる「公式の植民地支配」が過去のものになりつつある二一世紀においても、トリパノソーマ病の問題はアフリカにおける感染症、さらに広くは「病と貧困」という問題に対し、国際社会のいっそうの取り組みを要求している。

ドイツが開発した「バイエル二〇五」(世界保健機関〔WHO〕の国際一般名スラミン Suramin)は、たしかにそれ以前の薬剤よりも高い薬効を示し、現在でも治療に用いられることがある。しかし、病原体であるトリパノソーマが中枢神経を侵しはじめると、その効果はなくなってしまう。また発熱や発疹、消化器の機能低下などの重い副作用や、長期間の治療による耐性トリパノソーマの問題も解決されていない。[2] つまり近代医学は、いまでも眠り病を完全に制圧できないでいる。この病気がアフリカの人びとの生命にとって脅威とならないためには、解決すべき課題が山積している。[3]

だが、対策に取り組むべきアフリカ諸国は、現在多くが政治的・経済的な苦境に立たされている。一九六〇年前後に独立したこれらの国々は、当初の期待とは裏腹に、経済が停滞し国内に貧困問題を抱えるようになった。多くの国で国家財政が破綻し、保健医療予算は真っ先に削減された。貧困はしばしば政情不安を誘発し、内戦により統治機構そのものが崩壊の危機にある。そうしたアフリカ諸国に、包括的で効果的な眠り病対策を期待することは困難である。

一方、トリパノソーマに対する「先進国」の関心も薄れつつある。とくに製薬会社は、創薬の費用対効果がネックとなり、特効薬の開発にあまり乗り気ではない。現在治療に使用する薬剤は、どれも研究開発の段階から莫大な費用がかかっている。しかし、コストを回収しようにも、経済的に困窮するアフリカの人びとにはその費用を負担することができない。また「先進国」の政府にとっても、感染地域がアフリカに限定されるこの病気の研究に、公的資金を投入することは容易ではない。そのような状況のもとで、実際に製薬会社が薬の生産を中止したこともあった。いわばトリパノソーマに苦しむアフリカの人びとの前に、製薬資本という「市場の論理」が立ちはだかっているというのが現状である。

国際社会の関心低下を受けて、眠り病は現在、世界保健機関（WHO）によって「顧みられない熱帯病（NTD）」のひとつに指定されている。(4) 目の前に多くの患者がいるのに、その人たちに必要な医療サービスが届いていないという現状がある。

このように、眠り病を取り巻く環境は厳しいものがあるが、改善に向けた動きはごくわずかではあるがはじまっている。たとえば、二〇〇三年に「国境なき医師団」の提唱ではじまった「顧みられない病気のための新薬開発イニシアティブ（DNDi）」は、各国の医療保健機関や研究所などと協力しながら、眠り病などに対する治療薬の開発とその安定的な供給、治療法の確立や感染地域住民への啓蒙といった活動に取り組んでいる。(5) また日本国内でも、各地の大学、研究所、製薬会社などで眠り病に関する研究が続けられている。(6)

眠り病の問題は、われわれにその場しのぎではない「持続可能な医療保険制度(7)」を構築する必要性を訴えかけている。「北半球」に住むわれわれも、「ヒト・モノ・カネ」が、かつてないほどの規模と速度で移動する現代世界においては、アフリカの感染症を「対岸の火事」としてすましているわけにはいかない。それは、かつてドイツが（そして残念ながら、現在「先進国」のすべてが）「植民地の過去」を都合よく忘却したのと同じ轍を踏むことになるだろう。地球という「運命共同体」に、人類がどのような「コミュニティ」をつくることができるのか。いまそれが問われているのである。

註記

序章　植民地支配における「幸福な原住民」

（1）この病気に関しては、現在インターネット上の日本語サイトでも情報を入手できる。感染者数などのデータや、病気の撲滅をめざして現在行なわれている取り組みについては、「エーザイ株式会社」ＨＰ内「顧みられない熱帯病」(http://atm.eisai.co.jp/ntd/africa.html) および「国境なき医師団」ＨＰ (http://www.msf.or.jp/news/sleeping_sickness.html)（いずれも二〇一八年四月二九日現在）を参照のこと。

（2）Dirk van Laak, Deutschland in Afrika: Der Kolonialismus und seine Nachfolgen, in: *Aus Politik und Zeitgeschichte*, 4/2005 (Januar 2005), S. 3–11.

（3）植民地支配が単なる搾取であってはならず、現地住民の「福祉の増大」や「文明の発展」につながるものでなければならないという考え方は、すでに世紀転換期のヨーロッパにおいて受け入れられていた。そして、それは第一次世界大戦後、国際連盟の「委任統治」の思想に発展する。Peter Duus, Imperialism without Colonies: The Vision of a Greater East Asia Co-Prosperity Sphere, in: *Diplomacy and Statecraft* 7–1 (1996), S. 54–71, bes., S. 55f.（ピーター・ドウス／藤原帰一訳「植民地なき帝国主義――『大東亜共栄圏』の構想」『思想』第八一四号、一九九二年四月）を参照。また、国際連盟の「委任統治制度」については、等松春夫『日本帝国と委任統治――南洋群島をめぐる国際政治　一九一四一九一七』名古屋大学出版会、二〇一一年、一三〜四五ページ、篠原初枝『国際連盟――世界平和への夢と挫折』中央公論新社、二〇一〇年、四八〜五〇ページ、今泉裕美子「国際連盟での審査にみる南洋群島現地住民政策――一九三〇年代初頭までを中心に」『歴史学研究』第六六五号（一九九四年一一月）、二六〜四〇・八〇ページ、同「南洋群島委任統治における『島民の福祉』」『日本植民地研究』第一三号（二〇〇一年）、三八〜五六ページを参照。

（4）もっとも、植民地の現地住民を「教育」によって「文明の高み」へと引き上げようとするこうした政策が、逆に彼らの「教育不可能性」を根拠にした人種差別政策をも生み出した。Jürgen Osterhammel, *Kolonialismus: Geschichte, Formen, Folgen*, München 1997（2. Aufl.）, S. 90–99（ユルゲン・オースタハメル／石井良訳『植民地主義とは何か』論創社、二〇〇五年）.

（5）van Laak, *Deutschland in Afrika*, S. 4を参照。

（6）それ以前の植民地政策の統括は外務省植民地局が行なっていた。Gisela Graichen / Horst Gründer, *Deutsche Kolonien Traum und Trauma*, Berlin 2005, S. 166. 磯部裕幸「『マージナル・コロニアリズム』から『マダガスカル計画』へ――ドイツにおける植民地の記憶（一八八四―一九四五）」『現代史研究』第五六号（二〇一〇年）、一九〜三四頁、とくに二二、三三頁。

（7）「ヘレロ・ナマ戦争」については、永原陽子「ナミビアの植民地戦争と『植民地責任』」永原陽子（編）『「植民地責任」論――脱植民地化の比較史』青木書店、二〇〇九年、二一八〜二四八頁、とくに二二一〜二二八頁を参照。

（8）「マジマジ反乱」については、Graichen / Gründer, *Deutsche Kolonien*, S. 163; Felicitas Becker / Jigal Beez（Hg.）, *Der Maji-Maji-Krieg in Deutsch-Ostafrika 1905–1907*, Berlin 2005を参照。

（9）Erik Grimmer-Solem, The Professor's Africa: Economics, the Elections of 1907, and the Legitimation of German Imperialism, in: *German History* 25-3（2005）, S. 313–347, hier S. 324f.

（10）Horst Gründer, *Geschichte der deutschen Kolonien*, Paderborn 2004（5. Aufl.）, S. 162f. 東アフリカ植民地における強制労働については、John Illife, *Tanganyika under German Rule, 1905–1912*, Cambridge 1969, S. 160; Helmuth Stoecker（Hg.）, *Drang nach Afrika: Die koloniale Expansionspolitik und Herrschaft des deutschen Imperialismus in Afrika von den Anfängen bis zum Ende des Zweiten Weltkriegs*, Berlin（DDR）1977, S. 96f. を参照。またトーゴにおける強制労働については、Donna J. E. Maiker, Slave Labor and Wage Labor in Togo, 1885–1914, in: Arthur Knoll / Lewis H. Gann（eds.）, *German in the Tropics: Essays in German Colonial History*, New York 1987, S. 73–91 を参照。デルンブルクによる植民地政策を概観したものとして、永原陽子「ドイツ帝国主義と植民地支配――『デルンブルク時代』の植民地政策」『歴史学研究』第四九六号（一九八一年九月）、一九～三五頁を参照。

（11）「熱帯医療」のヨーロッパにおける発展については、Margit Davies, *Public Health: The Case of German New Guinea 1884–1914*, Wiesbaden 2002, S. 14f.; Michael A. Osborne, *The Emergence of Tropical Medicine in France*, Chicago / London 2014 を参照。またハンブルクの船舶・熱帯医療研究所については、Johannes W. Grüntzig / Heinz Mehlhorn, *Expedition ins Reich der Seuchen. Medizinische Himmelfahrtskommandos der deutschen Kaiser- und Kolonialzeit*, Heidelberg 2005, S. 47f.; Erich Mannweiler, *Geschichte des Instituts für Schiffs- und Tropenkrankheiten in Hamburg 1900–1945*, Keltenweiler 1998 を参照。

（12）Wolfgang U. Eckart, *Medizin und Kolonialimperialismus: Deutschland 1884–1945*, Paderborn 1997, S. 81–90.

（13）眠り病については、つぎを参照。見市雅俊「アフリカ眠り病研究史序説」『史潮』新三八号（一九九六年二月）、四一～五三頁。Eckart, *Medizin und Kolonialimperialismus*, S. 161; Hiroyuki Isobe, *Medizin und Kolonialgesellschaft: Die Bekämpfung der Schlafkrankheit in den deutschen „Schutzgebieten" vor dem Ersten Weltkrieg*, Berlin 2009, S. 23f. また眠り病の発見や対策、さらには創薬の歴史や今日的課題をコンパクトにまとめたものとして、山内一也・北潔（著）『〈眠り病〉は眠らない――日本発！　アフリカを救う新薬』岩波書店、二〇〇八年を参照。

（14）Hiroyuki Isobe, Eine rationale Kolonialpolitik? Die Bekämpfung der Schlafkrankheit im deutschen *Schutzgebiet* Ostafrika vor dem Ersten Weltkrieg, in: *Periplus: Jahrbuch für außereuropäische Geschichte* 21（2011）, S. 115–132, hier S. 121. そして人類は、二一世紀に入ったいまなお、この病気を完全に制圧するにはいたっていない。

（15）見市雅俊「病気と医療の世界史――開発原病と帝国医療をめぐって」見市雅俊・斎藤修・脇村孝平・飯島渉（編）『疾病・開発・帝国医療――アジアにおける病気と医療の歴史学』東京大学出版会、二〇〇一年、三～四四頁、とくに四～二六頁。またコレラが「開発原病」であるという議論は、見市雅俊『コレラの世界史』晶文社、一九九四年、とくに一八～二六頁を参照。

(16) これについて見市は、「熱帯医療」の人道主義的な営みも、結局は「自ら火を放ったうえでおもむろに水をかける『マッチ・ポンプ』にすぎなかった」と考えることが可能であるとしている（見市「病気と医療の世界史」九頁）。

(17) 本書は、眠り病の蔓延が「現実に」ひどかったので、その「リアクション」として現場の医師たちがその対策を取るにいたったとは考えない。追々論じてゆくように、むしろ被害の規模からいえば、この病気はそれほどのインパクトは持たなかったと考えられる。しかし医師たちは、この病気の制圧が「熱帯医療」の成否を左右するものであったと「考えていた」。だから、彼らにとって眠り病は「重大な問題であった」。事実、事の重大性をめぐる医師と現地住民の意識の温度差が、両者のあいだにさまざまな軋轢を生むことになる。

(18) 本書においては、「植民地列強」という用語を「植民地を保有する西欧列強」という意味で用いる。これはドイツ語の Kolonialmächte に相当するものであり、いわゆる「西洋列強」から、海外領土を持たないロシアやオーストリア、また二〇世紀初頭の段階でアフリカに大きな権益を持たないアメリカを除外する概念である。また「西洋列強」というときに、そのカテゴリーには必ずしも入らない国々、たとえばベルギーやポルトガルは、アフリカに植民地を領有していたという点で、この「植民地列強」という概念には含まれる。

(19) これについては、磯部「『マージナル・コロニアリズム』から『マダガスカル計画』へ」二四頁を参照。

(20) Eckart, *Medizin und Kolonialimperialismus*.

(21) Davies, *Public Health*.

(22) そのなかにあって、エッカートは「バイエル二〇五」の問題を比較的詳しく論じている（Eckart, *Medizin und Kolonialimperialismus*, S. 509–513）。しかしここでも、第一次世界大戦後のアフリカでこの薬剤がどのように使われたのかが概説的に論じられているだけで、この薬剤によってアフリカの眠り病対策に何らかの変化が生じたのか、またその薬剤の効果を強調する医師たちの言説が、ドイツ社会における「ヴェルサイユ修正主義」の動きとどのような接点を持つのかについては明らかにされていないように思われる。一方で、近年、第一次世界大戦後のドイツにおける「植民地修正主義」の文脈において、「バイエル二〇五」がどのように政治的・文化的なプロパガンダとして表象され、利用されてきたのかについて分析した研究が出版された（Eva Jacobi, *Schlafkrankheit und Germanin: Deutsche tropenmedizinische Forschung in den afrikanischen Kolonien und ihre politische Instrumentalisierung im Kolonialrevisionismus*, Duisburg 2011）。戦間期ドイツの眠り病研究について、本書の記述はヤコビに多くを負っている。しかし、この研究の主たる関心は著者も認めているように、ドイツにおいて眠り病の薬剤に関する研究がどのように行なわれ、それが政治的プロパガンダとしてどのように利用されてきたのかということにある。そしてその意味で、ドイツ植民地研究をも視野に入れた本書の関心とは必ずしも一致しない点は指摘しておきたい。

（23）たとえば、Gründer, *Geschichte der deutschen Kolonien* では「植民地医療」について論じた部分はほとんど見られないし、Graichen / Gründer, *Deutsche Kolonien* も、ドイツ植民地の歴史を扱った約四〇〇ページの概説書であるが、植民地医療に触れているのはたったの五ページにすぎない。他方、Sebastian Conrad, *Deutsche Kolonialgeschichte*, München 2008 は「科学と植民地主義（Wissen und Kolonialismus）」なる一章を設け、植民地医療にも触れている（S. 79-86）が、全体が一三〇ページ弱のレクラム（文庫本）であるため、当然のことながら充分な事例の紹介はなされていない。

（24）そのような試みが成功した研究として、つぎを参照。Davies, *Public Health*; David Arnold, *Colonizing the Body: State Medicine and Epidemic Disease in Nineteenth Century India*, Berkeley 1993（デイヴィッド・アーノルド／見市雅俊訳『身体の植民化——一九世紀インドの国家医療と流行病』みすず書房、近刊）; Anna Croizer, *Practising Colonial Medicine: The Colonial Medical Service in British East Africa*, London 2008. 飯島渉『マラリアと帝国——植民地医学と東アジアの広域秩序』東京大学出版会、二〇〇四年、脇村孝平『飢饉・疾病・植民地統治——開発の中の英領インド』名古屋大学出版会、二〇〇三年、見市ほか（編）『疫病・開発・帝国医療』、赤阪俊一・米村泰明・尾崎恭一・西山智則（著）『パンデミック——〈病〉の文化史』（埼玉学園大学研究叢書第9巻）人間と歴史社、二〇一四年、永島剛・市川智生・飯島渉（編）『衛生と近代——ペスト流行にみる東アジアの統治・医療・社会』法政大学出版局、二〇一七年。また医学史を含めた科学史が、いわゆる「普通の歴史」とは切り離されてきたことについては、以下を参照。飯島渉「『医療社会史』という視角——二〇世紀東アジア・中国を中心に」『歴史評論』七八七号（二〇一五年一一月）、五〇

～六〇頁、小川眞里子『病原菌と国家――ヴィクトリア時代の衛生・科学・政治』名古屋大学出版会、二〇一六年、とくに二頁以下。

(25) ミシェル・フーコーの一連の著作を参照。ミシェル・フーコー（神谷美恵子訳）『臨床医学の誕生』みすず書房、一九六九年、同（田村俶訳）『狂気の歴史――古典主義時代における』新潮社、一九七五年、同（田村俶訳）『監獄の誕生――監視と処罰』新潮社、一九七七年。また、フーコーに関するつぎの論考も参照。Nobert Finzsch, Michel Foucault, in Lutz Raphael (Hg.), *Klassiker der Geschichtswissenschaft*, München 2006, S. 214–233, bes. S. 219f.; Robert Jütte, Diskursanalyse in Frankreich, in: Joachim Eibach / Günther Lottes (Hg.), *Kompass der Geschichtswissenschaft*, Göttingen 2002, S. 307–317, sowie 326–328.

(26) ＳＴＳ研究史を概観したものとして、塚原東吾「科学と帝国主義が開く地平」『現代思想』第二九巻一〇号（二〇〇一年八月）、一五六～一七五頁を参照。また、広く科学史・科学哲学の研究史を網羅し、「科学の歴史」を研究するうえで示唆に富むものとして、金森修「〈科学思想史〉の来歴と肖像」金森修（編）『昭和前期の科学思想史』勁草書房、二〇一一年）、一～一〇三頁を参照。

(27) 塚原「科学と帝国主義が開く地平」一五九頁以降。その（ごくわずかな）例として以下を参照。ダニエル・R・ヘッドリク（原田勝正ほか訳）『帝国の手先――ヨーロッパの膨張と技術』日本経済評論社、一九八九年、ルイス・パイエンソン（佐々木力訳）「科学と帝国主義」『思想』第七七九号（一九八九年五月）、九～二八頁、愼蒼健「植民地を生きた科学者・技術者――植民地期朝鮮科学運動の論理とナショナリズム」『現代思想』第二四巻六号（一九九六年五月）、二二五～二三五頁、加藤茂生「科学の外延――植民地科学史の視点から」『現代思想』第二九巻一〇号（二〇〇一年八月）、一七六～一八五頁、坂野徹『帝国日本と人類学者――一八八四～一九五二年』勁草書房、二〇〇五年、瀬戸口明久「医学・寄生虫学・昆虫学――日本における熱帯病研究の展開」『科学哲学科学史研究』第一号（二〇〇六年三月）、一二五～一三八頁、ロー・ミンチェン（塚原東吾訳）『医師の社会史――植民地台湾の近代と民族』法政大学出版局、二〇一四年。

(28) 医学や生物学の知見が、植民地の現地住民を管理する手段として用いられた例に「指紋」がある。これを扱ったものとして、渡辺公三『司法同一性の誕生——市民社会における個体識別と登録』言叢社、二〇〇四年、高野麻子『指紋と近代——移動する身体の管理と統治の方法』みすず書房、二〇一六年を参照。

(29) このことはしかし、二一世紀の国際保健事業とかつての「帝国医療」とが、単に同じものだということを意味しない。両者の事業主体、予算規模、思想などにおける連続性・非連続性については、「特集 グローバル化する近代医療」『地域研究』第七巻二号(二〇〇六年三月)を参照。

(30) その多くは現在、ベルリンにある連邦文書館の「植民地省」もしくは「外務省」という目録のなかに保存されている(Bundesarchiv Berlin Lichterfelde, Bestand: Reichskolonialamt〔以下、本書ではR1001と表記〕およびBestand: Auswärtiges Amt〔以下、本書ではR901と表記〕)。本書の執筆に利用した一次史料は、したがってすべてが「支配者」の側から書かれたものであり、「視点の複数性」ということにおいては公平さを欠くものである。結局これらの史料は、「勝者」によって書かれたテクストなのである。しかし、現地住民の立場から書かれた史料が存在しない以上、こうした史料に依拠することはある程度やむをえない。むろん、そのようなテクストのなかに現地住民の「声」を拾い出そうとする努力は重要である。

第1章 ドイツの眠り病対策——植民地版「特有の道」?

(1) R1001/5896, S. 84; R1001/5913, S. 8f. また、ピエール・ダルモン(寺田光徳・田川光照訳)『人と細菌——一七—二〇世紀』藤原書店、二〇〇五年、四三九~四四三頁も参照。

(2) ダルモン『人と細菌』四四〇頁。ただし、ドイツ植民地においては、この「ミアスマ説」が効力を失うまで、いましばらく時間がかかった。たとえば、一九〇三年に外務省植民地局はトーゴのカメルーン総督に対して、眠り病の感染実態に関する質問書を送付し、そのなかで眠り病の蔓延と現地住民の食生活には関連があるのかと質している。これに対して、両植民地の地方政庁は、現地住民がキャッサバや魚、肉を食べる習慣があるか、食器を使い回ししているか、あるいは母乳で育てられている子どもには眠り病の感染は見られないのか、ということについて調査した。しかし当然のことながら、そうした習慣の有無と病気の感染とを結びつけることはできなかった（R1001/5918, S. 3f.）。また、現場の医師たちも見誤った。たとえばカメルーンに駐在するある医師は、一九〇三年一〇月の報告で眠り病の原因を「適切な調理を行なわないキャッサバ」にあるとした（R1001/5913, S. 8）。一九〇三年の時点でカステラーニの実験結果はまだ仮説にすぎなかったのである。一九〇四年になってようやく、トーゴに駐在する医師エルンスト・クリューガーがマウスに、眠り病患者の髄液を注射することで眠り病に感染させる実験に成功した。これにより、ドイツにおいても「ミアスマ説」は否定された。Ernst Krueger, Bericht über die Schlafkrankheit in Togo, in: *Archiv für Schiffs- und Tropenkrankheit (AfSuT)* 8（1904）, S. 479–506, hier S. 482 を参照。

（3） Michael Worboys, British Colonial Medicine and Tropical Imperialism: A Comparative Perspective, in: G. M. van Heteren (Hg.), *Dutch Medicine in the Malay Archipelago 1816–1942*, Amsterdam 1989, S. 153–167; Helen Tilly, Ecologies of Complexity: Tropical Environments and the Science of Disease Control Strategies in British Colonial Africa, 1900–1940, in: *Osiris* 19（2004）, S. 21–38.

（4） Hiroyuki Isobe, *Medizin und Kolonialgesellschaft: Die Bekämpfung der Schlafkrankheit in den deutschen „Schutzgebieten" vor dem Ersten Weltkrieg*, Berlin 2009, S. 26.

（5） コンゴ自由国は、もともとベルギー国王レオポルド二世の私有地だったが、現地住民に対する残虐行為が国際的に問題となり、一九〇八年にベルギーに併合されベルギー領コンゴとなった。これにより、ベルギー政府および議会が責任をもって統治するシステムができあがった。これについては、宮本正興・松田素二（編）『新書アフリカ史』講談社現代新書、一九九七年、三三一〜三四三頁を参照。

（6） Auswärtiges Amt, Kolonialabteilung vom 10. Juni 1907, in: R901/20872; Der Staatssekretär des Reichskolonialamts an den Staatssekretär des Auswärtigen Amts vom 14. Juni 1907, Nr. K. A. VI. 829/50089, in: R901/20872. ドイツ側代表はつぎのとおり。植民地省公使館参事フォン・ヤコブス、プロイセン王立実験治療研究所所長パウル・エールリヒ、ハンブルクの船舶・熱帯病研究所所長ベルンハルト・ノホトおよび同研究員フリードリヒ・フュレボルン。

（7） R1001/5883, S. 12.

（8） Aufzeichnung der Londoner internationalen Konferenz vom 19. Juni 1907, in: R901/20872.

（9） R1001/5883, S. 28. 以下、本文および註記の引用箇所における［ ］は、すべて筆者による補足である。

（10） R1001/5883, S. 27.

（11） Aufzeichnung des Auswärtigen Amts zu II. M. 6850/07, in: R901/20873; R1001/5883, S. 53, 56. イギリスが、眠り病研究のため東アフリカ植民地に滞在するコッホの帰国（一九〇七年末に予定）を待ってほしいという、ドイツ側の要望に配慮したため、年明けの開催ということになった。なお、コッホの東アフリカ植民地への研究旅行については、後に詳しく論じる。

（12） R1001/5883, S. 80.

（13） Der Staatssekretär des Auswärtigen Amts an den Staatssekretär des Reichskolonialamts vom 22. Dezember 1907, in: R1001/5883, S. 71ff.

（14） R1001/5883, S. 74.

（15） R1001/5883, S. 107, 111.

（16） Worboys, British Colonial Medicine, S. 153–167, hier S. 160.

（17） Worboys, British Colonial Medicine, S. 164–165.

（18） Wolfgang U. Eckart, *Medizin und Kolonialimperialismus: Deutschland 1884–1945*, Paderborn 1997, S. 161–173, 201–207, 340–349. また、エッカートの薬物治療に関する一連の論考も参照。Wolfgang U. Eckart, The Colony as Laboratory: German Sleeping Sickness Campaigns in German East Afrikca and in Togo 1900–1914, in: *History of Philosophy and Life Sciences* 24（2002）, S. 69–89; Ders., Arzneimittelprobung in der ehemaligen deutschen Kolonie Togo: Zum Gewaltverhältnis von Kolonialpolitik, Kolonialmedizin und pharmakologischer Erkenntnisbildung, in: *Forum Wissenschaft* 1（1989）, S. 29–35; Ders. / Meike Cordes, „People too wild?“: Pocken, Schlafkrankheit und koloniale Gesundheitskontrolle im Kaiserlichen „Schutzgebiet“ Togo, in: Martin Dinges / Thomas Schlich（Hg.）, *Neue Wege in der Seuchengeschichte*, Stuttgart 1995, S. 176–206.

（19） Stephan Besser, Germanin: Pharmazeutische Signaturen des deutschen（Post）Kolonialismus, in: Alexander Honold / Oliver

Simon (Hg.), *Kolonialismus als Kultur: Literatur, Medien, Wissenschaft in der deutschen Gründerzeit des Fremden*, Basel 2002, S. 167–195, hier S. 172.

(20) R1001/5889, S. 3; R1001/5895, S. 5; Eckart, *Medizin und Kolonialimperialismus*, S. 340.

(21) R1001/5895, S. 9. スワヒリ語などでもともと「兵士」を意味する「アスカリ」は、主に植民地統治期の東アフリカにおける現地人兵士のことを指した。ドイツ領においても一八八九年、現地住民による蜂起を鎮圧するために派遣されたヘルマン・フォン・ヴィスマン（後に東アフリカ総督に就任）が、現地人傭兵を本格的に組織し治安の維持にあたらせた。こうしてドイツ人の指揮下に入った「アスカリ」の待遇は、プランテーションで働く労働者よりもはるかに恵まれていた。そして慢性的な兵力不足に悩むドイツの植民地統治において、「アスカリ」が現地社会の「安定」に果たした役割は無視できない。さらに、彼らは一九一四年に第一次世界大戦が勃発すると、ドイツ人司令官パウル・フォン・レットウ＝フォルベックのもとで連合国に対してゲリラ戦を展開したため、東アフリカでは一九一八年まで戦闘が続いた。ドイツ領東アフリカにおける「アスカリ」については、Horst Gründer, *Geschichte der deutschen Kolonien*, Paderborn 2004 (5. Aufl.), S. 155, 169; Hans Zache (Hg.), *Die deutschen Kolonien in Wort und Bild*, Berlin 1926 (Orig.), Zwickau 2003 (Nachdruck), S. 110, 464 を参照。

(22) 一九〇三年秋に提出された報告によれば、ムアンザ地区では三人の眠り病患者が発見されたが、彼らは一九〇三年三月までにいずれも死亡し、その後に新たな症例は見つかっていなかった（R1001/5889, S. 4）。

(23) R1001/5889, S. 15, 18. 当時のドイツでは、連邦を構成する各邦とは異なり、帝国政府（ライヒ）には厳密な意味での「内閣」に相当するものがなく、各行政部門には「大臣」ではなく「次官（Staatssekretär）」が置かれ、最大の邦国であるプロイセンの閣僚がこれを兼任した。帝国政府はその財政を各邦から拠出される分担金に依存していたが、とりわけプロイセン財務省の影響力は大きかった。財務省は、調査団が主にプロイセンの財源でアフリカへ派遣されることに、「プロイセンの特別な利益を見いださない」として反対したのである（Preußische Finanzminister an den Minister der geistlichen Unterrichts- und Medizinalangelegeheiten (Kultusministerium) am 3. Januar 1905, J. Nr. 21606, in: R1001/5889）。ドイツ帝国の行政構造については、さしあたり、林健太郎（編）『ドイツ史』山川出版社、一九九三年、二九六頁以下、成瀬治ほか（編）『ドイツ現代史』山川出版社、一九八七年、八〇頁以下を参照。

（24）R1001/5889, S. 32, 37; R1001/5895, S. 76–79, 87. 正確には帝国保健省の予算から支出されることが決定した。

（25）R1001/5889, S. 48.

（26）これについては、小川眞里子『病原菌と国家——ヴィクトリア時代の衛生・科学・政治』名古屋大学出版会、二〇一六年、二二〇頁以下に詳しい。

（27）コッホの調査旅行については、トーマス・D・ブロック（長木大蔵・添川正夫訳）『ローベルト・コッホ——医学の原野を切り拓いた忍耐と信念の人』シュプリンガー・フェアラーク東京、一九九一年、一二一～一四七、二二一～二三八頁を参照。なおブロックは、コッホが一九〇四年からドイツ領東アフリカに滞在した目的を、「アフリカ沿岸熱のほかに［……］アフリカ睡眠病を研究するためであった」と述べている。しかし現地からの報告によれば、この滞在の目的は現地の家畜に広がる伝染病の研究であり、眠り病に関しては彼がドイツへ戻る直前の一九〇五年九月にウガンダの感染地域を訪れ、現地の医師と意見交換を行なったにすぎない（R1001/5895, S. 99f.）。いずれにせよコッホは、正式な調査団長として東アフリカに派遣される以前から、眠り病に関して知見を得ていたことは間違いない。

（28）Reichskanzler von Bülow an Robert Koch am 1. Februar 1906, in: R1001/5889.

（29）R1001/5895, S. 88f, 93–95, 104–109, 126.

（30）Robert Koch, Berichte über die Tätigkeit der zur Erforschung der Schlafkrankheit im Jahre 1906 / 07 nach Ostafrika entsandten Kommission, in: J. Schwalbe（Hg.）, *Gesammelte Werke von Robert Koch*, Bd. 2（Teil 1）, Leipzig 1912, S. 582–639, hier S. 585.

（31）アマニの研究所については、Bernhard Zepernick, Zwischen Wirtschaft und Wissenschaft: Die deutsche Schutzgebiets-Botanik, in: *Berichte zur Wissenschaftsgeschichte* 13（1990）, S. 207–217 を参照。この研究所はマラリアの特効薬キニーネの原料となるキナが、大規模に栽培されていたことでも知られている。

（32）R1001/5889, S. 60f. コッホを東アフリカへと送り出した帝国保健省は、当初、彼の滞在先をエンテベにしようとしていたが、前記のようなコッホの反対に遭い、この案を撤回している。

(33) R1001/5895, S. 113f.

(34) R1001/5895, S. 115.

(35) R1001/5895, S. 111–112.

(36) R1001/5895, S. 122.

(37) R1001/5895, S. 122f.

(38) R1001/5895, S. 126.

(39) R1001/5894, S. 134.

(40) R1001/5895, S. 136.

(41) 「白い神父団」は一八六八年、初代アルジェ大司教で、後に枢機卿の地位にまでのぼりつめるシャルル・マーシャル・ラヴィジェリーによって設立され、正式には「アフリカ宣教者協会（Société des missionaries d'Afrique）」という。「白い神父団」は宣教地の言語や習慣を尊重しつつ、その土地に根ざした教会の設立に努めた。宣教は、アルジェリアにはじまりチュニジア、東アフリカ、フランス領スーダンに及んだ。Heinz Gstrein, *Der Karawanenkardinal: Charles Lavigerie, Kardinalerzbishof von Algier und Carthago, Primas von Afrika sowie Gründer der Weissen Väter*, Mödling 1982 を参照。

(42) ただし、このコッホの調査旅行以降、セセ諸島やヴィクトリア湖沿岸の集落に対し、感染地域外への強制移住政策が行なわれた。これについては、Kirk Arden Hoppe, *Lords of the Fly: Sleeping Sickness Control in British East Africa, 1900–1960*, London 2003, S. 55–79 を参照。

(43) R1001/5895, S. 136f.

(44) R1001/5895, S. 144.

(45) R1001/5895, S. 139, 141.

(46) コッホは本国へ宛てた報告書のなかで、つぎのように述べている。この調査旅行の開始にあたって、「そもそも私は、何かを治療に用いることで病気を制圧することは不可能であり、この病気の予防は感染防止やグロッシーナ・パルパリスの撲滅にもとづかなければならないと考えていた」（R1001/5895, S. 150）。

（47） R1001/5895, S. 141–143.

（48） R1001/5896, S. 4; *Gesammelte Werke von Robert Koch*, S. 536; Eckart, *Medizin und Koloniamimperialismus*, S. 344.

（49） *Gesammelte Werke von Robert Koch*, S. 590.

（50） R1001/5895, S. 151. コッホは、イギリス人医師がアトキシルの治療効果を自分たちの手柄にしてしまうのではないかと恐れ、自らの報告書を読者の多い医学雑誌に公表するよう、プロイセン文化省に提案している。そして、その一部は『週刊ドイツ医学新聞』に掲載された。Robert Koch, Schlußbericht über die Tätigkeit der deutschen Expedition zur Erforschung der Schlafkrankheit, in: *Deutsche Medizinische Wochenschrift*（1907）, S. 1889–1895 を参照。しかし、イギリス領植民地では薬剤治療が主流になることはなかった。これについては以下を参照。Hoppe, *Lords of the Fly*, S. 15f.; Daniel R. Headrick, Sleeping Sickness Epidemics and Colonial Responses in East and Central Africa, 1900–1940, in: *PLOS Neglected Tropical Diseases* 8-4（2014）, S. 1–8.

（51） R1001/5895, S. 9f., 126, 130, 145f.; Koch, Schlußbericht, S. 1895.

（52） Eckart, *Medizin und Kolonialimperialismus*, S. 344.

（53） R1001/5896, S. 19.

（54） R1001/5896, S. 19, 43.

（55） R1001/5896, S. 43. なお、後に示すように、ヴィクトリア湖西岸にもツェツェバエは生息していることが、彼の後継者によって確認されてゆく。

（56） 引用は、Gründer, *Geschichte der deutschen Kolonien*, S. 157–158. また以下も参照。Helmuth Stoecker（Hg.）, *Drang nach Afrika: Die koloniale Expansionspolitik und Herrschaft des deutschen Imperialismus in Afrika von den Anfängen bis zum Ende des Zweiten Weltkriegs*, Berlin（DDR）1977, S. 96f, 131, 137f.; John Iliffe, *Tanganyika under German Rule, 1905–1912*, Cambridge 1969, S. 160; Detlef Bald, *Deutsch-Ostafrika 1900–1914: Eine Studie über Verwaltung, Interessengruppen und wirtschaftliche Erschließung*, München 1970, S. 53–57.

（57） Stoecker（Hg.）, *Drang nach Afrika*, S. 132, 136. シュテッカーによれば、二〇世紀に入るとゴムの木の栽培が、ヨーロッパ人の経営するプランテーションでしだいに行なわれるようになる。しかし、ドイツ領東アフリカ植民地では一九一〇年ごろまで、現地人による天然ゴムの採取に多くを依存していた。ドイツ領東アフリカにおける天然ゴムの輸出量は、サイザル麻、綿花に次ぐ規模であった。

（58） R1001/5896, S. 44f. 当時の世界的なゴム需要の高まりについては、宮本・松田（編）『新書アフリカ史』三三四頁以下を参照。

（59） R1001/5896, S. 50–53.

（60） R1001/5896, S. 21, 87.

（61） この地域における植民地境界は、一八九〇年に英独間で締結されたヘルゴラント＝ザンジバル条約による。それまでドイツはウガンダを自国勢力圏内に組み込もうとしていたが、この条約でドイツはザンジバル島とともに、ウガンダにおけるイギリスの支配権を承認した。そして、この条約により両国の植民地には、ルワンダ北部からヴィクトリア湖の真ん中を横切ってキリマンジャロ方面へと延びる、直線的できわめて人為的な境界線が引かれることになった。しかしこの境界は、現地の地理的な事情をまったく考慮していなかったため、その後さまざまな行政上の問題を引き起こした。たとえば当時のある植民地官僚の回想によれば、この地域に派遣された植民地行政官の多くは、任地で正しい境界がわからず、現場では正確さを欠く慣習的なものが長年通用していたという。境界がしばしば変更になるというコッホの発言は、このことを指しているものと思われる。ドイツ領東アフリカにおける境界の設定については、Stoecker（Hg.）, *Drang nach Afrika*, S. 85f. を参照。さらに前述の植民地官僚の回想については、Imre Josef Demhardt, *Deutsche Kolonialgrenzen in Afrika: Historisch-geographische Untersuchungen ausgewählter Grenzräume von Deutsch-Südwestafrika und Deutsch-Ostafrika*, Hildesheim 1997, S. 360f. を参照。

（62） R1001/5896, S. 87.

（63） R1001/5896, S. 88. 当時はまだ眠り病に専従する部署が帝国保健省内にはなく、この会合は「コレラ小委員会」の枠組みで行なわれた。新しい「眠り病小委員会」のメンバーとして名前が挙がったのはコッホのほか、ゲオルク・ガフキー（プロイセン王立感染症研究所所長）、ベルンハルト・ノホト（船舶・熱帯病研究所所長）などであった。

（64） R1001/5895, S. 155f. 当時ヨーロッパでは、ウガンダと並んでコンゴでも眠り病が猛威をふるっていることはよく知られていた。コンゴの眠り病対策については、Maryinez Lyons, Sleeping Sickness Epidemics and Public Health in the Belgian Congo, in: David Arnold（Hg.）, *Imperial Medicine and Indigenous Societies*, Manchester 1987, S. 105–124 を参照。

（65） R1001/5896, S. 87.

（66） R1001/5896, S. 46f.

（67） Eckart, *Medizin und Kolonialimperialismus*, S. 344.

（68） R1001/5896, S. 30.

（69） たとえば、B. Eckard, Über therapeutische Versuche gegen die Trypanosomiasis des Menschen, in: *Archiv für Schiffs- und Tropenhygiene (AfSuT)* 13（1909）, S. 493–501 を参照。

第2章　東アフリカにおける薬剤治療――「隔離政策」という幻想

（1） R1001/5896, S. 19; R1001/5897, S. 176.

（2） R1001/5898, S. 148.

（3） ドイツ領東アフリカの北西部、つまり眠り病の感染地域は、すでに植民地統治以前から現地人「首長」による統治機構が発達しており、この地域がイスラム教の影響を強く受けていたために、ドイツ人は彼らを「スルタン」と呼んだ。そして実効的な支配を行なうだけの人的・物的な資源に欠けるドイツの植民地政府は、内陸部では「スルタン」による支配システムを温存し、彼らを通じていわゆる「間接統治」を行なおうとした。これについては、Horst Gründer, *Geschichte der deutschen Kolonien*, Paderborn 2004（5. Aufl.）, S. 155f.; John Iliffe, *Tanganyika under German Rule, 1905–1912*, Cambridge 1969, S. 18 を参照。また「カティキロ（Katikiro）」はウガンダ語で「宰相」、「王の顧問」といった官職名を表わすが、ドイツの植民地官僚は、内陸部「スルタン」直属の官吏や軍人、つまり「スルタン」の命を受けて実務にあたる者という意味でこの語を用いた。

（4）R1001/5897, S. 159f, 177. リンパ腺の触診法を学んだ現地人が眠り病患者を見つけると、患者一人あたり一ルピーの報酬を得ることになっていた。隣接するウガンダで道路建設に従事する労働者の月収が四〜五ルピー、ドイツ領東アフリカの単純労働者のそれが月三〜四ルピーであることを考えると、触診による報酬は現地人にとり魅力的なものだったと考えられる。R1001/5898, S. 154 を参照。

（5）収容所の近くでは、現地人による市（ドゥカ）が定期的に立ったという（R1001/5897, S. 160）。

（6）R1001/5897, S. 160, 177.

（7）R1001/5897, S. 177.

（8）R1001/5898, S. 71.

（9）R1001/5897, S. 160.

（10）R1001/5897, S. 176f.

（11）R1001/5898, S. 78.

（12）R1001/5897, S. 61.

（13）ここでドイツ領東アフリカの統治機構について触れておく。植民地行政の中心である総督府（Gouvernement）はダルエスサラームに設置され、行政全般について本国の植民地省から直接指示を仰ぐことになっていた。そして全土を二二の行政区域に分け、それぞれに地方政庁（lokale Verwaltungsbehörden）を設置した。この地方政庁は、その地域の事情に応じて三種類に分類された。まず現地住民の統治組織が未発達で、ドイツによる直接的な統治が可能だと認められた場合、地方政庁は「役場（Bezirksamt）」と呼ばれた。「役場」は総督府所在地であるダルエスサラームなど、比較的初期にドイツの植民地支配が確立した沿岸部を中心に設置された。逆に内陸部など、現地住民による伝統的な統治機構が強い影響力を持っており、かつその統治機構がドイツに対して恭順の意を示した地域では、地方政庁は「総督代理府（Residentur）」と呼ばれ、その権限は現地人統治機構に対する勧告と監督に限定された。しかし、現地人がドイツの植民地統治に反発し、治安の維持が困難だと判断されると、その地域は「軍事地区（Militärbeizirk）」に指定され、ドイツ軍による軍政が敷かれた。眠り病の感染地域であるムアンザ、ブコバ、ウサンブラ、ウジジ、ビスマルクブルクの各地方政庁はいずれも「総督代理府」もしくは「軍事地区役場」に指定され、ドイツにとって実効的・直接的な支配が進まない「辺境」とみなされていた。統治組織に関しては、Hans Zache, Die deutsche Kolonialverwaltung, in: Ders.（Hg.）, *Die deutschen Kolonien in Wort und Bild*, Berlin 1926（Orig.）, Zwickau 2003（Nachdruck）, S. 99–107, hier S. 104f. を参照。なお本書では混乱を避けるため、こうした植民地の地方統治組織を一括して「地方政庁」と表記する。

（14）R1001/5897, S. 67. なお、住民の健康調査を行なう際に、フェルトマンが現地人のリンパ腺触診者を利用したという記録はない。

（15）R1001/5897, S. 67f.

（16）R1001/5897, S. 65.

（17）R1001/5897, S. 63, 106f.

（18）R1001/5897, S. 107.

（19）R1001/5898, S. 111f.

（20）R1001/5900, S. 74f. この収容所を監督する軍医中尉のエッカートは、収容所近郊の出身者には脱走はほとんど見られないが、隣接するイギリス領出身者は「自分で治癒したと思うや逃亡する」と報告している。この収容所には、クライネの方針で医師が常駐していたが、収容者の脱走に関してはほとんどなす術がなかったと思われる。キルグの診療所については、R1001/5900, S. 80 を参照。

（21）R1001/5901, S. 34.

（22）R1001/5897, S. 95, 128f, 187.

（23）R1001/5896, S. 87; R1001/5898, S. 10.

（24）R1001/5897, S. 86, 129. ただし、ウサンブラとウジジの患者の一部は、それぞれの地方政庁が持つ医療機関に収容されていた。これについては、R1001/5897, S. 87, 96 を参照。

（25）R1001/5897, S. 86.

(26) R1001/5897, S. 129f.

(27) R1001/5898, S. 15.

(28) R1001/5897, S. 187.

(29) R1001/5897, S. 82–83, 87–88, 90–99.

(30) R1001/5897, S. 138. ニアンザは行政区画上ウサンブラ地方政庁の管轄だったので、グレーヴェルトの命令は収容所にも及んだ。

(31) R1001/5897, 92f.

(32) R1001/5897, S. 93–94.

(33) R1001/5898, S. 59.

(34) R1001/5897, S. 90f. 引用したフェルトマンの文書には、ほかにも医師の活動をことごとく妨害するグレーヴェルトに対する「人格攻撃」が綴られている。そしてこのフェルトマンはこの文書を、ダルエスサラームの総督府を通さず直接ローベルト・コッホに送った。これに関して植民地省は、文書が純粋科学的な内容ではなく、特定の個人を誹謗中傷したものである以上、総督府から植民地省というルートを介すべきだったとして、フェルトマンを批判した。R1001/5897, S. 98を参照。

(35) R1001/5898, S. 58f.

(36) R1001/5897, S. 138; R1001/5898, S. 116.

(37) R1001/5897, S. 82, 97f.; R1001/5898, S. 82f., 118f.

(38) R1001/5897, S. 82. ただし、レッヘンベルクも「強制収容所」政策に邁進するフェルトマンには同調せず、派遣されたクライネに対して詳細な報告をするよう要請している（R1001/5898, S. 3）。

(39) R1001/5899, S. 57.

(40) これについては、Hiroyuki Isobe, Eine rationale Kolonialpolitik? Die Bekämpfung der Schlafkrankheit im deutschen *Schutzgebiet* Ostafrika vor dem Ersten Weltkrieg, in: *Periplus: Jahrbuch für außereuropäische Geschichte* 21 (2011), S. 131–

132を参照。もっともデルンブルクは、眠り病の問題についてはフェルトマンに味方して、グレーヴェルトがあくまで医師への支援を拒否する場合は、「本国政府としても、眠り病対策にとって時間の浪費とならないための方策を追求する」として、彼の更迭を視野に入れていた（R1001/5897, S. 97f.）。

（41） R1001/5898, S. 73f.

（42） R1001/5899, S. 201.

（43） R1001/5899, S. 200f.

（44） R1001/5899, S. 200.

（45） R1001/5900, S. 200. ウサンブラの診療所を担当する軍医中尉シューマッハーの報告によれば、この措置によって失明などの副作用の問題はほとんどなくなったという。

（46） R1001/5900, S. 205.

（47） R1001/5903, S. 163–164.

（48） R1001/5897, S. 78. R1001/5900, S. 200.

（49） R1001/5900, S. 199; R1001/5902, S. 47; R1001/5903, S. 164.

（50） R1001/5900, S. 204.

（51） R1001/5900, S. 200.

（52） Paul Ehrlich, Über moderne Chemotherapie, in: F. Himmelwelt（Hg.）, *Paul Ehrlich Gesammelten Arbeiten*, Bd. III: Chemotherapie, Berlin / New York 1957, S. 140–149, hier S. 140–142.

（53） Paul Ehrlich, Über den jetzigen Stand der Chemotherapie, in: Himmelwelt（Hg.）, *Paul Ehrlich Gesammelten Arbeiten*, Bd. III, S. 170. なお、このドイツ化学会での講演にはコッホや帝国保健省幹部なども出席していた。*Berichte der Deutschen Chemischen Gesellschaft*, Bd. III, Jahrgang 41（1908）, S. 3831–3832 を参照。

（54） Ehrlich, Über den jetzigen Stand der Chemotherapie, S. 170.

（55） Ehrlich, Über den jetzigen Stand der Chemotherapie, S. 170.

（56） Claus Schilling, Chemotherapeutische Versuche bei Trypanosomeninfektionen, in: *Archiv für Schiffs- und Tropenhygiene (AfSuT)* 13（1909）, S. 1–12, hier, S. 5f. なお、ここに登場するシリングは、ナチ期にダッハウの強制収容所において、ワクチンの開発と称して収容者約一〇〇〇人に対し人工的にマラリアに感染させる実験を行ない、そのうち四〇〇人近くを死亡させた。戦後、連合国によるダッハウ裁判で彼は死刑判決を受け、刑は一九四六年五月二八日に執行された。これについては、第8章の註（47）も参照。また、Ernst Klee, *Das Personenlexikon zum „Dritten Reich": Wer war was vor und nach 1945*, Frankfurt（Main）2007（2. Aufl.）, S. 535 も参照。シリングも含めたナチ期の医師による戦争犯罪については、ティル・バスティアン（山本啓一訳）『恐ろしい医師たち――ナチ時代の医師の犯罪』かもがわ出版、二〇〇五年を参照。

（57） R1001/5898, S. 138; R1001/5900, S. 17; R1001/5901, S. 61; R1001/5903, S. 30; Eckart, *Medizin und Kolonialimperialismus*, S. 347.

（58） R1001/5898, S. 138.

（59） R1001/5900, S. 78.

（60） R1001/5900, S. 78.

（61） R1001/5900, S. 17; R1001/5902, S. 27. クライネはアルザセチンの投薬量について、アトキシル同様〇・五グラムずつ二日連続で静脈注射し、二週間おきにこれを繰り返すことが望ましいとしたが、エッカートは充分な薬効を引き出すために、注射一回あたりの投薬量を男性は〇・七五グラム、女性は〇・六グラムまで増やす必要があると主張している。しかし、この投薬量では副作用の問題が避けられず、患者に重い負担を強いることになる。

（62） R1001/5901, S. 60f.

（63） キガラマの診療所を訪れる患者数は、新規／継続の順に以下のとおりである。二九／五六九（一九〇八年一二月～一九〇九年三月）、二〇／四〇九（一九〇九年四～六月）、七／三七五（一九〇九年七～九月）、八／一九七（一九〇九年一〇～一二月）。R1001/5901, S. 57–62; R1001/5903, S. 6–14, 66–70, 255–260 を参照。

（64） R1001/5900, S. 206f. もっともフェルトマンは、この五一人の患者に対しクライネの処方よりも大量の薬剤を患者に投与していた。つまり〇・七五グラムのアルザセチンを二日連続で注射し、その間隔も六～七日程度であった。患者によっては一回の注射における投薬量が〇・九グラムにまで引き上げられた。R1001/5900, S. 206 を参照。

(65) R1001/5902, S. 30f.

(66) R1001/5903, S. 8–13.

(67) R1001/5901, S. 105–107.

(68) エールリヒは免疫に関する研究で、一九〇八年、イリヤ・メチニコフとともにノーベル医学賞を受賞した。Erwin Ackerknecht, *Geschichte der Medizin*, Stuttgart 1992, S. 187.

(69) R1001/5903, S. 51.

(70) R1001/5903, S. 53.

(71) R1001/5901, S. 105–107.

(72) R1001/5903, S. 52f.

(73) R1001/5903, S. 115–117. ウルリッヒが新薬の実験に選んだ一六人の患者のうち、実に一四人がすでに治療歴のある重症患者であった。

(74) R1001/5903, S. 117–118.

(75) R1001/5903, S. 118–119.

(76) R1001/5903, S. 56.

(77) R1001/5904, S. 184f.; R1001/5905, S. 26.

(78) R1001/5904, S. 184–186.

(79) R1001/5905, S. 26, 35f., 136–138, 161–163.

(80) Lindequist an Rechenberg am 22. September 1910, zu A. VI. 1402 II, Nr. 1471, in: R1001/5904. この禁止令は、アルゼノフェニルグリシンが優秀な治療成績を収めている（と医師たちが主張している）トーゴ植民地には適用されなかった。リンデクヴィストはトーゴ総督に対し「投薬の際には充分気をつけること」と「一回の投薬量が一・〇グラムを超えないように指導すること」を要請したが、ほとんど守られなかった。

（81）「ハタ六〇六号」の名で知られるこの薬剤については、Wolfgang U. Eckart, The Colony as Laboratory: German Sleeping Sickness Campaigns in German East Afrikca and in Togo 1900–1914, in: *History of Philosophy and Life Sciences* 24（2002）, S. 78を参照。アルゼノフェニルグリシンは一九一〇年以降も、各地の診療所で投薬量を減らして使用された（R1001/5906, S. 83f.; R1001/5908, S. 155）。

（82）ここで注意しなければならないことは、アトキシルによる治療においてもその用法や用量を誤ると生命の危険があるということである。アルゼノフェニルグリシンの毒性が問題になっていた一九一〇年一月から三月にかけて、ウテギの診療所ではアトキシル治療を受けていた二九八人のうち、その一割弱にあたる二八人が死亡している。彼らは激烈な副作用で命を落としたわけではないが、アトキシルによって身体が衰弱していたのは確かである。R1001/5904, S. 185を参照。

（83）R1001/5905, S. 20, 36.

（84）R1001/5904, S. 282; R1001/5905, S. 36.

（85）R1001/5903, S. 14.

（86）R1001/5903, S. 69.

（87）R1001/5905, S. 124.

（88）R1001/5903, S. 259.

（89）R1001/5905, S. 18.

（90）R1001/5905, S. 124.

（91）R1001/5900, S. 18.

（92）R1001/5901, S. 28.

（93）タンガニーカ湖沿岸地域の状況については、R1001/5898, S. 50; R1001/5899, S. 13; R1001/5903, S. 162–164; R1001/5905, S. 24–29を参照。それによると、自発的に治療を受けにきた患者は一人あたり二五ヘラー（〇・二五ルピー）

の報酬を得ていた。ヴィクトリア湖沿岸地域に比べて、かなりの低額である。

（94）R1001/5901, S. 123.

（95）R1001/5905, S. 126–127.

（96）R1001/5905, S. 20.

（97）R1001/5905, S. 28.

（98）R1001/5906, S. 80.

第3章　ツェツェバエ対策——「代償行為」としての除草作業

（1）R1001/5896, S. 11.

（2）R1001/5897, S. 3–4.

（3）R1001/5897, S. 10. フェルトマンは、タンガニーカ湖沿岸の眠り病対策を担当するようになっても、除草伐採作業に対する信頼が揺らぐことはなかった。一九〇八年末、彼はダルエスサラームの総督に対し、ニアンザで行なわれた作業が「完璧な成功」であったと報告している。というのも、除草伐採作業後に船で湖岸に近づいたところ、ツェツェバエにまったく悩まされることなく航行できたからである（R1001/5899, S. 108）。

（4）R1001/5900, S. 73.

（5）R1001/5898, S. 117.

（6）R1001/5900, S. 18.

（7）R1001/5898, S. 143. また、以下も参照。Rechenberg an das Reichskolonialamt am 16. Juni 1909, in: R1001/5901; R1001/5898, S. 142f.; R1001/5900, S. 73; R1001/5901, S. 221.

（8）R1001/5900, S. 18, 73.

（9）R1001/5899, S. 59.

(10) R1001/5898, S. 104.

(11) R1001/5898, S. 112.

(12) R1001/5901, S. 221.

(13) R1001/5898, S. 121.

(14) R1001/5898, S. 122, 140. 同時にレッヘンベルクは、除草伐採作業を行なう地域にドイツ人行政官吏を増員し、作業が適正に行なわれているかどうか監視すべきだとする、クライネの要求を拒否した。作業がたいていは現地住民によって問題なく行なわれているというのがその理由だが、まさにこの監視役の不足が作業の不徹底さを招き、短時間のうちにツェツェバエがふたたび姿をみせる原因になった。

(15) R1001/5904, S. 282.

(16) Rechenberg an das Reichskolonialamt am 16. Juni 1909, in: R1001/5901.

(17) R1001/5898, S. 190–191 では、レッヘンベルクが一九〇八年予算で二〇〇〇ルピーの支出を裁可したとある。

(18) R1001/5899, S. 77. また、Rechenberg an die Residentur Urundi am 12. Januar 1909 も参照。

(19) R1001/5899, S. 111.

(20) R1001/5900, S. 25, 201, 213; R1001/5901, S. 167.

(21) R1001/5901, S. 157.

(22) R1001/5902, S. 54.

(23) R1001/5905, S. 29.

(24) ウルリッヒからの引用は、R1001/5904, S. 186–188 を参照。なおエッカートの報告については、R1001/5900, S. 73 を参照。

(25) R1001/5904, S. 283.

(26) R1001/5905, S. 31.

(27) 除草伐採作業では、監督にあたるドイツ人も眠り病に罹患した。一九〇九年六月、タンガニーカ湖沿岸で作業していたドイツ人兵士四人がハエに刺されトリパノソーマに感染した。四人はすぐにアトキシルによる治療を受け、快方に向かったとされているが、その後の詳細は不明である。この事故を受けて総督は、除草伐採作業の際に、ドイツ人の感染を「どんなことがあっても防ぐよう」指示を出している（R1001/5901, S. 174）。具体的にはハエが好まない白色の長袖服、長ズボンを着用すること、また蚊帳を使用することなどが決められた。一方、現地住民の感染対策はあまり進まなかった。一九〇九年九月に行なわれた検査では、タンガニーカ湖沿岸で除草伐採作業に従事した現地住民一四九人のうち、四六人からリンパ腺の腫れが見つかった（R1001/5901, S. 163f）。しかし、一九一二年に現地住民にも作業服の着用が義務づけられるまで、彼らは上半身裸で作業にあたっていた。この作業服は年間五〇〇人分（費用は一二万五〇〇〇ルピー）が総督府によって支給されたが、汗や衝撃に弱く着心地も悪かったため住民には不評で、早くも翌一九一三年には廃止された（R1001/5910, S. 76–78）。

（28）R1001/5905, S. 130.

（29）R1001/5905, S. 130.

（30）R1001/5889, S. 109; R1001/5909, S. 153.

（31）R1001/5900, S. 200; R1001/5901, S. 168; R1001/5905, S. 26.

（32）R1001/5909, S. 194.

（33）R1001/5906, S. 230–231.

（34）Horst Gründer, *Geschichte der deutschen Kolonien*, Paderborn 2004（5. Aufl.), S. 167.

（35）R1001/5907, S. 188.

（36）R1001/5897, S. 18.

（37）R1001/5905, S. 32.

（38）R1001/5903, S. 18; R1001/5904, S. 294; R1001/5908, S. 148, 150 を参照のこと。

（39）一九〇七年九月八日付のフェルトマンの報告（R1001/5897, S. 8）。

（40）一九〇七年四月二五日付のコッホの報告（R1001/5897, S. 10）。

(41) R1001/5896, S. 23.
(42) R1001/5897, S. 8.
(43) R1001/5898, S. 142.
(44) R1001/5899, S. 198.
(45) R1001/5883, S. 108, 111, 117f., 122, 129f., 145, 152.
(46) R1001/5883, S. 145f.
(47) R1001/5899, S. 190, 198.
(48) R1001/5900, S. 72.
(49) R1001/5901, S. 61f.
(50) R1001/5901, S. 63.
(51) R1001/5901, S. 63.
(52) R1001/5901, S. 63.
(53) R1001/5901, S. 33.
(54) R1001/5901, 221–222. この時期ウテギに駐在していたエッカートも、植民地を越境する現地住民に対して、イギリス領側では何もはじまっていないと報告している（R1001/5902, S. 28 を参照）。
(55) Rechenberg an das Reichskolonialamt am 24. September 1909, J. No. 16138V, in: R1001/5902. レッヘンベルクの報告に対し本国の植民地省は、先述した英独協定の履行をイギリス側に働きかけることを約束している。しかし植民地省の公文書を見るかぎり、ドイツ政府がイギリスと交渉を行なったことを示す証拠はない。Reichskolonialamt an das Gouvernement in Daressalam am 1. Februar 1910, J. No. 1919, in: R1001/5904 を参照。
(56) Schultz an das Gouvernement in Daressalam am 1. Februar 1910, J. No. 1919, in: R1001/5904.
(57) R1001/5903, S. 16, 21f.; R1001/5904, S. 186 などを参照。なお、このことについてイギリス側はどう考えていたのであろうか。イギリス領東アフリカの報告書を分析することが重要であるが、ここでは問題提起にとどめておくこととしたい。

(58)「地方」における感染症の問題が、「中央」の都合で放置されてしまうという構図は、現在のアフリカにも見られる。必要とされる医薬品が、先進国とりわけ製薬会社の経済的な利害関係から、現地の人びとに充分に行きわたらない現状について、重光哲明「微生物とアフリカ――衛生主義、植民地主義と製薬資本」『現代思想（総特集　微生物の世界）』（二〇一六年六月臨時増刊号）一六一～一八一頁を参照。

(59) それでもこの時代、国家主権の枠組みを越えた知的交流の試みが、「熱帯医療」の分野ではじまっていたことも事実である。これについては、Deborah J. Neill, *Networks in Tropical Medicine: Internationalism, Colonialism, and the Rise of a Medical Specialty, 1890–1930*, Stanford 2012 を参照。とくにドイツについては、Deborah J. Neill, Science and Civilizing Missions: Germans and the Transnational Community of Tropical Medicine, in: Bradley Naranch / Geoff Eley (eds.), *German Colonialism in a Global Age*, Durham / London 2014, S. 74-92 も参照。「科学」一般に関しては、カピル・ラジ（水谷智・水井万里子・大澤広晃訳）『近代科学のリロケーション――南アジアとヨーロッパにおける知の循環と構築』名古屋大学出版会、二〇一六年、Ulrike Kirchberger, Deutsche Naturwissenschaftler im britischen Empire: Die Erforschung der außereuropäischen Welt im Spannungsfeld zwischen deutschem und britischem Imperialismus, in: *Historische Zeitschrift* 271 (2000), S. 621–660 を、「地理学」に関しては、平野千果子「世界の探検と植民地問題――一九世紀の地理学会」福井憲彦（編）『アソシアシオンで読み解くフランス史』山川出版社、二〇〇六年、一四四～一五八ページを参照。

(60) これについては、クライネの報告書（R1001/5898, S. 104）を参照。

(61) R1001/5899, S. 78. また、R1001/5899, S. 99 も参照。

(62) 総督から本国の植民地省に報告書が提出されたのが一九〇九年一月二七日、デルンブルクから外務省に要請があったのが四月一〇日である。Das Kaiserliche Gouvernement von Deutsch-Ostafrika an das Reichskolonialamt am 27. Januar 1909, in: R1001/5899; Dernburg an den Staatssekretär des Auswärtigen Amts am 18. März 1909, in: R1001/5899 を参照。

(63) R1001/5884, S. 19.

(64) R1001/5900, S. 24, 213; R1001/5905, S. 159.

(65) R1001/5901, S. 168.
(66) R1001/5905, S. 159; R1001/5906, S. 81.
(67) R1001/5906, S. 78.
(68) R1001/5906, S. 78.
(69) R1001/5906, S. 78, 204.
(70) R1001/5906, S. 203.
(71) Kleine an das Gouvernement in Daressalem am 13. Januar 1911, in: R1001/5906.
(72) R1001/5884, S. 169. このとき植民地省は、同じくフランスやベルギーとの国際協約締結を求めるドイツ領カメルーンの要請を退けている（R1001/5884, S. 167f. を参照）。
(73) R1001/5906, S. 206f.
(74) R1001/5906, S. 208.
(75) 以上ペンシュケの引用は、R1001/5908, S. 91 を参照。
(76) R1001/5908, S. 243.
(77) ただし、一九一一年になってようやく感染地域と認められた南部においては事情が異なる。ポルトガル領東アフリカに接するリンディ、ソンガなどの地域では、第一次世界大戦が勃発するまでに四〇～五〇人の眠り病患者が確認されていた（Juhani Koponen, *Development for Exploitation: German Colonial Policies in Mainland Tanzania, 1884–1914*, Helsinki / Hamburg 1995, S. 475–484, bes. S. 483）。他の感染地域と同様、ここでもドイツの眠り病対策は効果を上げることなく第一次世界大戦を迎えているが、特記すべきは、一九一四年まで患者の治療に、主としてアルゼノフェニルグリシンが用いられていたことである。ある医師は一九一四年一月に、この薬剤がアトキシルよりも「ずっと効果がある」と報告している（R1001/5911, S. 270）。東アフリカ南部の感染地域については、R1001/5911, S. 203–209, 313–316 の報告を参照。
(78) このことは、東アフリカの医師たちが、トーゴよりも「原住民の福祉」を真剣に考えていたということを意味しない。彼らもまた、個々のケースでは危険で苦痛も多い薬剤を患者に投与したのであり、また、感染の危険性が高くなる除草伐採作業に、現地住民をほぼ無報酬で徴用したのである。東アフリカの医師たちがアルゼノフェニルグリシンの使用を自発的に取りやめたことを、彼らの倫理的な優越性に帰着させるのは論外である。

第4章　トーゴの眠り病対策——現地住民・「首長」・イギリスという「関係性」

（1）R1001/5918, S. 134.

（2）R1001/5918, S. 136.

（3）R1001/5918, S. 133–139, 144–147, 171–175.

（4）R1001/5918, S. 137f., 144f., 173–175. このミサホーへからクラチへと抜ける隊商路は、トーゴ内部における現地人商業ネットワークを形成し、ドイツの植民地行政府は容易に介入できなかった。これについては、Arthur Knoll, *Togo under Imperial Germany*, Stanford 1978, S. 11; Ralph Erbar, *Ein Platz an der Sonne? Die Verwaltungs- und Wirtschaftsgeschichte der deutschen Kolonie Togo 1884–1914*, Stuttgart 1991, S. 161–172 を参照。

（5）R1001/5918, S. 172f. W・U・エッカートによれば、トーゴに勤務する総督府医師は、一八八八年に二人で、第一次世界大戦前夜でも九人だった。Wolfgang U. Eckart, *Medizin und Kolonialimperialismus: Deutschland 1884–1945*, Paderborn 1997, S. 119f.

（6）R1001/5922, S. 20; Eckart, *Medizin und Kolonialimperialismus*, S. 164.

（7）R1001/5922, S. 28f.; Eckart, *Medizin und Kolonialimperialismus*, S. 166.

（8）R1001/5922, S. 20.

（9）R1001/5918, S. 211–215; R1001/5919, S. 31–37, 95–97.

（10）R1001/5919, S. 31ff.

（11）R1001/5919, S. 112f., 209f., 269–271.

(12) 以下にあげるデータは、委員会によるつぎの報告書を参照。R1001/5918, S. 211–216, 244–246; R1001/5919, S. 31–44, 95–99, 112–127, 209–217, 269–286; R1001/5920, S. 45–68, 251–269; R1001/5921, S. 92–95, 102–105, 213f., 220–229, 242f., 260–269.

(13) R1001/5921, S. 92.

(14) R1001/5921, S. 103.

(15) R1001/5921, S. 220f.; Dr. van den Hellen, Über die Tätigkeit der Schlafkrankheitskommission in Togo für die Zeit vom 1. April bis zum 20. Juni 1913, in: R1001/5922.

(16) R1001/5919, S. 95f. またトーゴにおける天然痘対策については、Wolfgang U. Eckart / Meike Cordes, „People too wild?“: Pocken, Schlafkrankheit und koloniale Gesundheitskontrolle im Kaiserlichen „Schutzgebiet“ Togo, in: Martin Dinges / Thomas Schlich (Hg.), *Neue Wege in der Seuchengeschichte*, Stuttgart 1995, S. 171–190 を参照。

(17) R1001/5922, S. 23f.

(18) R1001/5919, S. 33.

(19) R1001/5919, S. 209.

(20) R1001/5919, S. 33f.

(21) R1001/5919, S. 112, 116.

(22) R1001/5918, S. 144–147.

(23) R1001/5919, S. 34, 115.

(24) 一九一〇年初頭のある出張医の報告によれば、現地住民たちは出張医のリンパ腺触診法を会得し、医師の訪問に対して「自己防衛」を行なっている。すなわち、彼らは「熱っぽくだるいと感じたり、リンパ腺に腫れを認めたりすると」検査を忌避するようになるのである（R1001/5919, S. 116）。

(25) この各集落間における情報ネットワークについては、R1001/5919, S. 209f. を参照。逆にこうした情報が上手く伝わらなかったときは、出張医による訪問に集落は大慌てだった。これについては、R1001/5919, S. 24 を参照。

(26) R1001/5920, S. 30f. なお、ツーピッツァのこうした理解は、他の地区では実態にそぐわない。マングやパリメでは、彼自身が報告しているところによれば「きわめて高度に発展した死者儀礼によって」、住民にとっては「故郷で死ぬことが何よりも重要であり」、重篤者を収容所へ移送するのにも、住民の反発があった（R1001/5920, S. 20）。
(27) R1001/5919, S. 36.
(28) トーゴには治安維持のために、五〇〇人程度のドイツ軍が駐留していた。これについては、Horst Gründer, *Geschichte der deutschen Kolonien*, Paderborn 2004（5. Aufl.）, S. 138 を参照。
(29) R1001/5920, S. 254.
(30) R1001/5922, S. 47.
(31) R1001/5919, S. 96.
(32) トーゴにおけるドイツの植民地統治は、早くからキリスト教を受容し、ヨーロッパ人との交流も盛んだった沿岸部では比較的摩擦が少なかった。他方、トーゴ内陸北部のバサリ、ダゴマ、ソコデなどの地域ではイスラム教の影響が強く、伝統的な現地人統治機構が発達していたために、ドイツは確固たる支配を築くことができなかった。そこでは現地人「首長」の存在を前提にした、いわゆる「間接統治」がとられ、安全上の配慮から地方政庁関係者以外のヨーロッパ人の立入りは制限されていた。Gründer, *Geschichte der deutschen Kolonien*, S. 129 を参照。
(33) R1001/5920, S. 254. これについては、R1001/5919, S. 270; R1001/5922, S. 46 も参照。
(34) R1001/5922, S. 45.
(35) R1001/5922, S. 45.
(36) R1001/5919, S. 34.
(37) これについては、エンゲルハルトの報告（R1001/5921, S. 5f.）を参照。
(38) R1001/5918, S. 212.
(39) 引用は、R1001/5919, S. 32.
(40) R1001/5919, S. 33f.; R1001/5921, S. 34f.

（41） 引用は、R1001/5921, S. 4f. また、R1001/5922, S. 34–50; O. F. Metzger, *Unsere alte Kolonie Togo*, Neudamm 1941, S. 80 も参照。

（42） R1001/5921, S. 4f.

（43） R1001/5919, S. 34.

（44） R1001/5921, S. 34f.

（45） R1001/5919, S. 35.

（46） R1001/5921, 30f.; R1001/5922, S. 35.

（47） R1001/5921, S. 25f. トーゴの医師たちが行使する現地住民への強制力については、Trutz von Trotha, *Koloniale Herrschaft: Zur soziologischen Theorie der Staatsentstehung am Beispiel des „Schutzgebietes Togo“*, Tübingen 1994 も参照。それによると、トーゴの感染症対策にあたる医師たちは、現地住民への暴力の行使を権限として認められており、彼らは「懲戒処分、罰金刑、殴打の刑そしてときには懲役刑という手段を使って、自らの［医療］措置を現地または収容所で行なうためのフリーハンドを得た」。しかし、医師たちはしばしば「刑罰の権限を、それが総督府への申請にもとづいて彼らに移譲されるものであるにもかかわらず、独善的にしかも充分すぎるほど行使したので、地方政庁との摩擦を引き起こした」（いずれも引用は von Trotha, *Koloniale Herrschaft*, S. 404）。このことに関する地方政庁の苦情があまりに多くなったため、現地社会の動揺を恐れた総督府は、まもなく医師たちの権限を制限しはじめた（von Trotha, *Koloniale Herrschaft.*, S. 405）。

（48） R1001/5921, S. 39.

（49） R1001/5921, S. 39f.

（50） R1001/5918, S. 174. この提案を受けトーゴの植民地政府は、一九〇八年、ミサホーへで眠り病患者が発見されたことを、黄金海岸植民地政府にただちに通報している。

（51） R1001/5919, S. 32f.

（52） R1001/5919, S. 37f.

(53) R1001/5919, 7f. この協定は一九一一年一一月一日に発効した。
(54) R1001/5921, S. 33.
(55) R1001/5920, S. 25–29.
(56) R1001/5920, S. 27.
(57) R1001/5920, S. 28.
(58) R1001/5920, S. 40–42. 引用は S. 42. グルーナーはさらに総督府医師ラーヴェンに対して、眠り病委員会がこれ以上現地住民に対し殴打刑を行なわないこと、また逃亡した患者の親族に対して科される罰金刑を可能なかぎり行なわないことを命令するよう要請した。
(59) R1001/5922, S. 303.
(60) ドイツ人植民地行政官一人に対する現地住民の人口比は、一九一一年で一：一万一〇〇〇であった。これに対し、フランス領植民地のそれは一：三三〇〇から一：四四〇〇（第一次世界大戦直後）であった。L. H. Gann / Peter Duignan (eds.), *The Rulers of German Africa*, Stanford 1977, S. 80 を参照。

第5章　トーゴにおける収容所——「正面突破」の薬剤治療

(1) R1001/5918, S. 137, 138, 146. このときラーヴェンは、ツェツェバエの行動範囲である三〇〇メートルの長さにわたって川岸の除草をするように提案している。
(2) R1001/5918, S. 146.
(3) R1001/5918, S. 175, 216.
(4) R1001/5918, S. 209f.; R1001/5919, S. 36.
(5) R1001/5921, S. 46. また、R1001/5920, S. 252f. も参照。
(6) R1001/5919, S. 36f.

（7） R1001/5919, S. 37.

（8） R1001/5919, S. 37.

（9） R1001/5919, S. 37.

（10） R1001/5919, S. 97.

（11） R1001/5919, S. 43, 51f. 眠り病患者の収容所で働く現地住民は、一人あたり一日に〇・七五マルクを受け取っていた。そしてケット＝クラチの「首長」は、一二日間続いた除草伐採作業が、実質的には一人が三九六日間働いた労働量に相当するとして、二九七マルクを要求した。この「首長」がどのような根拠でこう計算したのか、また彼が収容所での給金の「相場」を知っていたのかどうかは定かではない。しかし、ツーピッツァがこの要求を拒むことをしなかった（あるいはできなかった）ということは、この「首長」が、眠り病対策において重要な役割を果たしていたことをうかがわせる。

（12） トーゴにおける眠り病対策の費用は、一九〇九年予算策定時には三万マルクが見積もられていたが、一九〇九年中ごろにはそれを六万マルクも超過する事態に陥っていた。植民地省は予算の組み替えや、赤道アフリカ地域の経済開発による税収、学術研究への助成を目的として本国で創設された「アフリカ基金（Afrikafonds）」から、合計六万七六〇〇マルクを捻出して対処した。これについては、R1001/5919, 11f. を参照。

（13） R1001/5919, S. 33.

（14） R1001/5920, S. 60.

（15） R1001/5921, S. 6.

（16） R1001/5919, S. 213f.

（17） Wolfgang U. Eckart, *Medizin und Kolonialimperialismus: Deutschland 1884–1945*, Paderborn 1997, S. 163; K. Hintze, Die Schlafkrankheit in Togo, in: *Deutsche Medizinische Wochenschrift* 30（1908）, S. 812–813; O. F. Metzger, *Unsere alte Kolonie Togo*, Neudamm 1941, S. 79; R1001/5918, S. 134.

（18） R1001/5918, S. 134–139; Eckart, *Medizin und Kolonialimperialismus*, S. 163. ファン・デン・ヘレンによれば、一九〇四

年にハウスベルクに収容された患者が最後に死亡したのは、一九〇八年四月のことだった。

(19) R1001/5918, S. 137.

(20) R1001/5918, S. 133–137, 144f., 173f. エッカートによれば、一九〇八年四月の時点でさらに八〇人の感染者が見つかった（Eckart, *Medizin und Kolonialimperialismus*, S. 164）。そうだとすれば、発見された眠り病患者のうち、かなりの数が収容所への移送中または収容所での治療中に逃亡したことになる。

(21) Metzger, *Unsere alte Kolonie Togo*, S. 79.

(22) Metzger, *Unsere alte Kolonie Togo*, S. 80. 動物実験のために、施設ではイヌ、ネズミ、ヤギ、サル、ウマ、ロバなどを飼育していた。そしてツェツェバエによって人工的にトリパノソーマに感染させた後、砒素化合物を含むさまざまな薬剤を投与して経過を観察した。しかしこの動物実験は、収容所医が多忙を極めるうちに行なわれなくなったという（R1001/5919, S. 82）。

(23) R1001/5922, S. 21.

(24) Metzger, *Unsere alte Kolonie Togo*, S. 80.

(25) 引用は、Metzger, *Unsere alte Kolonie Togo*, S. 80. さらに、R1001/5919, S. 52; Eckart, *Medizin und Kolonialimperiaismus*, S. 167 も参照。

(26) R1001/5919, S. 82.

(27) R1001/5919, S. 55. この毛布は、患者一人が使用するとぼろぼろに擦り切れてしまい再利用できないため、患者が入所するたびに新調する必要があった。

(28) R1001/5919, S. 56; Metzger, *Unsere alte Kolonie Togo*, S. 81.

(29) Eckart, *Medizin und Kolonialimperialismus*, S. 167.

(30) R1001/5919, S. 56f.; Eckart, *Medizin und Kolonialimperialismus*, S. 167; Metzger, *Unsere alte Kolonie Togo*, S. 81. しかし、退所者に対する〇・二マルクの所得補償は、決して充分なものではなかったと思われる。というのも、当時のトーゴで現地住民の平均賃金は一日あたりおよそ〇・七五マルクであり、これでも隣接するイギリス領植民地に比べるとかなり低い水準だったからである。これについては、Arthur Knoll, *Togo under Imperial Germany*, Stanford 1978, S. 86 を参照。

（31） 一九〇九年六月までに、収容所ではこのために五人の現地人を雇用した（R1001/5919, S. 51f., 82）。

（32） 引用は、R1001/5919, 49f. この点で、ツェッヒの姿勢は後任のブリュックナーとは大きく異なっていた。

（33） R1001/5919, S. 83; Eckart, *Medizin und Kolonialimperialismus*, S. 167; Metzger, *Unsere alte Kolonie Togo*, S. 81. トーゴでは、一九〇七年より現地の成人男性すべてに対し、年間一二日間の無償労働を行なうか、六マルクの人頭税を支払うことが義務化された。また一九〇九年時点では、六日間の無償労働と三マルクの人頭税納入を組み合わせることも可能だった。これについては、Knoll, *Togo under Imperial Germany*, S. 74; Raphael Q. Avornyo, *Deutschand und Togo (1847–1987)*, Frankfurt（Main）1989, S. 113 を参照。

（34） Ralph Erber, *Ein Platz an der Sonne? Die Verwaltungs- und Wirtschaftsgeschichte der deutschen Kolonie Togo 1884–1914*, Stuttgart, 1991, S. 28; Horst Gründer, *Geschichte der deutschen Kolonien*, Paderborn 2004（5. Aufl.）, S. 135.

（35） ツェッヒのこうした姿勢は、他のドイツ植民地とりわけ東アフリカやカメルーンで見られるような、ヨーロッパ人による恣意的な土地の収用と、それにともなう現地住民の「プロレタリア化」を防いだという評価がある（Ralph Erbar, *Ein Platz an der Sonne? Die Verwaltungs- und Wirtschaftsgeschichte der deutschen Kolonie Togo 1884–1914*, Stuttgart 1991, S. 31; Gründer, *Geschichte der deutschen Kolonien*, S. 133）。彼は、実現こそしなかったものの、一九〇七年には、「有能な」現地住民に限り地方行政に参加させることも容認していた。ただし、総督府参事会への参画は、彼らが「まだ充分に成熟していない」として反対した（Erbar, *Ein Platz an der Sonne?*, S. 27f.）。

（36） R1001/5919, S. 82.

（37） R1001/5918, S. 245; R1001/5919, S. 82.

（38） このことはファン・デン・ヘレン自らが認めている（R1001/5919, S. 81）。

（39） R1001/5919, S. 82.

（40） このうちアトキシルのみを投与されたのは七六人、アルザセチンが三四人、アルゼノフェニルグリシンが二五人で、残りの患者には二種類の薬剤が組み合わされた。

(41) R1001/5919, S. 82. 他の二つの薬剤（硫化砒素からなる鉱物である石黄、およびコラルゴール）についてラーヴェンは、血中のトリパノソーマを除去できず、治療薬には不向きであると結論している（R1001/5919, S. 97f.）。

(42) R1001/5919, S. 83.

(43) R1001/5919, S. 40.

(44) R1001/5919, S. 97f.

(45) R1001/5919, S. 115f.

(46) R1001/5919, S. 98.

(47) R1001/5919, S. 98. ラーヴェンは一九〇九年末、アルゼノフェニルグリシンによって副作用が出たり、症状が再発したりした患者に対し、さらなる薬剤治療を行なう際の指針をまとめている。（一）重篤な副作用が起きた場合は薬剤の使用を中止する。（二）そのほかの場合は、なるべく多い薬量を、連続する二日間に一度か二度の注射によって投与する。（三）薬剤を最後に投与してから六週間以内に再発した場合は、別の薬剤に切り替える。（四）最後の投与から八週間以上経過して再発した場合は、アルゼノフェニルグリシンの投与を再開する。R1001/5919, S. 98 を参照。

(48) エールリヒの「最大殺菌治療」については、本書第2章を参照。

(49) 当時のドイツでは、細菌学と合成化学のめざましい発展によって、おびただしい数の化学療法剤が開発されていたが、そうした薬剤から患者をどう守るかという議論は本国でもほとんどなされていなかった。いわんや「劣等人種」の烙印を押された植民地の現地住民に対し、危険な薬剤の使用を中止することは、当時の医師たちには（東アフリカのように、植民地社会の治安維持という点から要請された場合は別として）、倫理的に必ずしも求められていなかった。ドイツでそうした人体実験に対する批判が国民的な関心を呼び起こしたのは、一九三〇年代に入ってからであった。Eva Jacobi, *Schlafkrankheit und Germanin: Deutsche tropenmedizinische Forschung in den afrikanischen Kolonien und ihre politische Instrumentalisierung im Kolonialrevisionismus*, Duisburg 2011, S. 71f. を参照。

(50) R1001/5919, S. 98.

(51) R1001/5919, S. 212f. この四五人という数について、ラーヴェンは「それ自体大きな数字ではないが、その構成からはある程度確かな判断をすることはできる」と評価している。

(52) R1001/5919, S. 213.

(53) R1001/5919, S. 109. 東アフリカにおけるアルゼノフェニルグリシンを用いた治療については、本書第4章を参照。

(54) R1001/5919, S. 148.

(55) R1001/5919, S. 149.

(56) R1001/5919, S. 250.

(57) R1001/5919, S. 271.

(58) R1001/5919, S. 273.

(59) R1001/5919, S. 276.

(60) R1001/5919, S. 277. シュトイデルがあげた根拠としては、一九一〇年七月から一〇月までの収容所の様子を報告したラーヴェンの報告、そして一九一〇年末に出張医の立場にあったツーピッツァの報告である。前者では、合計七人の入所患者がアルゼノフェニルグリシン投与後五～一九日の間に相次いで死亡したことが報告されている(R1001/5919, S. 277)。シュトイデルはこれを砒素化合物の中毒によるものだと断定した。そして後者では、ツーピッツァ自身が、クルートから遠く離れて患者を移送できない地域の住民五〇人に対して、検診の際にこの薬剤を投与したことが記されている(R1001/5920, S. 251–254)。ツーピッツァは「ラーヴェンの行なった実験を信頼して」この処置をとったとしているが、後日このうちの八人が副作用で命を落とした。

(61) R1001/5919, S. 276f.

(62) R1001/5919, S. 278.

(63) R1001/5919, S. 279.

(64) R1001/5920, S. 149. この王立感染症研究所の回答には、ある軍医大尉のつぎのようなコメントが掲載されている。「私が知るかぎり、現在トーゴでは主にアルゼノフェニルグリシンが使用されている。私はつぎのことを信じて疑わない。かつての東アフリカ同様、トーゴにおいてもより知性に富む原住民が、頻繁に発生する死亡例と薬剤とを結びつけるようになるだろう、ということを」。

(65) R1001/5921, S. 256.
(66) R1001/5922, S. 157.
(67) R1001/5922, S. 158.
(68) R1001/5922, S. 162.
(69) R1001/5922, S. 169–170.
(70) R1001/5922, S. 211f. もっとも、こうした言葉遣いに対し、ゾルフは公的な報告書で許容される一線を越えているとして、ツーピッツァを譴責処分にしている(Solf an den Gouverneur von Togo am 5. April 1913, Nr. A. VI-285/11932, in: R1001/5922)。なお、クライネの調査旅行は、予定どおり一九一三年に開始されたが、第一次世界大戦が勃発したために カメルーンの訪問は実現しなかった。
(71) R1001/5921, S. 105, 121.
(72) R1001/5921, S. 228f., 260–269.
(73) R1001/5921, S. 229.

第6章　カメルーンという「辺境」——多難な船出

(1) R1001/5913, S. 123f.
(2) 「ドゥアラ」という地名は、この地域に住む人びとが「ドゥアラ族(人)」と呼ばれることに由来する。彼らはすでに一八世紀末にはこの地に定住し、ヨーロッパ人とのあいだで奴隷や象牙、ヤシ油などを取引していた。これについては、Helmuth Stoecker (Hg.), *Kamerun unter deutscher Kolonialherrschaft*, Bd. 1, Berlin (DDR) 1960, S. 36 を参照。一八八四年にドイツが植民地統治をはじめると、植民地総督府は当初この地に置かれた。カメルーン総督府は一九〇一年、大規模な農業プランテーションの多いブエアに移るが、ドゥアラはその後もカメルーンでもっとも重要な商業地であった（Helmuth Stoecker（Hg.）, *Drang nach Afrika: Die koloniale Expansionspolitik und Herrschaft des deutschen Imperialismus in Afrika von den Anfängen bis zum Ende des Zweiten Weltkriegs*, Berlin（DDR）1977, S. 71 を参照）。それゆえここには、少なくとも一人のドイツ人医師が常駐し、現地の医療・衛生事業に従事することとされた。先述のツィーマンもその任にあたる総督府医師として、ドゥアラに滞在していた。

（3） R1001/5913, S. 141f.

（4） R1001/5913, S. 143.

（5） R1001/5913, S. 142–143.

（6） R1001/5913, S. 138. しかしザイツは、眠り病対策が現地住民に不人気なのは、長期間にわたり患者を隔離しようとすることも原因だと指摘している。

（7） これについては、Stoecker（Hg.）, *Drang nach Afrika*, S. 149f.; Wolfgang U. Eckart, *Medizin und Kolonialimperialismus: Deutschland 1884–1945*, Paderborn 1997, S. 217f. を参照。

（8） Stoecker（Hg.）, *Drang nach Afrika*, S. 150.

（9） 「フランス領コンゴ」という名称について。フランスは一九一〇年にガボン植民地、中央コンゴ植民地およびウバンギ・シャリ植民地を統合するかたちで、フランス領赤道アフリカを設置する。こうした経緯からすれば、ドイツに隣接するフランス領を「フランス領コンゴ」と表記することは、若干正確さを欠いている。しかし、当時のドイツ側の史料は一貫して「フランス領コンゴ（Französischer Kongo）」の名称を用いていること、また本書のテーマに鑑みても、上記の歴史的事情を正確に反映すればかえって記述に混乱をきたす可能性があることから、ここでは便宜上一括して「フランス領コンゴ」と表記する。

（10） R1001/5913, S. 133f.

（11） Horst Gründer, *Geschichte der deutschen Kolonien*, Paderborn 2004（5. Aufl.）, S. 148. ＧＳＫは一八九八年にドイツとベルギーの資本により設立され、カメルーン南東部の天然ゴム生産を独占的に行なうことを許された特許会社であった。

(12) R1001/5913, S. 145–147. なお、ガイスラーが訪問したロミエには、現地に駐留するドイツ軍の駐屯地があった。
(13) R1001/5913, S. 147. モルンドゥとロミエは直線距離でも一五〇キロメートルほど離れている。
(14) モルンドゥに医師がいないことで地方政庁は大きな損失を被ったと、責任者のマウリッツは主張している。彼によれば、一九〇七年にある現地人が傷病人のための簡易収容所で死亡した。マウリッツが医学書を片手にその死因を調べたところ、どうやら破傷風によるものであることがわかった。当時マウリッツは、破傷風によって死者が出た場合には、コレラと同様に患者の持ち物をすべて焼却するべきだと誤って理解していたため、そのときも患者の所有物はもちろん、彼が収容されていた施設さえも焼き払った。施設はまだ完成したばかりであった。こうした処置をすべて終えたあとで、医師からそれはまったく必要のない作業だったことを聞かされた。それ以来マウリッツは、モルンドゥで医師が常駐するよう求めた。これについては、R1001/5393, S. 149 を参照。
(15) R1001/5913, S. 150f. 道中でガイスラーは、モルンドゥから北へ向かって流れるブンバ川に設置されたGSKの中継地点に立ち寄った。この川にはGSKが定期的に汽船を航行させていた。汽船の航行には、ベルギー領コンゴおよびフランス領コンゴ出身者が雇用されていた。ガイスラーはこの川の流域から多数のツェツェバエを発見したため、航行に関わるGSKの従業員全員に健康診断を実施した。その結果、ベルギー領出身の一人からトリパノソーマが検出された。ガイスラーは、この患者にアトキシルを用いて治療しようとしたが、彼は逃亡した。
(16) R1001/5913, S. 190.
(17) R1001/5913, S. 155f. ガイスラーは一九〇九年八月、フランス領コンゴで現地駐在の医師たちと会合を開き、眠り病対策に関する独仏間の協力の可能性について討議している。
(18) R1001/5913, S. 231f.
(19) R1001/5913, S. 232. 検査は主にリンパ腺の触診によって行なわれた。リンパ液や血液の採取についてフライヤーは、アコノランガの住民がまだ彼のことをよく知らないため、トラブルを避ける意味でも多くを断念しなくてはならなかった、と述べている。
(20) R1001/5913, S. 232.

（21）R1001/5913, S. 229, 233.

（22）R1001/5914, S. 8.

（23）R1001/5914, S. 30, 34.

（24）第二次モロッコ危機と植民地統治との関係については、Stoecker (Hg.), *Drang nach Afrika*, S. 221; Gründer, *Geschichte der deutschen Kolonien*, S. 100f. を参照。

（25）Paul Aubert, „Mission dans la Haute-Sangha. Étudie de la dysenterie, de la trypanosomiase humaine, etc", in: R1001/5914, S. 92–93; „Rapport de la mission d'études de la maladie du sommeil au Congo français, 1906–1908", in: R1001/5914, S. 90–92. 眠り病対策の開始が他のドイツ領植民地よりも遅れたカメルーンでは、医師たちはこうしたフランス側の情報提供によって、ノイカメルーンにおける感染状況や、そこでとられた方策について把握することができた。なお、フランス側は一九一三年にも、ドイツ植民地省に詳細な報告書を提出している。これについては、R1001/5914, S. 221–267を参照。

（26）ノイカメルーン編入前のカメルーン植民地の総面積は四九万五〇〇〇平方キロメートルで、ほぼ当時のドイツ帝国と同じであった。それが先述のとおり、ノイカメルーン二九万五〇〇〇平方キロメートルが加わることで、この植民地は本国よりも広い領土を持つことになった。これについては、Stoecker (Hg.), *Drang nach Afrika*, S. 221; Gründer, *Geschichte der deutschen Kolonien*, S. 100f. を参照。

（27）Der Präsident des Kaiserlichen Gesundheitsamts an den Staatssekretär des Innern vom 22. März 1912, in: R1001/5914, S. 6.

（28）R1001/5913, S. 193–195, 197–200; R1001/5914, S. 67f. ノイカメルーンのドイツ領への実質的な編入は、第一次世界大戦勃発時（一九一四年）の段階でも実現しなかった。これについては、Stoecker (Hg.), *Drang nach Afrika*, S. 151 を参照。

（29）R1001/5914, S. 62–63.

（30）Gouverneur in Daressalam an den Staatssekretär des Reichskolonialamts vom 13. August 1912, in: R1001/5914.

（31）タウテの派遣についてあれほど反対したシュネーだったが、クライネに関しては無関心な態度を取り続けた。その理由は不明だが、本国の植民地省ではこうした東アフリカ総督の姿勢が「一貫性に欠ける」として波紋を呼んだようである。これについては、R1001/5914, S. 155 を参照。
(32) R1001/5914, S. 184.
(33) R1001/5914, S. 289.
(34) R1001/5915, S. 26. 一方で、カメルーン総督は、もし助手のフィッシャーがこのままカメルーンに留まって眠り病対策にあたるならば、その旅費を負担する用意があるとも伝えている。
(35) Gouvernement von Togo an den Staatssekretär des Reichskolonialamts vom 10. April 1913, J. Nr. 2236/13, in: R1001/5914. Auch: R1001/5922, S. 15.
(36) R1001/5915, S. 40.
(37) R1001/5915, S. 220f.
(38) R1001/5915, S. 221.
(39) R1001/5915, S. 222. この間の事情は、つぎのとおりである。内務省の剰余金はこの時点で二万五六〇〇マルクあまりを計上しており、ここから、軍医中尉タウテが東アフリカ領内で行なう調査旅行の費用として、二万二五八〇マルクが支出されることになった。そこで残りの三〇〇〇マルクあまりを、クライネの旅行に支出することができたのである。このあとタウテの調査旅行には、別の財源からさらに六〇〇〇マルクの補助が認められたため、この内務省剰余金からクライネの旅行には、追加で二六〇〇マルクが支払われた。
(40) R1001/5917, S. 87. すでに指摘したが、植民地省次官ゾルフはクライネに対し、ベルギー領コンゴ経由でカメルーンに入るように要望していた。これに対しクライネは、コンゴ内陸部は交通インフラや宿泊施設が未発達なこと、また眠り病の蔓延が深刻なことをあげ、現地で「何週間も留め置かれ、旅費も膨れ上がる可能性がある」として、海路でカメルーンに向かうことを主張した。結局、本国の植民地省は、コンゴのドイツ領事や東アフリカ総督府などの情報から、陸路の利用は困難と判断した。これについては、R1001/5915, S. 26, 28, 33, 39; R1001/5917, S. 86 を参照。
(41) R1001/5917, S. 93. しかしクライネは、調査旅行を終えたのは「その任務がおおかた完了したからだ」と述べている。
(42) しかしこれは、この地域への進出をもくろむドイツ人商人や、「ドイツ植民地協会(DKG)」の反発を生んだ。これについては、Harry R. Rudin, *Germans in the Cameroons, 1884–1914: A Case Study in Modern Imperialism*, Hamden (USA) 1968, S. 406f. を参照。またこの問題については、後に本論で詳しく扱う。

(43) R1001/5914, S. 79.

(44) R1001/5914, S. 127–129, hier S. 128.

(45) R1001/5914, S. 129–134. さらに医師一人には、フランス軍下士官二名と現地人の助手二名が配置されることになっていた。

(46) R1001/5914, S. 133, 135. ここでフランス領コンゴにおける眠り病対策について、フランスがドイツ植民地省に提出した報告書をもとに触れておく。領内における感染拡大を受け、一九〇七年、フランスの植民地政府は、医師からなる調査団の派遣を決める。この調査団はトリパノソーマの顕微鏡検査に従事したが、翌一九〇八年、ブラザヴィルにパストゥール研究所が設置されるとそれに統合された。一九〇九年六月、フランス領赤道アフリカ総督は、すべての植民地軍駐屯地に、眠り病患者がいないか調査を行なうよう布告した。フランス側によれば、この布告がコンゴの眠り病対策における「新時代の幕開け」であった（これについては、„Organisation du Service de Prophylaxe de la Maladie du Sommeil en A.E.F.", in: R1001/5914, S. 225 を参照）。この布告の第五条によると、感染者は隔離を目的として建設される村落に収容されることになっていた。しかし、隔離が行なわれたのは重症患者に限られた。というのも、フランスの植民地当局の主張によれば、住民の拘束をともなう隔離政策は「公共の衛生を守ることに大して貢献もせず、かえって植民地の経済発展に悪影響を及ぼす」からである。自分で動くことができる患者に対して、植民地当局は医療検査を受けた証明として発行される「衛生パス（passeport sanitaire）」の携帯を条件に、移動の完全な自由を認めた（R1001/5914, S. 227f.）。このパスは、フランス領コンゴで長距離の移動をする現地住民すべてに携帯が義務づけられていたが、逆にこれを携帯していれば、眠り病の感染者であっても移動が許可された。フランスの当局者は、これにより「患者は医師の監視下に置かれ、医師の側でも彼らの必要とする治療を提供できる」と主張した（R1001/5914, S. 228）。ドイツ領植民地とは異なり、フランス領コンゴでは患者の隔離政策が当初から放棄され、彼らに対する緩やかな監視を通じ、感染拡大を防ぐことが目標とされた。患者の発見と並んで重要なのは、トリパノソーマに関する疫学的な研究である。これは主にブラザヴィルのパストゥール研究所が担当した。研究所は「衛生パス」を希望する現地住民の血液とリンパ液を検査した。一九一二年六月までに検査した患者の数は一万八八五〇人にのぼり、そのうち七三三人からトリパノソーマが検出された（„Fonctionnement du Laboratoire de l'Institut Pasteur de Brazzaville", in: R1001/5914, S. 230–233）。この報告からも明らかなとおり、フランス領コンゴにおける眠り病対策は、ドイツ領カメルーンと比べると制度面でかなり進んでおり、ブエアの総督府が大きな関心を抱いたのも不思議ではない。

（47）R1001/5914, S. 137–138.

（48）R1001/5914, S. 128. ノゲスからブラザヴィルの衛生事業管理官に宛てた手紙（一九一一年八月二四日付）から推測すると、ノゲスは同様の約束をフランス植民地当局とも交わしたものと思われる。これについては、R1001/5914, S. 137を参照。

（49）R1001/5914, S. 79f.

（50）R1001/5914, S. 350.

（51）R1001/5914, S. 352.

（52）R1001/5914, S. 352f. ウェベールがこの文書をベルリンに送付する以前、森林会社のドイツ代理人だったエッセールは、ドイツ植民地省の高官と会って、この問題で意見を交換しようとしていた。ところがエッセールによると、その高官はノゲスの提案について何も知らなかったという。そこでエッセールは、「ノゲス氏がドイツ滞在中、医療担当の幹部と直接口頭で、行なわれるべき［眠り病］対策について合意したのだという印象を持った」。もし彼の言うことが正しいとすると、ドイツ植民地省はノゲスの資金提供の申し出を利用しようとはしていたが、このことについて上層部では合意形成がまったくなされていなかったことになる。ウェベールがこうしたドイツ植民地省内部における意思決定プロセスの欠陥を見透かして、前記のような強硬姿勢に出たことは充分考えられる。

（53）R1001/5914, S. 354–355.

（54）R1001/5914, S. 359.

（55）R1001/5914, S. 360.

(56) R1001/5914, S. 361f. また帝国植民地省内の行政機構に関しては、L. H. Gann / Peter Duignan (eds.), *The Rulers of German Africa*, Stanford 1977, S. 266 を参照。

(57) R1001/5914, S. 362–363.

(58) Gann / Duignan (eds.), *The Rulers of Africa*, S. 266.

(59) R1001/5914, S. 365f, 369. しかしこの部署は、森林会社がノゲスの一九一二年八月の資金提供の確約を、ウェベールの主張とは異なり、早い段階から知りえていたはずだと考えていた。というのは、ウェベールが一〇万フランの継続的な支払いを拒否した一九一三年一一月二九日の文書には、森林会社は自らを「ノゲスの約束によって支払い義務を負っている」と考えており、また支払いを拒否する根拠として、ノゲスの説明（「問題となっている手当は、われわれの毎年の利益が失われないかぎり、打ち切ることができない」）に言及していたからである。したがってこの部署も、支払い義務がないとする森林会社の主張には同意していなかった。これについては、R1001/5914, S. 366f. を参照。

(60) R1001/5914, S. 363.

(61) R1001/5914, S. 363.

(62) R1001/5914, S. 367–368.

(63) R1001/5914, S. 368. 本書では、植民地省内でなされた法律的な議論を、史料にもとづいてそのまま再現することをめざし、その議論の中身に立ち入り、法学的観点からさらなる注釈を加えることを差し控えた。それは筆者の力量をはるかに凌ぐ難題であり、また本書の直接の目的でもないからである。

(64) R1001/5914, S. 373.

(65) このことは、ドイツ領青島で当局がドイツ人や中国人の法的地位をめぐって、あるいは「植民地」「租借地」の法的な定義をめぐって、ドイツ法と中国法との齟齬に苦しんだ経験があったことを考えるならば、よりいっそう不可解なことである。青島に関しては、浅田進史『ドイツ統治下の青島――経済的自由主義と植民地社会秩序』東京大学出版会、二〇一一年、四二頁以下および八九頁以下を参照。青島の統治は海軍の手に委ねられていたので、海軍と植民地省の連携が取れなかったのかもしれない。

（66）Rudin, *Germans in the Cameroons*, S. 407.

（67）ジャン＝ジャック・ベッケール／ゲルト・クルマイヒ（著）（剣持久木・西山暁義訳）『仏独共通通史　第一次世界大戦（上）』岩波書店、二〇一二年、三七～六八頁。

（68）R1001/5914, S. 372–373.

（69）R1001/5914, S. 364.

（70）R1001/5914, S. 323.

（71）Das Schreiben des französischen Botschafters in Berlin, Conte de Manneville an den Staatssekretär des Auswärtigen Amts am 11. August 1913, in: R1001/5915, S. 189f., hier S. 190.

（72）R1001/5915, S. 189f., 232f.; Auch: Der Staatssekretär des Innern an den Staatssekretär des Auswärtigen Amts am 7. Oktober 1913, Reichskolonialamt z. B. VI. 2111, in: R1001/5915.

（73）R1001/5916, S. 89.

（74）R1001/5916, S. 188.

（75）ドイツ政府は当時、フランスだけでなくベルギーとも眠り病対策をめぐって交渉していた。ドイツ領カメルーンとベルギー領コンゴとの往来を制限しながら、感染拡大を防ごうとしたのである。一九一三年一一月八日、カメルーン総督はベルギー領コンゴの植民地行政府に書簡を送り、国際条約締結の意思があるかどうか照会している(R1001/5916, S. 197)。一九一四年四月六日、在ベルリンのベルギー公使は、ドイツ外務省に承諾の意を伝えた(R1001/5916, S. 198)。ベルギー政府は、一九一一年三月一一日に締結されたコンゴとドイツ領東アフリカとの協定を好ましいものと考え、その内容を変えずに、しかしこんどは双方の中央政府が責任を持つ国際条約にしたいと考えていた（一九一一年三月一一日の協約については、R1001/5906, S. 206を参照。また、本書第7章を参照）。もともとベルギーは、眠り病に関し本国の政府が介入することに消極的だったが、今回は協約の実効性を高める目的から、大きく方針を転換した。ところが、こうしたベルギー側の要求にドイツ政府が難色を示した。一九一四年五月二三日、植民地省次官のゾルフは外務省に、「正式な［国際］協約の締結を断念するよう」ベルギー側に働きかけるように要請している（R1001/5916, S. 201）。ベルギーがこの提案を受け入れたのかどうかは、史料からはわからない。ドイツ連邦文書館所蔵の植民地省ファイルは、外務省が右の要望をベルギー政府に伝えたとする文書（一九一四年六月九日付）で終わっている（R1001/5916, S. 213）。

第7章　カメルーンと眠り病――「見切り発車」のツケ

（1）R1001/5913, S. 245.

（2）R1001/5913, S. 156, 191.

（3）R1001/5913, S. 190-191.

（4）R1001/5913, S. 236, 240, 244. 同じく一九一〇年九月には、さらにもうひとつ建物が造られ、患者の治療や検査、さらには現地人スタッフの寄宿舎として使用された。フライヤーによれば、収容所医はそれまで「居間および寝室として使われている空間を、診察や検査に用いなければならなかった」。というのも、「調剤室と応急処置室は暗く、その目的には使用できなかったからである」（R1001/5913, S. 244）。

（5）R1001/5913, S. 198, 244. エッカートによれば、アコノランガでツェツェバエが多数観察されたことで、収容所の移転は喫緊の課題となった（Wolfgang U. Eckart, *Medizin und Kolonialimperialismus: Deutschland 1884–1945*, Paderborn 1997, S. 207）。しかし、この際に注意しなくてはならないのは、フライヤーが「原住民の福祉」というよりは、むしろ「白人の健康」を考慮して、収容所の移転を決めたということである。彼は上記報告書の別の個所で、収容所の移転が必要なのは、「当地で見つかるパルパリスによって、アコノランガがヨーロッパ人にとって危険な場所となるからである」と述べている。

（6）R1001/5914, S. 198-199. しかしネーゲレは、近くを流れるニョン川の船着場から収容所へツェツェバエが入ってくる可能性は否定しなかった。

（7）もっとも、これはエッカートによると「決して本当のらい病症例ではなく、重篤化した梅毒が引き起こす皮膚症状について論じたもの」であった。Eckart, *Medizin und Kolonialimperialismus*, S. 217.

（8） R1001/5914, S. 275.

（9） R1001/5914, S. 275; R1001/5915, S. 154; R1001/5916, S. 96, 122.

（10） 一九一三年四月一〇日のネーゲレの報告によれば、「ヨーロッパ人地区」の住宅建設のため、収容所に併設された専用の工場で、レンガおよそ一〇万枚が生産された。そして、今後必要となるレンガの生産には、ドイツ人業者のほかに現地人のレンガ職人も従事するだろう、と彼は述べている。これについては、R1001/5915, S. 154; R1001/5916, S. 156を参照。

（11） R1001/5916, S. 156, 206f.

（12） R1001/5916, S. 207.

（13） R1001/5913, S. 251f.; R1001/5914, S. 101, 210.

（14） R1001/5914, S. 296.

（15） R1001/5914, S. 296.

（16） R1001/5914, S. 298f.

（17） R1001/5915, S. 216; Eckart, *Medizin und Kolonialimperialismus*, S. 207.

（18） R1001/5914, S. 296; R1001/5915, S. 168, 216.

（19） R1001/5915, S. 158, 216; R1001/5916, S. 17f. ムビダロンクの収容所においても梅毒患者があわせて収容されることになっていたが、すでに飽和状態だったため、眠り病の重症患者のみが入所した。

（20） R1001/5916, S. 123, 157. ファルプは、さらに一八人がムビダロンクからアジョスへーエへの移送途中で死亡したと報告している。これを考慮に入れると、このとき移送された一四三人の患者のうち、実に半数以上の七五人が死亡したことになる。

（21） R1001/5915, S. 208f.

（22） R1001/5915, S. 213.

(23) R1001/5915, S. 210, 213; R1001/5916, S. 39f.
(24) R1001/5916, S. 170.
(25) 収容所医レーゼナーの報告による(R1001/5916, S. 127)。
(26) この数字の根拠となったデータの出所は、R1001/5914, S. 216; R1001/5916, S. 96, 122による。
(27) R1001/5915, S. 169. 住民が眠り病患者を隠匿してしまうことについては、R1001/5914, S. 312を参照。
(28) ムビダロンク駐在の収容所医ハウシュの概念による(R1001/5916, S. 150)。
(29) R1001/5916, S. 150. この医師の一九一三年一〇月一七日付の報告によると、デュメ地区の村では住民たちが、現地人の助手だけでなくドイツによる眠り病対策に何かしら協力した村民に対しても攻撃的な態度を取っていた。それは一九一三年九月のことであった。衛生下士官ハーゼがデュメ地区にある村々を、眠り病患者を発見するために訪問したところ、行く先々で住民の逃散に遭遇した。ハーゼは患者を隠した場所を教えるよう、その場に残っていた住民に頼んだところ、そのうちの何人かがそれに応じたため、彼は全部で一二九人の感染者を発見した。しかし、その探索中に「患者の身近な親類は、彼らを引き渡すまいと抵抗した。そして裏切り者に暴力を加え、ときおり弓矢を用いてまで患者の移送を阻止しようとした」(R1001/5916, S. 17)。
(30) R1001/5915, S. 216.
(31) R1001/5915, S. 157; Eckart, *Medizin und Kolonialimperialismus*, S. 207.
(32) 収容所の警備が手薄であるという問題は、すでに一九一〇年にアコノランガの収容所医フライヤーが指摘している。彼は、トリパノソーマによって神経中枢を冒された重症患者が狂暴化することがあると報告しているが、そのような場合しばしば、他の入所者を巻き込んだ流血の事態に発展した。そして、「そうした事態にならないように対策を講ずることは不可能である」。というのも、植民地に駐在するドイツ軍も「兵士不足のため、収容所に見張り役を派遣することができず、またこの目的のために雇われた有色人の助手も、あまりに弱く役に立たないからである」と、フライヤーは述べている(R1001/5913, S. 241)。
(33) R1001/5915, S. 169.

（34） R1001/5916, S. 228, 251.

（35） R1001/5916, S. 39. シャハトマイヤーによれば、一九一三年の七月から九月までに全部で一万三六六人もの現地住民が出張医の検査を受け、そのうち一七三三人からリンパ腺の腫れが見つかった。

（36） R1001/5916, S. 128.

（37） R1001/5916, S. 221.

（38） R1001/5916, S. 221.

（39） R1001/5916, S. 221.

（40） R1001/5916, S. 123.

（41） R1001/5916, S. 38–39.

（42） R1001/5915, S. 217.

（43） R1001/5916, S. 18.

（44） R1001/5916, S. 131.

（45） R1001/5916, S. 233.

（46） R1001/5914, S. 228.

（47） R1001/5916, S. 128.

（48） R1001/5916, S. 219.

（49） R1001/5916, S. 127, 219. これにかぎらず、ドイツ人医師たちがカルノー近辺の眠り病被害を総督府に報告する際、彼らはその情報のほとんどをフランスの植民地行政府が作成したデータに依存していた。それゆえ彼らには、資料のないカルノー以外の地域では、眠り病の感染がどの程度広がっているのか、最後までわからなかったと考えられる。

（50） W・U・エッカートによれば、同様のことがドイツ領カメルーンの南端モルンドゥでも起きていた（Eckart, *Medizin und Kolonialimperalismus*, S. 203f.)。すでに述べたように、現地駐在の総督府医師ハーベラーが一九一〇年に報告したところによると、彼はフランス領コンゴからカメルーンに入る現地住民が、眠り病の感染拡大の原因となっているとして、アトキシルを投与したあと、彼らを故郷のフランス領へ送り返すことにした。エッカートはこの点について、つぎのように述べている。治療の際、「驚いたことに、病原体の存在を直接証明できたのはたったひとつの症例においてだけであり、徹底的でたいていの場合詳細に記録される砒素を用いた治療は、外見上感染が医学的に疑われるという理由だけで行なわれた。こうして一人の患者が、トリパノソーマが検出されないまま、最終手段と考えられていたほどの、きわめて多量のアトキシルを脊髄に注射され、命を落とした。[……] また別の患者も、トリパノソーマが体内にあるのか不明なまま、アトキシルの投与を受け死亡した」。エッカートは別の個所で、「一九一〇年当時はまだ、トリパノソーマを検出するための顕微鏡の技術や、科学技術の進歩が充分ではなかった」として、植民地駐在の医師たちの行為に「酌量すべき余地がある」としている（引用はいずれも、Eckart, *Medizin und Kolonialimperialismus*, S. 205 より）が、ノイカメルーンの事例をみるかぎり、医師たちの行為は単に「医療技術上の発展」の問題に還元できないように思われる。つまり彼らは、科学的・合理的な方法で眠り病感染の有無を判断するという、医師として最低限の義務を怠っていた。明らかに現場の医師は、ノイカメルーンで眠り病が風土病化しているという「風評」だけで、患者の生命に関わるような医療行為を行なっていたのである。もし彼らのなかに、現地住民の命を軽視するような風潮があったとすれば、たとえどんなに科学技術が進歩しても、それを一掃することは容易ではない。

(51) R1001/5914, S. 312.
(52) R1001/5914, S. 211.
(53) R1001/5914, S. 188.
(54) R1001/5915, S. 156.
(55) R1001/5914, S. 306.
(56) R1001/5916, S. 27.
(57) このことは、他の植民地と比較した場合の、カメルーンの収容所における患者死亡率の高さにも表われている。カメルーンでは眠り病患者が収容所を転々と「たらい回し」にされ、それが死亡率を引き上げる原因となったが、そうした患者たちの「死の行進」がはじまる以前からすでに、収容所で死亡率の高い状態が続いていた。トーゴの事例と比較してみよう。収容所医ラーヴェンが四半期ごとに作成した報告書によると、トーゴの収容所における一九一一～一九一二年の患者死亡率は三～七パーセントであった。それに対し、アジョスヘーエ収容所における患者死亡率は一〇パーセント（一九一二～一九一三年）を超えており、ムビダロンクからの患者の移送がはじまると、それは三〇・四パーセント（一九一三年第3四半期）、五五・九パーセント（同年第4四半期）へと上昇した。トーゴのデータについては、R1001/5920, S. 154f.; R1001/5921, S. 12, 213f. を参照。カメルーンについては、R1001/5914, S. 199, 276; R1001/5916, S. 123, 157, 207 を参照。

(58) アコノランガ収容所に駐在していた軍医大尉フライヤーは、一九一〇年一〇月作成の報告書のなかでつぎのように述べている。同年九月に彼はすべての顕微鏡検査を中止しなければならなかったが、それは「プレパラートも色素も底をついたからである」。さらにフライヤーは、トリパノソーマという病原体が「何度も採血を行ない、そして何時間も探して初めて見つけることができる」ものである、とも書いている。それゆえ顕微鏡を用いた血液検査は、「この地域のトリパノソーマ検査では、まったく行なわれていな」かった（引用はいずれも、R1001/5913, S. 242）。また、ネーゲレも一九一二年に、「［同年第3四半期にアジョスヘーエ収容所に隔離した］入所者のうち、血中トリパノソーマが検出されたのは一人もいない」と報告している。彼らはみな神経系の症状を示しており、ネーゲレはそれを根拠にアトキシルを投与した（R1001/5914, S. 199–200）。

(59) Dr. Falb, Bericht des Schlafkrankenlagers Ajoshöhe für die Zeit vom 1. Juli bis 30. September 1913, in: R1001/5916, S. 123.

(60) R1001/5916, S. 98–99.

(61) R1001/5914, S. 210, 299. 患者の失明は、おそらく報告書に記されている以上に発生していた可能性がある。というのも、デュメに駐在していたシェーミッヒが、一九一三年一月にアジョスヘーエで開催された「眠り病対策会議」の席上、患者に投与されたアルザセチンについて、つぎのように報告しているからである。「アルザセチンを用いた経験は、失明がきわめて高い頻度で発生するという意味において、ひどいものであった」（R1001/5914, S. 318）。シェーミッヒのこの発言は、報告書に記載される副作用例が「氷山の一角」だったことを示唆している。

(62) 東アフリカ植民地において、収容患者が食料調達のため自ら耕作に従事したことについては、R1001/5897, S. 60を参照。または本書第3章を参照。
(63) R1001/5913, S. 245.
(64) R1001/5916, S. 96–97.
(65) R1001/5914, S. 200.
(66) R1001/5915, S. 155.
(67) R1001/5915, S. 170.
(68) R1001/5916, S. 269.
(69) R1001/5916, S. 251.
(70) R1001/5914, S. 204.
(71) R1001/5916, S. 132.
(72) R1001/5916, S. 132.
(73) R1001/5916, S. 228.
(74) R1001/5916, S. 249.
(75) R1001/5916, S. 222.
(76) R1001/5916, S. 222.

第8章　戦間期ドイツの眠り病研究——特効薬「ゲルマーニン」をめぐって

(1) これについては以下を参照。Winfried Speitkamp, *Deutsche Kolonialgeschichte*, Ditzingen 2005, S. 156–157. 磯部裕幸「『マージナル・コロニアリズム』から『マダガスカル計画』へ——ドイツにおける植民地の記憶（一八八四—一九四五）」『現代史研究』第五六号（二〇一〇年）、二四頁、清水正義「戦争責任と植民地責任もしくは戦争犯罪と植民地

犯罪」永原陽子（編）『「植民地責任」論——脱植民地化の比較史』青木書店、二〇〇九年、四〇～六五頁、とくに四三～四七頁。

（2）「ヘレロ・ナマ戦争」の経緯については、永原陽子「ナミビアの植民地戦争と『植民地責任』」永原（編）『「植民地責任」論』二二八～二四八頁を参照。

（3）ワイマール共和国期とナチ期における「植民地修正主義」については、以下を参照。Speitkamp, *Deutsche Kolonialgeschichte*, S. 156f.; Horst Gründer, *Geschichte der deutschen Kolonien*, Paderborn 2004（5. Aufl.）, S. 217f. 磯部「『マージナル・コロニアリズム』から『マダガスカル計画』へ」二四頁以下。

（4）Ludwig Külz, Kolonialärztliche Kulturarbeit, in: *Deutsche Medizinische Wochenschrift* 45（1919）, S. 427–430.

（5）Wolfgang U. Eckart, *Medizin und Kolonialimperialismus: Deutschland 1884–1945*, Paderborn 1997, S. 506f.

（6）Eckart, *Medizin und Kolonialimperialismus*, S. 506f.

（7）この新薬については、Eva Jacobi, *Schlafkrankheit und Germanin: Deutsche tropenmedizinische Forschung in den afrikanischen Kolonien und ihre politische Instrumentalisierung im Kolonialrevisionismus*, Duisburg 2011, S. 89, 115; Eckart, *Medizin und Kolonialimperialismus*, S. 509を参照。

（8）Ludwig Haendel / Karl Wilhelm Jotten, Ueber chemotherapeutische Versuche mit „205 Bayer“, einem neuen trypanozoiden Mittel von besonderer Wirkung, in: *Berliner Klinischer Wochenschrift* 58（1921）, S. 34–35; M. Mayer / H. Zeiss, Versuche mit einem Trypanosomenmittel（„Bayer 205“）bei menschen- und tierpathogenen Trypanosomen, in: *Archiv für Schiffs- und Tropenkrankheit (AfSuT)* 24（1920）, S. 293; Jacobi, *Schlafkrankheit und Germanin*, S. 96f.

（9）P. Mühlens / W. Menk, Ueber Behandlung von menschlicher Trypanosomiasis mit Bayer 205, in: *Münchner Medizinische Wochenschrift* 68（1921）, S. 1488–1489.

（10）Gründer, *Geschichte der deutschen Kolonien*, S. 222–225.

（11）Jacobi, *Schlafkrankheit und Germanin*, S. 106.

（12）Jacobi, *Schlafkrankheit und Germanin*, S. 104; Eckart, *Medizin und Kolonialimperialismus*, S. 509f.

(13) Jacobi, *Schlafkrankheit und Germanin*, S. 104; Eckart, *Medizin und Kolonialimperialismus*, S. 509f.

(14) R1001/6055, S. 69; Jacobi, *Schlafkrankheit und Germanin*, S. 108; Eckart, *Medizin und Kolonialimperialismus*, S. 509.

(15) R1001/6055, S. 40f.

(16) Jacobi, *Schlafkrankheit und Germanin*, S. 110.

(17) この調査旅行に関するクライネ本人の回想は、Friedrich Karl Kleine, *Ein deutscher Tropenarzt*, Hannover 1949, S. 86–97 を参照。また、Eckert, *Medizin und Kolonialimperialismus*, S. 511 も参照。

(18) Kleine, *Ein deutscher Tropenarzt*, S. 94.

(19) W. Fischer, Die Schlafkrankheit auf Fernando Poo. Erfahrungen mit der Germaninbehandlung, in: *Archiv für Schiffs- und Tropenkrankheit (AfSuT)* 29 (1925), S. 260; Jacobi, *Schlafkrankheit und Germanin*, S. 125.

(20) ハンブルクの植民地研究所は、第二帝政期に植民地政策の立案と植民地官僚の育成をめざして一九〇八年に設置された官立研究機関で、海外の経済情勢を分析する「世界経済アルヒーフ」はその中核をなしていた。第一次世界大戦後には、これらの研究機関が基盤となってハンブルク大学が設立された。これについては、Jens Ruppenthal, *Kolonialismus als Wissenschaft und Technik. Das Hamburgische Kolonialinstitut 1908 bis 1919*, Stuttgart 2007 を参照。

(21) R1001/6055, S. 1.

(22) R1001/6055, S. 13. また、この要請をバイエル社も承諾している (R1001/6055, S. 16)。

(23) R1001/6055, S. 64.

(24) R1001/6055, S. 64.

(25) R1001/6055, S. 65.

(26) R1001/6055, S. 40.

(27) R1001/6055, S. 89–90.

(28) R1001/6055, S. 96.

(29) R1001/6055, S. 96. そしてこの年（一九二四年）、パストゥール研究所のエルネスト・フルノーが「バイエル二〇五」

の化学組成の解明に成功する。これについては、Walter Sneader, *Drug Discovery: A History*, Chichester 2005, S. 378f. を参照。

（30）R1001/6055, S. 116, 118.

（31）R1001/6055, S. 119.

（32）“Colonies Germany's Price For Sleep Malady Cure”, in: *New York Times*, vom 31. Januar 1924（R1001/6055, S. 128）.

（33）R1001/6055, S. 128.

（34）“The Perversity of Dr. Zache”, in: *The Montreal Daily Star*, vom 31. Janurar 1924（R1001/6055, S. 143）. インスリンの抽出に成功したのはカナダの整形外科医フレデリック・バンティングである。

（35）R1001/6055, S. 142.

（36）R1001/6055, S. 142.

（37）Jacobi, *Schlafkrankheit und Germanin*, S. 151f.

（38）R1001/6055, S. 98, 100.

（39）R1001/6055, S. 103.

（40）Emil Steudel, Die Seuchenbekämpfung in Deutsch-Ostafrika, in: *Medizinische Welt* 8（1934）, S. 1452–1454; Eckart, *Medizin und Kolonialimperialismus*, S. 517; Jacobi, *Schlafkrankheit und Germanin*, S. 163.

（41）この問題については、磯部「『マージナル・コロニアリズム』から『マダガスカル計画』へ」二九頁以下を参照のこと。植民地統治と人種理論との関係については、小熊英二「差別即平等――日本植民地統治構想へのフランス人種社会学の影響」『歴史学研究』第六六二号（一九九四年九月）、一六～三一ページ、渡辺公三「一九世紀フランス市民社会と人類学の展開」『歴史学研究』第六六五号（一九九四年一一月）、四一～五三・七四ページ、同「変動の時代に問われた『人間』とは――パリ人類学会」福井憲彦（編）『アソシアシオンで読み解くフランス史』山川出版社、二〇〇六年、一五九～一七三ページを参照。

（42）ウンガーの小説は、一九三八年に出版されると好評を博したため映画化された。Helmut Unger, *Germanin: Geschichte einer deutschen Großtat*, Berlin 1938.

（43） Jacobi, *Schlafkrankheit und Germanin*, S. 171–174.

（44） 引用はいずれも、Jacobi, *Schlafkrankheit und Germanin*, S. 174. また、他の新聞メディアも、「ゲルマーニン」の開発が「暗黒大陸の平和的な征服」であり、かつ「ドイツ精神の永遠なるものの象徴」であるとたたえ、そうした薬剤開発を正面から扱ったこの映画を高く評価した。

（45） B. Drewiak, *Der deutsche Film 1938–1945. Ein Gesamtüberblick*, Düsseldorf 1987, S. 293–343; Jacobi, *Schlafkrankheit und Germanin*, S. 174.

（46） これについては、磯部「『マージナル・コロニアリズム』から『マダガスカル計画』へ」三〇〜三四頁を参照。

（47） もっとも、「熱帯医学」に従事した医師たちがみな、医学者としての活動の場を失ったわけではない。それどころか、彼らの多くはそれまでの経験を評価されてナチにおける医療政策や、衛生政策において指導的な役割を果たす。ここでは植民地経験のある二人の医師、すなわちクライネとシリングの歩みを簡単に辿ってみることにしたい。

まず、クライネは「熱帯病」研究の取り組みが評価され、一九三三年から四五年までベルリンのローベルト・コッホ研究所所長の任にあった。いわばドイツにおける細菌学研究の総本山において、一二年ものあいだあらゆる感染症研究の総覧者として君臨した。また、シリングはすでに第2章の註（56）でも触れたが、一九四二年に眠り病研究の功績が認められ、ミュンヘン近郊のダッハウ強制収容所内に設置された医学研究施設の運営を一任された。眠り病の研究はすでに行なっていなかったが、シリングは伝染病や感染症に対する関心を持ち続け、ダッハウの収容者約　〇〇〇人に対してマラリアの人工接種実験を行なった。その結果、マラリアの感染そのものにより三〇人、またその後遺症により三〇〇〜四〇〇人の犠牲者を出した。この人体実験により戦後は非ナチ化裁判で起訴され、一九四五年一二月に死刑判決が下される。刑は翌一九四六年五月に執行された。

この二人の人生にとって、かつて植民地で眠り病研究に従事したという経歴は、「熱帯病」の重要性が相対的に低下したナチ期においてもなお決定的な意味を持った。またこのことは、ドイツの医学者たちの「植民地経験」、すなわち植民地での研究業績が、彼らのその後の経歴にどのような影響を与えたのか、という問題を提起している。だが本書では、そこまで立ち入って議論することはできない。これは稿を改めて論じるのが適切であると思われる。ナチ期ドイツの医学についてはさしあたり、Wolfgang U. Eckart, *Medizin in der NS-Diktatur: Ideologien, Praxis, Folgen*, Köln 2012 を参照。

（48）戦後（西）ドイツにおける植民地統治の記憶の問題については、磯部裕幸「植民地支配の記憶——想起と抑圧そして忘却」石田勇治・福永美和子（編）『想起の文化とグローバル市民社会——現代ドイツへの視座　歴史学的アプローチ』勉誠出版、二〇一六年、一四五〜一六二頁を参照。

終章　植民地の過去をめぐる「二重の忘却」

（1）これについては、磯部裕幸「植民地支配の記憶——想起と抑圧そして忘却」石田勇治・福永美和子（編）『想起の文化とグローバル市民社会——現代ドイツへの視座　歴史学的アプローチ』勉誠出版、二〇一六年、一五五頁以下を参照。

（2）現在、眠り病患者に対して使用されている薬剤については、山内一也・北潔（著）『〈眠り病〉は眠らない——日本発！　アフリカを救う新薬』岩波書店、二〇〇八年、七七〜八〇頁を参照。

（3）この問題については、日本医療研究開発機構（編）『寄生虫薬物治療の手引き二〇一七（改訂九・二版）』一九頁以下を参照。または、国立国際医療研究センター熱帯病治療薬研究班ＨＰを参照のこと〈http://www.nettai.org/：二〇一八年四月二九日現在〉。

（4）これについては、長崎大学熱帯医学研究所ＨＰを参照（http://www.tm.nagasaki-u.ac.jp/multiplex/phase1/index.html：二〇一七年四月一日現在）。

（5）このプロジェクトに関しては、山内・北（著）『〈眠り病〉は眠らない』八〇頁以下を参照。また、ＤＮＤｉのＨＰ（http://www.dndijapan.org/：二〇一八年四月二九日現在）、ピーター・Ｊ・ホッテズ（北潔監訳／Ｂ・Ｔ・スリングスビー、鹿角契訳）『顧みられない熱帯病——グローバルヘルスへの挑戦』東京大学出版会、二〇一五年、とくに第7

章、Peter J. Hotez, *Blue Marble Health: An Innovative Plan to Fight Diseases of the Poor amid Welth*, Baltimore 2016 も参照。

（6）そうした取り組みの一例として、菅沼啓輔・井上昇「トリパノソーマ症対策の現在、そして未来」『生体の科学』第六六巻第四号（二〇一五年八月）、三三九〜三四二頁を参照。

（7）重光哲明「微生物とアフリカ——衛生主義、植民地主義と製薬資本」『現代思想（総特集　微生物の世界）』二〇一六年六月臨時増刊号、一七九頁以下。

あとがき

もうかれこれ二〇年近く前の話になるが、私がドイツ植民地の歴史に興味を持つきっかけになった出来事は、いまでもはっきりと覚えている。それは、ある学生との「出会い」だった。

二〇〇〇年八月、大学院生だった私は語学力の向上を図るため、デュッセルドルフ大学が主宰する一カ月の夏期ドイツ語講習に参加した。学部時代に第二外国語でドイツ語を履修していなかったため、私は大学院に進学しても、自らのドイツ語力に自信を持つことができなかった。そこで、通常ならば学部生が参加するような語学講習に、若干の後ろめたさを感じながらも潜り込むことにしたのである。

ドイツ有数の国際都市であるデュッセルドルフの語学講習には、ヨーロッパ、アメリカ、アジア、アフリカなど、文字どおり世界中から学生が集まってきた。文化も価値観も異なる彼らとの交流は、刺激に満ちたものだった。彼らとの意思疎通のために、必死にドイツ語の辞書を引いて単語や言い回しを覚えた。

そこで知り合ったなかに、タンザニアから来た学生がいた。聞けば彼の家は代々コーヒー豆を扱う商人で、彼も卒業後は家業を継ぐのだという。公用語である英語はもちろんのこと、フランス語にも堪能で、グローバルに商売をするには何の問題もなさそうだ。ヨーロッパの言語をひとつ学ぶにも苦労を強いられるわれわれ日本人からすれば、実に羨ましい限りだった。

そのタンザニア出身の彼と話しているときに、ふと疑問が湧いた。彼はいったい何のためにこの講習を受講しているのだろう。ドイツの企業と貿易するにしても、英語でのやり取りがメインとなる。うまく商売をするなら、英語とフランス語で充分ではないか。そこであえてドイツ語を学ぶ理由は何なのだろう。私は思い切って彼に尋ねてみた。彼はこう答えた──「僕の曾祖父に出会うためさ」。

判然としない表情を浮かべる私に、タンザニア人の彼はすぐさま説明してくれた。「僕の曾祖父もコーヒー豆を扱う商人だった。当時はドイツ人が植民地支配をしていて、ドイツ語ができないと満足に商取引ができなかったから、彼もドイツ語を流暢に話していた」。「僕はドイツ語を学ぶことで、曾祖父がどのように生きていたのかを追体験したい」。彼にとってドイツ語を学習するということは、自分のルーツをたどる旅だったのである。

大学院に入り、研究すべきテーマを決めかねていた私にとって、それはまさに「目からウロコ」の経験だった。「ドイツ史」とは、ヨーロッパにある「ドイツ人」が住む地域の歴史だけを指すのではない。一九世紀末から二〇世紀初頭における「ドイツ人」は、われわれが考える以上に「外の世界」や「他者」とのつながりを持っていたのではないのだろうか。タンザニア人の学生はドイツ語を学ぶことで、ドイツ植民地統治を生きた先祖と「再会」しようとしている。それならば私はドイツ研究者として、その植民地統治の歴史を描いてみたい。私はすぐさまデュッセルドルフ大学付属図書館に向かい、ドイツ植民地史に関する論文をかき集めた。

ドイツ植民地史に関する文献を読み進めるうちに、一九世紀末から二〇世紀初頭のドイツが、その進んだ医学的知見を植民地統治に生かそうとしていたこと、そこには同時に「世界分割」において、イギリスやフランスに遅れを取ってしまったことに対する「嫉妬」にも似た感情があったことを知った。「植民地主義と医学」——これが博士論文のテーマになった。

しかし、いざ博士論文に取りかかろうにも、アフリカの植民地医学や帝国医療の歴史を研究している人は、日本ではあまり多くなかった。ましてやドイツの事例研究をしている人など皆無である。私は考えた。博士論文のテーマの着想を得たのはドイツだった。だからこれを成果としてまとめるのも、やはりドイツにおいてなのではないか。このとき私は、ドイツで博士号を取得する決心がついた。二〇〇二年一〇月より、ドイツ学術交流会（ＤＡＡＤ）の年間奨学生として、コンスタンツ大学に留学することができたが、指導教授のユルゲン・オスターハンメル氏は指導教員となることを快諾してくださった。

留学中はオスターハンメル教授のグローバル・ヒストリー研究にじかに触れることができ、また世界各地の帝国主義や植民地主義の歴史に関心を持つ大学院生と時を忘れて議論した。また、史料収集で訪れたベルリン連邦文書館の職員の方は、私の研究テーマについて関心を示され、ドイツの眠り病対策に関する膨大な史料カタログを見せてくださった。ドイツにおけるこうしたひとつひとつの「出会い」が、私の博士論文をつくりあげていった。そして、私は完成した博士論文を二〇〇八年にコンスタンツ大学に提出し、それは翌年、*Medizin und Kolonialgesellschaft: Die Bekämpfung der Schlafkrankheit in den deutschen „Schutzgebieten" vor dem Ersten Weltkrieg*（Berlin 2009）というかたちで出版された。

本書『アフリカ眠り病とドイツ植民地主義』は、右の博士論文をもとに、新たに戦間期ドイツを扱った章を加筆するかたちでまとめられたものである。しかし、本全体の構成については、読みやすさを考えオリジナルの博士論文を大幅に改変した。たしかに、私自身ドイツ語で執筆した博士論文には強い思い入れがあり、当時なし得ることはすべてやり切ったという気持ちはいまでも変わりない。だが、本書を執筆するにあたってあらためて博士論文を読み直すと、思わぬ事実誤認や論理的飛躍などがあり、このままでは日本語の活字にならないと判断した。もっとも、そうした部分がどれほど「改善」されているのかについては、読者の皆さんのご判断に委ねるほかはない。

博士論文がドイツにおけるさまざまな「出会い」によって完成したのと同様、本書も日本における人的・知的な交流があってはじめて日の目を見たというべきだろう。まず本書の出版にあたっては、編集者の勝康裕氏に出版社の紹介から原稿のチェック、体裁についてのアドバイスなど、まさに何から何までお世話になった。拙稿に対し鋭い指摘をされる勝氏の姿に、妥協を許さない真のプロフェッショナリズムを見た気がする。本文中の誤りなどについては、もとより著者である私の責任であるが、勝氏のご尽力がなかったら、本書は決して生まれなかっただろう。本当に有り難うございました。あわせて、学術書の出版状況が厳しい折、本書の刊行をお引き受けくださった、みすず書房の守田省吾氏にも心よりお礼申し上げます。

はじめて勝康裕氏にお会いしたのは、二〇一二年一二月に行なわれた「歴史と人間」という研究会だった。この会に毎回のように参加され、またイギリス史の視点から「帝国医療」に関する研究を世に問われている中央大学名誉教授の見市雅俊先生ほか、同研究会で報告の機会をつくってくださったメンバーの皆さまにも感謝申し上げます。とくに見市先生の「眠り病」に関するご論考からは、テーマに関する学問的な刺激だけでなく、この研究をまとめていくうえで大きな勇気を与えられた。

また学部、大学院時代の恩師である、東京大学大学院総合文化研究科の石田勇治先生からは、ドイツ近現代史の手ほどきを受けたほか、先生は私の拙い語学力にもかかわらず、留学に際し快く送り出してくださった。さらに留学中も博士論文の進捗具合について、いつも声をかけていただいた。ここに感謝いたします。

本書は「ドイツにおけるアフリカ植民地」をフィールドにしているが、その関心は広く帝国主義や国際医療の「世界史」にも向けられている。そうした広い視野を持ち続けることができたのは、本務校である秀明大学学校教師学部で、社会科教員を目指す学生たちとのスリリングな知的交流があったからこそである。そのような「学びの場」を与えてくださった、創立者川島寛士先生、学長の川島幸希先生をはじめ、同僚の方々や学生の皆さんにも感謝申し上げます。

最後に、いつも温かく見守ってくれている両親や妹夫婦、また励ましの言葉をかけてくれる妻・美奈子に謝意を表したい。そして本書を、彼ら家族に捧げることをお許しいただきたい。

本書が問題にした、病に苦しむ患者と、それを治療しようとする医師との「すれ違い」は、残念ながら二一世紀の現在においてもいたるところで見られる。「眠り病」は「顧みられない熱帯病」のひとつに数えられているが、このように完治が望めない病を背負った人間に、医師はどのように向き合うのか。

余命幾許もない人間に、現代医療は何ができるのか。近い将来こうした問題が解決され、「医学と植民地主義」というテーマが本当に「過ぎ去った過去」のものとなることを切に願うばかりである。

二〇一八年五月一七日

磯部　裕幸

人名・地名・事項索引

［ア　行］
アコノランガ（Akonolinga）　164–166, 194, 196, 198, 199, 216, 218, 219, 303n (19), 310n (5), 312n (32), 315n (58)
アジョスヘーエ（Ajoshöhe）　195–199, 201, 202, 204, 207, 210, 215, 216, 218, 219, 311n (20), 315n (57) (58) (61)
アスオココ川（Asuokoko Fluß / Asuokoko River）　131
アスカリ（Askari）　29, 85, 90, 272n (21)
アスミス, ルドルフ（Asmis, Rudolf）　244
アタクパメ（Atakpame / Atakpamé）　108, 113
アトキシル（Atoxyl）　20, 21, 26, 35, 36, 41–43, 45, 48, 51, 52, 55, 60–69, 72, 74, 98, 100, 105, 134–136, 141, 142, 147, 149, 151, 155, 159, 163, 207–213, 216, 217, 275n (50), 282n (61), 284n (81) (82), 290n (77), 298n (40), 303n (15), 314n (50), 315n (58)
アドルフ・フリードリヒ（メクレンブルク＝シュヴェーリン公）（Adolf Friedrich [Herzog zu Mecklenburg-Schwerin]）　172
アフリカ基金（Afrikafonds）　296n (12)
アマニ（Amani）　32, 33, 44, 273n (31)
アメリカ　226n (18)
アルザセチン（Arsacetin）　63–69, 141, 142, 282n (61), 283n (64), 298n (40), 315n (61)
アルゼノフェニルグリシン（Arsenophenylglycin）　63, 64, 67–72, 141–157, 172, 283n (80), 284n (81) (82), 290n (77), 291n (78), 298n (40), 299n (47), 300n (53) (60) (64)
イギリス　22, 23, 25, 43, 75, 91–95, 125, 191, 228, 232, 233, 235, 236, 238, 240, 245, 251, 255, 271n (11), 275n (50), 276n (61), 288n (54) (55)
——人　232, 233, 242, 247, 248, 275n (50)
——政府　21, 22, 227
——領　29, 43, 74, 75, 92, 93, 105, 124, 233, 234, 275n (50), 297n (30)
イスラム教（Islam）　293n (32)
委任統治（Mandat / mandate）　246, 258, 263n (3)
インスリン（Insulin）　242, 319n (34)
インド　30
ヴィクトリア湖（Victoriasee）　29, 31–33, 40–42, 44, 47, 51–53, 60, 61, 66, 68, 71, 73, 74, 77–82, 84, 88, 90, 92, 274n (42), 275n (55), 276n (61), 285n (93)
ヴィスマン, ヘルマン・フォン（Wissmann, Hermann von）　272n (21)
ウェベール, J.（Weber, J.）　178–181, 189, 307n (52), 308n (59)
ヴェルサイユ条約／体制（Versailler Vertrag / Staatssystem）　10, 227, 229, 256
ウォールボーイズ, マイケル（Worboys, Michael）　25–27, 157, 257
ウガンダ（イギリス領）（Uganda Protecto-

rate [British]) 19, 20, 29, 32, 34, 38, 42, 59, 84, 89, 90, 92–95, 273n (27), 276n (61), 277n (64), 278n (4)
ウサンブラ(Usumbra) 31, 55, 56, 58, 71, 76, 87, 96–99, 101, 279n (13) (24), 280n (30), 281n (45)
ウジジ(Udjidji) 44, 55, 56, 58, 82, 83, 85, 170, 279n (13) (24)
ウテギ (Utegi) 54, 71, 92, 284n (82), 288n (54)
ウバンギ川 (Ubangi Fluß / Oubangui River) 175
ウーファ(映画制作会社) (UFA: Universum Film AG) 248
ヴリ川 (Wuri Fluß / Wouri River) 160
ウルンジ (Urundi) 75, 85
ウンガー, ヘルムート (Ungar, Helmut) 247, 319n (42)
衛生学研究所 (ベルリン) (Hygiene-Institut [Berlin]) 6
英独協定 (眠り病対策に関する) (Das britisch-deutsche Abkommen) 91–96, 99, 102, 125, 288n (55)
疫学的・臨床医学的アプローチ 254
エジプト 30
エッカート, ヴォルフガング・U. (Eckart, Wolfgang U.) 11, 27, 44, 266n (22), 271n (18), 291n (5), 297n (20), 310n (5) (7), 313n (50)
越境 (Grenzüberschreitung) 88–90, 93, 100
——者 94, 95, 103
エーバーマイヤー, カール (Ebermaier, Karl) 172
エボラ出血熱 (Ebola disease) 14
エボロワ (Ebolowa) 166
エールリヒ, パウル (Ehrlich, Paul: 1854–1915) 63–72, 104, 141, 144, 148–150, 154, 157, 197, 228, 230, 270n (6), 283n (68), 299n (48)
エンテベ(Entebbe) 32, 34, 35, 273n (32)
黄金海岸植民地 (イギリス領) (Britische Goldküstenkolonie / British Goldcoast Colony) 105, 114, 119, 124–126, 294n (50)
オーストリア 266n (18)
オッケルマン, ハンナ (Ockelmann, Hanna) 234, 248
オベール, ポール (Aubert, Paul) 167

[カ 行]

外交青書 (イギリス) (Blue Book [Brit.]) 227
開発幻想 4
開発原病 (developogenic disease) 8, 41, 266n (15)
外務省 (ドイツ) (Auswärtiges Amt) 23, 97, 191, 233, 237, 242, 244, 257, 264n (6), 269n (30), 269n (2), 289n (62), 309n (75)
外来 (診療／治療) (ambulante Behandlung) 54, 58, 60, 62, 68, 71, 134, 151, 156, 194, 207–212, 214–216, 225
顧みられない熱帯病 (NTD: Neglected Tropical Diseases) 261, 263n (1)
顧みられない病気のための新薬開発イニシアティブ (DNDi: Drugs for Neglected Diseases initiative) 261
科学技術社会 (STS: Science, Technology Society) (論) 13
科学と帝国主義 14
化学療法 (Chemotherapie) 63, 148, 197, 256, 299n (49)
カステラーニ, アルド (Castellani, Aldo) 19, 270n (2)
カティキロ (Katikiro) 48, 49, 73, 74, 92
カナダ 242, 319n (34)
ガフキー, ゲオルク (Gaffky, Georg) 276n (63)
カメルーン (ドイツ領) (Deutsch-

Kamerun） 7, 12, 16, 150, 153, 157, 159, 193, 229, 254, 270n（2）, 290n（72）, 298n（35）, 301n（70）（2）, 302n（11）, 304n（25）（26）, 305n（34）（40）, 307n（46）, 309n（75）, 313n（50）, 314n（57）
カルノー（Carnot） 167, 204, 208, 211-213, 222, 313n（49）
環境主義的アプローチ 254
間接統治 293n（32）
キガラマ（Kigarama） 47, 50-52, 67, 73, 84, 90, 282n（63）
キジバ（Kisiba） 38, 39, 40, 42-44, 47, 48, 51, 92
キシャンニェ（Kishanje） 51
キニーネ（Chinin） 30, 103, 273n（31）
牛疫（Rinderpest） 30
キュルツ，ルートヴィヒ（Külz, Ludwig） 229
強制移住（Zwangsumsiedlung / Zwangsverlagerung） 88
協調外交 245, 251
キリスト教（Christentum） 293n（32）
規律化 13
キルグ（Kirugu） 53
クーディッケ，ローベルト（Kudicke, Robert） 44, 47-49, 51, 60, 61, 66, 67, 75, 90, 92
クライネ，フリードリヒ（Kleine, Friedrich: 1869-1951） 28, 52, 53, 58, 59, 62, 66, 71, 74, 75, 78-82, 88, 99, 148, 153, 169-174, 187, 205, 209, 233-236, 238-240, 248, 279n（20）, 280n（38）, 282n（61）（64）, 286n（14）, 289n（60）, 301n（70）, 304n（31）, 305n（39）（40）（41）, 318n（17）, 320n（47）
グライム，オットー（Gleim, Otto） 167
クラチ（Kratsch / Krachi） 116, 118, 120, 121, 291n（4）
グリュンダー，ホルスト（Gründer, Horst） 86
クルート（Kluto） 108, 110, 114, 116, 132, 137-140, 156, 300n（60）
グルーナー，ハンス（Gruner, Hans） 126, 295n（58）
グレーヴェルト，フォン（Grewert, von） 56-59, 280n（30）（34）, 281n（40）
グロッシーナ（Glossina） 31, 32, 34, 77-79, 84, 91, 133, 148, 197, 274-275n（46）
グローバルヒストリー（Globalgeschichte / global history） 259
クーン，トマス（Kuhn, Thomas） 13
クーン，フィラレーテス（Kuhn, Filaretes） 167, 190, 212
軍事地区（Militärbezirk） 278n（13）
クンベ（Kumbe） 204, 208, 222
血液検査（Blutuntersuchung） 55, 159
結核（Tuberkulose） 30
ゲッツェン，グスタフ・アドルフ・フォン（Götzen, Gustav Adolf von） 40
ケット＝クラチ（Kete-Kratschi / Kete-Krachi） 106, 108, 112, 119, 131, 296n（11）
ゲッベルス，ヨーゼフ（Goebbels, Joseph） 250
ケニア 30
ケープタウン（Kapstadt / Cape Town） 234
『ゲルマーニン』（映画）（*Germanin* [Film]） 247, 248
「ゲルマーニン」（薬品名）（Germanin [Medikament]） →「バイエル 205（ゲルマーニン）」の項を参照
「原住民の福祉」 5, 8, 9, 59, 103, 139, 176, 199, 204, 219, 228, 229, 240, 256, 310n（5）
「公式の植民地支配」 260 →「植民地」の項も参照
交通（の）監視／交通（の）規制（Ver-

kehrskontrolle） 89, 90, 92–94, 97, 98, 101, 104, 125, 129, 133
「合理的植民地統治」（rationale Kolonialherrschaft） 57, 59, 60, 139 →「植民地統治」の項も参照
国際連盟（Völkerbund / League of Nations） 246, 258, 263n（3）
国境なき医師団（Médecin Sans Frontière） 261, 263n（1）
コッホ，ローベルト（Koch, Robert: 1843–1910） 6, 16, 25, 26, 28–36, 38–47, 51, 52, 54, 55, 60, 61, 77, 90, 102, 103, 116, 130–131, 135, 141, 153, 163, 173, 228, 234, 271n（11）, 273n（27）（32）, 274n（42）（46）, 275n（50）, 276n（61）（63）, 280n（34）, 281n（53）, 287n（40）
コーテ，リヒャルト（Kothe, Richard） 230
小屋税（Hüttensteuer） 5, 39, 79–82
コレラ（Cholera） 30, 266n（15）, 303n（14）
コンゴ（フランス領）（Französischer Kongo / Congo français） 162, 163, 166, 169, 175, 199, 200, 302n（9）, 303n（15）（17）, 306n（46）, 313n（50）
コンゴ（ベルギー領）（Congo Belge / Belgisch-Congo） 21, 23, 42, 83, 85, 89, 96–99, 101–103, 171, 179, 234, 235, 270n（5）, 277n（64）, 303n（15）, 305n（40）, 309n（75）

［サ　行］
細菌学（Bakteriologie / Bacteriology） 6, 29, 30, 148, 228, 299n（49）, 320n（47）
最大殺菌治療（Therapia magna sterilisans） 70, 71, 144, 299n（48）
ザイツ，テオドール（Seitz, Theodor） 160, 162, 244, 302n（6）
最適薬量（Dosis optima） 135, 145
再発（トリパノソーマ）（Rekurrenz / Rückfall） 68, 70, 141–143, 154, 235, 299n（47）
サルヴァルサン（ハタ 606）（Salvalsan［Hata 606］） 72, 154, 216, 284n（81）
サンガ＝ウバンギ森林会社（CFSO: Compagnie forestière Sangha-Oubangui） 175–178, 180–190, 193, 205, 307n（52）, 308n（59）
サンガ川（Sanga Fluß） 167, 175
ザンジバル（Zanzibar） 276n（61）
志賀　潔（Shiga, Kiyoshi: 1871–1957） 230
市場の論理 260
持続可能な医療保険制度（sustainable medical insurance system） 261
失明（Erblindung） 60, 61, 65, 68, 134, 217, 315n（61）
「死の行進」（Todesmarsch） 201, 202, 315n（57）
ジモンス，ヴァルター（Simons, Walter） 237
『週刊ドイツ医学新聞』（*Deutsche Medizinische Wochenschrift*） 229, 275n（50）
修正主義（Revisionismus）
　ヴェルサイユ——（Versailler Revisionismus） 10, 16, 237, 251, 256, 258, 266n（22）
　植民地——（Kolonialrevisionismus） 11, 28, 228–230, 236, 239, 240, 244, 245, 247, 250, 251, 256, 257, 266–267n（22）, 317n（3）
収容所（Lager） 193–210, 215, 217–224, 296n（11）, 297n（20）（30）, 298n（31）, 300n（60）, 303n（14）, 310n（5）（6）, 311n（10）, 312n（32）, 314n（57）, 315n（58）
　強制——（Konzentrationslager） 21, 43, 45, 51, 54, 55, 59, 62, 255, 280n（38）, 282n（56）, 320n（47）

——医（Lagerarzt） 106, 108, 110, 137, 138, 140, 149, 156, 194, 197, 201, 202, 204, 206, 211, 215, 216, 218, 220, 225, 297n (22), 310n (4), 312n (25) (28) (32), 315n (57)
——政策（Lagerpolitik） 79, 80, 86, 133, 140, 151, 207, 208, 223, 224
呪術師（Zauberer） 119, 120, 123
首長（Häuptling / Sultan） 48, 73, 82, 83, 85, 86, 105, 115–122, 131, 160, 210, 278n (3), 293n (32), 296n (11)
出張医（Reisearzt） 106, 108–110, 112–117, 119–123, 126, 127, 130, 140, 165, 206, 208, 211, 292n (24) (25), 300n (60)
シュトイデル，エミール（Steudel, Emil） 69, 71, 148–154, 245, 246, 247, 300n (60)
受動的抵抗（passiver Widerstand） 55, 114, 206, 220
シュトゥールマン，フランツ（Stuhlmann, Franz） 237
シュネー，ハインリッヒ（Schnee, Heinrich: 1871–1949） 170–172, 244, 304n (31)
触診（Abtasten） 73, 74, 112, 113, 173, 278n (4)
植民地（Kolonie / Colony） →「ドイツ植民地」の項も参照
——医療（Kolonialmedizin） 267n (23)
——経験（Koloniale Erfahrung） 229, 320n (47)
——支配（Kolonialherrschaft / Colonial rule） 263n (3)
——の記憶 10, 15, 259
——列強（Kolonialmächte） 266n (18)
植民地研究所（ハンブルク）（Kolonialinstitut [Hamburg]） 237, 318n (20)
植民地省（ドイツ）（Reichskolonialamt） 5, 58–60, 63, 64, 68, 69, 71, 72, 96, 98, 99, 104, 125, 134, 140, 146–148, 151–155, 157, 159, 167–189, 195, 233, 288n (55), 289n (62), 296n (12), 304n (25) (31), 305n (39) (40), 306n (46), 307n (52), 308n (56) (63) (65), 309n (75)
植民地統治
——と医学 10
——と人種理論 319n (41)
——の記憶 321n (48)
植民地なき帝国主義 263n (3)
植民地の友同盟（Bund der deutschen Kolonialfreunde） 238
除草伐採作業 20, 28, 32, 43, 45, 54, 75, 77–88, 94, 97, 98, 100, 101, 103, 104, 108, 129, 131, 132, 148, 165, 255, 256, 285n (3), 286n (14), 291n (78), 296n (11)
シラチ（Shirati） 41, 42, 44, 47, 52–54, 78, 80, 81, 89, 90, 92
シリング，クラウス（Schilling, Claus: 1871–1946） 64, 148, 162, 163, 229, 282n (56), 282n (56), 320n (47)
白い神父団（Père blancs / Weiße Väter） 35, 274n (41)
人種衛生学（Rassenhygiene） 160–162, 246
人体実験（Menschenexperiment） 21, 36, 133, 135, 145, 214, 217, 255, 299n (49), 320n (47)
人頭税（Kopfsteuer / poll tax） 5, 139, 298n (33)
水銀（Quecksilber） 42
スターリングラード 250
スラミン（Suramin） →「バイエル 205（ゲルマーニン）」の項を参照
生存圏（Lebensraum） 247, 250, 259
世界保健機関（WHO: World Health Organization） 260, 261
赤道アフリカ（フランス領）（Afrique-Équatoriale Française） 179, 190,

302n (9), 306n (46) →「コンゴ（フランス領）」の項も参照
セセ諸島（Sese-Inseln） 34, 42, 45, 274n (42)
戦後ドイツ（Nachkriegsdeutschland / Post War Germany） 252, 259
穿刺（Punktion） 113
船舶・熱帯病研究所（ハンブルク）（Institut für Schiffs- und Tropenkrankheiten [Hamburg]） 6, 265n (11), 270n (6)
総督代理府（Residentur） 278n (13)
総督府
　カメルーン（Gouvernement von Kamerun） 159, 160, 163–169, 171–173, 175, 177, 187, 188, 190, 195, 197, 200–212, 221, 301n (2), 307n (46), 313n (49) (50)
　トーゴ（Gouvernement von Togo） 109, 111, 122, 124, 130, 136, 138, 140, 147, 153, 155, 157, 171–174, 291n (5), 294n (47), 295n (58), 298n (35)
　東アフリカ（Gouvernement von Ostafrika） 56–58, 79–83, 94, 97, 98, 102, 111, 171, 173, 174, 278n (13), 280n (34), 287n (27), 305n (40)
創薬の費用対効果 260
ソコデ（Sokode / Sokodé） 108, 117, 118, 293n (32)
租借地（Pachtgebiet / concession territory） 308n (65)
ゾルフ，ヴィルヘルム（Solf, Wilhelm: 1862–1936） 153, 168, 169, 171, 172, 301n (70), 305n (40), 309n (75)
ソ連 259
ソンガ（Songa） 290n (77)
村落移転（Umsiedlung） 254

[タ 行]

第一次世界大戦 10, 15, 17, 87, 103, 173, 180, 185, 191, 204, 226–229, 232, 234, 245, 247, 248, 250, 251, 254, 256, 259, 263n (3), 272n (21), 290n (77), 291n (5), 301n (70), 304n (28), 318n (20)
「第三帝国」（Drittes Reich） 250
耐性（トリパノソーマ）（Resistenz） 62, 142, 146, 260
第二次世界大戦 250, 251, 259, 295n (60)
第二帝政（ドイツ）（Zweites Kaiserreich） 246, 318n (20)
タウテ，マックス（Taute, Max） 80, 81, 170, 304n (31), 305n (39)
ダゴマ（Dagoma） 293n (32)
ダッハウ（Dachau） 282n (56), 320n (47)
ダルエスサラーム（Dar es Salaam / Daressalam） 56, 79, 94, 95, 97, 111, 171, 173, 278n (13), 280n (34), 285n (3)
タンガ（Tanga） 31, 32
タンガニーカ湖（Tanganyikasee） 31, 42, 47, 53–55, 59, 61, 67, 71, 75, 78–84, 88, 89, 96, 99, 284n (93), 285n (3), 286n (27)
中国人 308n (65)
中毒薬量（Dosis toxica） 135, 145
青島（ドイツ領）（Qingdao / Tsingtao [Deutsch]） 308n (65)
ツァッヘ，ハンス（Zache, Hans） 236–238, 242, 244
ツィーマン，ハンス（Ziemann, Hans） 159, 160, 302n (2)
ツェツェバエ（Tsetsefliege） 6, 19, 20, 25, 27, 31–33, 35, 38, 41, 43, 44, 54, 55, 75–78, 80, 82–88, 97, 100, 106, 119, 127, 129–133, 135, 136, 148, 164, 170, 173, 193, 196, 209, 224, 234, 254, 275n (55), 285n (3), 286n (14), 295n (1), 297n (22), 310n (5) (6)
ツェッヒ，ユリウス・フォン（Zech, Julius von: 1868–1914） 106, 110, 138–140, 146, 147, 151, 298n (32) (35)

ツーピッツァ，マクシミリアン（Zupitza, Maximilian） 108, 110–114, 116–123, 125, 129–132, 148–154, 157, 293n(26), 296n (11), 300n (60), 301n (70)
デイヴィース，マルギット（Davies, Margit） 11
帝国医療 14, 15, 269n (29)
帝国保健省（ドイツ）（Reichsgesundheitsamt） 43, 44, 55, 63, 147, 148, 151, 155, 157, 168, 273n (32), 276n (63), 281n (53)
デュメ（Dume） 166, 199–202, 207, 214, 215, 217, 221, 222, 312n (29), 315n (61)
デルンブルク，ベルンハルト（Dernburg, Bernhard: 1865–1937） 5, 59, 96, 265n (10), 281n (40), 289n (62)
天然ゴム（Kautschuk） 40, 41, 85, 96, 98, 163, 175, 176, 179, 181, 276n (57), 302n (11)
天然痘（Pocken） 81, 112, 292n (16)
ドイツ医師・海外医師同盟（VdKA: Verband deutscher Kolonial- und Ausländerärzte） 229
ドイツ化学学会（Deutsche Chemische Gesellschaft） 63, 281n (53)
ドイツ植民地 5, 7, 11, 12, 25–27, 257, 298n (35)
ドイツ植民地協会（DKG: Deutsche Kolonialgesellschaft） 188, 241, 305n (42)
ドゥアラ（Duala） 159, 160, 162, 164, 166, 167, 194, 301n (2)
トーヴェ（トヴェ）（Towe / Tové） 115, 120
同化主義（Assimilation） 258
独仏関係（Deutsch-Französische Beziehungen） 187, 188, 190
独仏条約（眠り病に関する）（Deutsch-Französischer Vertrag） 190
トーゴ（ドイツ領）（Deutsch-Togo） 7, 12, 16, 27, 69, 105, 129, 167, 168, 170–174, 192, 193, 205, 209, 210, 214, 218, 223, 224, 229, 254, 265n (10), 270n (2), 283n (80), 290n (78), 291n (4) (5), 292n (16), 293n (28) (32), 294n (47) (50), 296n (12), 298n (33), 300n (64), 315n (57)
トリパサフロール（Trypasafrol） 216
トリパノソーマ（Trypanosoma） 6, 19, 20, 25, 32, 33, 35, 36, 42, 44, 45, 60–64, 68, 104, 105, 108, 112, 114, 130, 133, 134, 136, 141–144, 154, 155, 159, 164, 165, 191, 207, 213, 217, 222, 230–233, 235, 253, 259–261, 287n (27), 299n (41), 303n (15), 306n (46), 312n (32), 314n (50), 315n (58) →「保菌者（トリパノソーマ）」,「耐性（トリパノソーマ）」の項も参照
トリパンロート（Trypanrot） 230
ドレッセル，オスカー（Dressel, Oskar） 230

[ナ　行]

ナイロビ（Nairobi） 75
ナショナルヒストリー（Nationalgeschichte / national history） 259
ナチ（NSDAP: Nationalsozialistische Deutsche Arbeiterpartei） 16, 245, 246, 250, 252, 257, 258, 282n (56), 317n (3), 320n (47)
　非ナチ化裁判（Entnazifizierungsprozess / denazification process） 320n (47)
南西アフリカ（ドイツ領）（Deutsch-Südwestafrika） 227
ニアンザ（Nyanza / Nyansa） 55, 56, 58, 62, 280n (30), 285n (3)
「二重の忘却」（verdoppelte Vergessenheit） 253, 259
ニューギニア（ドイツ領）（Neuguinea /

New Guinea）　30, 229
『ニューヨーク・タイムズ』（*The New York Times*）　241, 242
尿素結合（Harnstoffbindung）　230
ニョン川（Njong Fluß / Nyong River）　164, 165, 195, 196, 201, 310n（6）
熱帯（Tropen / Tropics）　14
——医学　5, 12, 14, 30, 59, 228, 229, 251, 257, 320n（47）
——医療　7-9, 11, 12, 14, 228, 229, 251, 257, 258, 265n（11）, 266n（16）（17）, 289n（59）
熱帯医学研究所（リヴァプール）（School of Tropical Medicine［Liverpool］）　231
熱帯病（Tropenkrankheiten）　7, 8, 30　→「顧みられない熱帯病」の項も参照
眠り病委員会（トーゴ）（Schlafkrankheitskommission［Togo］）　106, 109-113, 117, 122, 126, 129, 135, 136, 139, 140, 147, 295n（58）
眠り病小委員会（帝国保健省）（Unterausschuss für Schlafkrankheit［Reichsgesundheitsamt］）　148, 151, 276n（63）
ノイカメルーン（Neukamerun）　166-168, 173, 175, 178, 179, 181, 184-186, 188, 189, 199, 204, 208, 210-213, 222, 304n（25）（26）（27）, 314n（50）
ノホト，ベルンハルト（Nocht, Bernhard: 1857-1945）　270n（6）, 277n（63）

［ハ　行］

バイエル社（Farbenfabriken vorm. Friedr. Bayer & Co.［Bayer AG］）　230, 231, 233, 234, 237, 239-241, 244, 318n（22）
バイエル 205（ゲルマーニン）（Bayer 205［Germanin］）　10, 28, 227, 229-232, 234-241, 244, 245, 247, 248, 250-252, 256-260, 267n（22）, 318n（29）, 320n（44）
梅毒（スピロヘータ）（Syphilis［Spirochaeta］）　20, 36, 63, 154, 195, 197, 203, 222, 310n（7）, 311n（19）
ハイマン，ベルンハルト（Heymann, Bernhard）　230
ハウサ（Haussa）　220-223
ハウスベルク（Hausberg）　135-137, 297n（18）
バサリ（Bassari）　118, 293n（32）
破傷風（Tetanus）　303n（14）
パストゥール研究所（Institute Pasteur）　167, 176, 306n（46）, 318n（29）
秦　左八郎（Hata, Sahachiro: 1873-1938）　72
ハタ 606　→「サルヴァルサン」の項を参照
バタヴィア（Batavia）　30
パラダイム（paradigma）（論）　13
パリ　184, 190
パリメ（Palime / Palimé）　105, 110, 114, 115, 129, 136, 293n（26）
バンティング，フレデリック（Banting, Frederick）　319n（34）
ハンブルク　6, 231, 234
ハンブルク大学（Universität Hamburg）　318n（20）
東アフリカ（イギリス領）（British East Africa）　24, 29, 89, 94
東アフリカ（ドイツ領）（Deutsch-Ostafrika）　7, 12, 16, 24-33, 38-40, 42-45, 47, 109, 111, 112, 116, 123, 127, 131, 134, 146-157, 167-172, 174, 192, 193, 205, 208, 209, 214, 217, 218, 223, 224, 234, 245, 247, 254, 264n（10）, 271n（11）, 272n（21）, 273n（27）（32）, 276n（57）（61）, 277n（3）, 278n（13）, 288n（57）, 290n（77）（78）, 298n（35）, 299n（49）, 300n（53）, 301n（64）, 304n（31）, 305n（39）, 316n（62）
ビスマルクブルク（Bismarckburg）　279n

(13)
砒素（Arsen / Arsenic） 21, 28, 36, 42, 63, 66, 70, 141–143, 155, 212, 216, 230, 255, 297n (22), 300n (60), 314n (50)
ヒトラー，アドルフ（Hitler, Adolf） 245, 247, 250, 251, 257, 258
ビューロー，ベルンハルト・フォン（Bülow, Bernhard von） 31
フィッシャー，ヴァルター（Fischer, Walter） 234, 305n (34)
風土病 7, 195
ブエア（Buea） 159, 160, 162–164, 166–168, 171, 173, 187, 195, 221, 302n (2), 307n (46)
フェルディナンド・ポー島（ビオコ島）（スペイン領）（Ferdinando-Po-Insel [Spanisch]） 231, 235
フェルトマン，ヘルマン（Feldmann, Hermann） 29, 30, 33, 44, 52–59, 61, 62, 67, 78, 83, 89, 90, 208, 279n (14), 280n (34) (38), 281n (40), 282n (64), 285n (3), 287n (39)
ブガブ（Bugabu） 51
ブカラ（Bukara） 35, 38
副作用（Nebenwirkung） 21, 36, 60–64, 66–68, 70, 104, 134, 141, 142, 144–147, 151, 154, 155, 212, 216, 230, 256, 260, 281n (45), 282n (61), 299n (47), 300n (60), 315n (61)
フーコー，ミシェル（Foucaut, Michel） 12, 13, 15, 268n (25)
ブコバ（Bukoba） 34, 279n (13)
復興省（ドイツ）（Reichsministerium für Wiederaufbau） 234, 237, 238, 240, 244
ブニンガ（Buninga） 40
普遍主義（Universalismus） 229, 246
ブム，フランツ（Bumm, Franz） 148, 149
フライヤー，ゴットフリート（Freyer, Gottfried） 164, 165, 194, 196, 310n (4) (5), 312n (32), 315n (58)
ブラザヴィル（Brazzaville） 190, 307n (48)
ブラッドフォード，ジョン（Bradford, John） 233
フランクフルト 63
フランス 21, 23, 24, 163, 166, 167, 181, 189–191, 214, 235, 251, 290n (72), 304n (25), 306n (45), 309n (75)
——の植民地 175, 176, 232, 306n (46), 307n (48), 313n (49)
——の（植民地）特許会社 187, 188, 193
フランス法 183–185
プランテーション（Plantation） 86, 272n (21), 276n (57)
ブリュックナー，エドムント（Brückner, Edmund） 122, 125, 153, 154, 298n (32)
ブリュッセル 97, 100
ブルース，デーヴィッド（Bruce, David） 19, 233
フルノー，エルネスト（Fourneau, Ernest） 318n (29)
プレーン，アルベルト（Plehn, Albert） 197
プロイセン(Preußen) 30, 167, 272n (23)
プロイセン王立実験医療研究所（フランクフルト）（Königlich Preußisches Institut für Experimentelle Therapie [Frankfurt (Main)]） 63, 270n (6)
プロイセン感染症研究所（Preußisches Institut für Infektionskrankheiten） 64, 151, 162, 300n (64), 320n (47)
ブンバ川（Fluß Bumba / Bumba River） 303n (15)
文明 120, 229, 255, 263n (3) →「文明化」の項も参照
——／野蛮 14, 15, 120, 253, 255
——としての暴力 122

文明化（Zivilisierung / Civilization） 238, 246, 258
——の使命（civilizing mission / Zivilisierungsmission）（論） 14, 246, 258
ヘキスト社（Farbwerke Hoechst AG） 64
ベッサー，シュテファン（Besser, Stephan） 27, 28
ベル，ヘンリー・ヘスキス（Bell, Henry Hesketh） 34
ベルギー 25, 43, 96–102, 235, 236, 266n（18）, 270n（5）, 290n（72）, 302n（11）, 309n（75）
ヘルゴラント＝ザンジバル条約（Helgoland-Sansibar Vertrag） 276n（61）
ベルリン 98, 99, 157, 162, 170, 191, 269n（30）, 307n（52）, 309n（75）
ヘレロ・ナマ戦争（Herero-Nama Krieg）（ドイツ領南西アフリカ） 5, 227, 264n（7）, 317n（2）
ヘレン，ファン・デン（Hellen, van den） 105, 106, 108, 110, 112, 115, 122, 124, 129, 135, 136, 140, 296n（18）, 298n（38）
ホー（Ho） 108, 118
法治国家（Rechtsstaat） 186
保菌者（トリパノソーマ）（Trypanosomenträger） 116, 124, 133, 213
ポルトガル 266n（18）, 290n（77）

［マ 行］
マジマジ反乱（Maji-Maji Aufstand）（ドイツ領東アフリカ） 5, 40, 264n（8）
マラリア（Malaria） 19, 30, 36, 81, 103, 255, 273n（31）, 282n（56）, 320n（47）
マング（Mangu） 293n（26）
マンベレ川（Fluß Mambere / Mambéré River） 167
ミサホーヘ（Misahohe / Misahöhe） 105, 108, 111, 115, 116, 126, 129, 131, 136, 291n（4）, 294n（50）
南カメルーン会社（GSK: Gesellschaft Süd-Kamerun） 163, 164, 195, 303n（15）
ミュンヘン 320n（47）
ムアンザ（Muansa） 33, 52, 90, 94, 272n（21）, 279n（13）
ムビダロンク（Mbidalong） 201, 202, 204, 206, 211, 220, 311n（19）（20）, 312n（28）, 315n（57）
メチニコフ，イリヤ（Mechnikov, Ilya） 283n（68）
メッツガー，O. F.（Metzger, O. F.） 136, 137
モメンダンク（Momendang） 201–204, 210, 221
モルンドゥ（Molundu / Moloundu） 163, 164, 193–195, 199, 303n（13）（14）（15）, 313n（50）
モロッコ危機（Marokko-Krise） 166, 175, 188, 190, 304n（24）
モントリオール 242, 244
『モントリオール・デイリー・スター』（*The Montreal Daily Star*） 242
モンバサ（Mombasa） 94, 95

［ヤ 行］
ヤウンデ（Jaunde / Yaoundé） 164, 166
薬剤治療（Medikamentenbehandlung） 26–29, 36, 88, 104, 133–135, 141, 148, 149, 155, 156, 172, 193, 197, 212, 224, 225, 254, 255, 271n（18）, 275n（50）
「病と貧困」 260

［ラ 行］
らい病（Lepra） 81, 195, 197, 203, 222, 310n（7）
ラーヴェン，ヴェルナー・フォン（Raven, Werner von） 110, 124, 125, 133, 141, 142, 144–147, 149, 295n(58)（1）, 299n（41）（47）, 300n（51）（60）, 315n（57）

ラーク，ディルク・ファン（Laak, Dirk van） 4
ラートラウアー，エルンスト（Radlauer, Ernst） 181-184
リーベルト，エドゥアルト・フォン（Liebert, Eduard von） 39
リンディ（Lindi） 290n（77）
リンデクヴィスト，フリードリヒ・フォン（Lindequist, Friedrich von） 72, 99, 283n（80）
リンパ腺（Lymphen / lymphs） 48, 73, 74, 90, 112, 113, 115, 116, 165, 173, 207, 278n（3）, 287n（27）, 292n（24）, 303n（19）, 313n（35）
淋病（Gonorrhoe / gonorrhea） 222
ルッシッシ川（Russissifluß） 83, 96, 97, 100, 101
ルモンジュ（Rumonge） 71, 75, 98
ルール占領（Ruhrbesetzung / Occupation for the Ruhr） 234
ルワンダ 276n（61）
レーゼナー，カール（Rösener, Karl） 208, 209, 211-213, 222, 226, 312n（25）
レットウ゠フォルベック，パウル・フォン（Lettow-Vorbeck, Paul von） 272n（21）
レッヘンベルク，アルブレヒト・フォン（Rechenberg, Albrecht von: 1861-1935） 58, 72, 79-82, 90, 94, 96, 98, 280n（38）, 286n（14）（17）
レーヴァークーゼン（Leverkusen） 230
連合国 227, 228, 230-232, 237, 238, 240, 242, 256, 257, 282n（56）
ロシア 266n（18）
ローデシア（Rhodesia） 233, 234
ローベルト・コッホ研究所（RKI: Robert Koch Institut） →「感染症研究所（プロイセン）」の項を参照
ロミエ（Lomie / Lomié） 163, 164, 303n（12）（13）
ロメ（Lome / Lomé） 111, 113, 115, 172
ロンドン 233
ロンドン会議（眠り病に関する）（Londoner Konferenz） 21, 34, 88

［ワ 行］
ワイマール共和国（Weimarer Republik） 16, 245-247, 251, 256, 257, 317n（3）

文献一覧

I. 未公刊史料

Bundesarchiv Berlin-Lichterfelde

Bestand: Reichskolonialamt（R1001）

Deutsch-Ostafrika（Fundmittel R1001 Bd. 2, S. 96–97）

5895	Bd. 1	Dez/1903–Mär/1907
5896	Bd. 2	Mai/1907–Dez/1907
5897	Bd. 2a	Jan/1908–Juli/1908
5898	Bd. 2b	Aug/1908–Jan/1909
5899	Bd. 2c	Jan/1909–Apr/1909
5900	Bd. 2d	Apr/1909–Juli/1909
5901	Bd. 2e	Juli/1909–Sep/1909
5902	Bd. 3	Okt/1909–Dez/1909
5903	Bd. 4	Jan/1910–Apr/1910
5904	Bd. 5	Apr/1910–Sep/1910
5905	Bd. 6	Okt/1910–Mär/1911
5906	Bd. 7	Jan/1911–Juli/1911
5907	Bd. 8	Juli/1911–Okt/1911
5908	Bd. 9	Okt/1911–Mai/1912
5909	Bd. 10	Apr/1912–Dez/1912
5910	Bd. 11	Jan/1913–Okt/1913
5911	Bd. 12	Okt/1913–Mär/1915
5912	Bd. 13	Jan/1918–Jan/1936

Expedition unter Leitung von Robert Koch zur Bekämpfung der Schlafkrankheit

5889	Bd. 1	Okt/1903–Mär/1908
5890	Bd. 2	Jan/1908–Aug/1911

Erforschung der Surra（Schlafkrankheit）

5891		Aug/1910–Juli/1919

Studienreise des Generaloberarztes Prof. Dr. Steudel nach Deutsch-Ostafrika zur Erforschung und Bekämpfung der Schlafkrankheit und anderer Tropenkrankheiten

5891		Juni/1911–Sep/1920

Immunisierungsversuche der Ärzte Teichmann und Braun gegen Trypanosomen- Krankheiten

bei einer Reise nach Deutsch-Ostafrika

5891		Apr/1912–Juli/1912

Teilnahme von Prof. Dr. Kleine an einer Internationalen Schlafkrankheit-Expedition nach Afrika und seine Ansiedlung im Iringa-Hochland

5891		Mai/1925–Okt/1939

Togo (Fundmittel R1001 Bd. 4, S. 88–91)

5918	Bd. 1	Aug/1903–Dez/1909
5919	Bd. 2	Jan/1910–Juni/1911
5920	Bd. 3	Aug/1911–Feb/1912
5921	Bd. 4	Nov/1911–Feb/1913
5922	Bd. 5	Apr/1913–Apr/1915 : Jan/1921–Apr/1937

Kamerun (Fundmittel R1001 Bd. 4, S. 64–65)

5913	Bd. 1	Nov/1903–Mär/1911
5914	Bd. 2	Aug/1911–Juni/1913
5915	Bd. 3	Juni/1913–Dez/1913
5916	Bd. 4	Nov/1913–Feb/1915
5917	Bd. 5	Apr/1915–Aug/1921 : Juni/1926–Apr/1938

Erforschung der Schlafkrankheit, Allgemeines

5876	Bd. 1	Aug/1902–Apr/1910
5877	Bd. 2	Mai/1910–Aug/1911
5878	Bd. 3	Sep/1911–Dez/1912
5879	Bd. 4	Dez/1912–Mär/1914
5880	Bd. 5	Mär/1914–Juni/1915
5881	Bd. 6	Dez/1916–Nov/1929
5882	Bd. 7	Dez/1929–Dez/1932

Londoner Internationale Konferenz zur Bekämpfung der Schlafkrankheit

5883	Bd. 1	Juni/1907–Apr/1909
5884	Bd. 2	Apr/1909–Apr/1913

Bestand: Auswärtiges Amt (R901)

(Handelspolitische Abteilung: Abteilung II 1869–1920)

Erforschung und Bekämpfung der Schlafkrankheit, Londoner Schlafkrankheits- Konferenzen

20871	Bd. 1	Dez/1901–Dez/1914
20872	Bd. 2	Jan/1905–Juni/1907
20873	Bd. 3	Juli/1907–Nov/1907
20874	Bd. 4	Nov/1907–Jan/1908
20875	Bd. 5	Jan/1908–Dez/1908
20876	Bd. 6	Jan/1909–Juli/1910

20877	Bd. 7	Aug/1910–Nov/1911
77806	Bd. 8	Dez/1911–Apr/1914
77807	Bd. 9	Apr/1914–Sep/1920
77808	Bd. 10	Okt/1920–Feb/1927

Ⅱ．公刊史料および主要文献

［欧文文献］

Ackerknecht, Erwin, *Geschichte der Medizin*, Stuttgart 1992.

Aly, Götz, *Die Belasteten: „Euthanasie" 1939–1945. Eine Gesellschaftsgeschichte*, Frankfurt (Main) 2013.

Anderson, Warwick, Disease, Race and Empire, in: *Bulletin of the History of Medicine* 70 (1996), S. 62–67.

——, Immunities of Empire: Race, Disease, and the New Tropical Medicine, 1900–1920, in *Bulletin of the History of Medicine* 70 (1996), S. 94–118.

Andrews, Bridie J., Tuberculosis and the Assimilation of Germ Theory in China, in: *Journal of the History of Medicine* 52 (1997), S. 114–157.

Arnold, David (Hg.), *Imperial Medicine and Indigenous Societies*, Manchester 1987.

——, *Colonizing the Body: State Medicine and Epidemic Disease in Nineteenth Century India*, Berkeley 1993（デイヴィッド・アーノルド／見市雅俊訳『身体の植民化——19 世紀インドの国家医療と流行病』みすず書房，近刊）.

—— (Hg.), *Warm Climates and Western Medicine: The Emergence of Tropical Medicine*, Atlanta 1996.

Attikope, Kodjo, *Von der Stereotypisierung zur Wahrnehmung des „Anderen": Zum Bild der Schwarzafrikaner in neueren deutschsprachigen Kinder- und Jugendbüchern (1980–1999)*, Frankfurt (Main) 2003.

Avornyo, Raphael Q., *Deutschand und Togo (1847–1987)*, Frankfurt (Main) 1989.

Bald, Detlef, *Deutsch-Ostafrika 1900–1914: Eine Studie über Verwaltung, Interessengruppen und wirtschaftliche Erschließung*, München 1970.

Beck, Ann, *A History of the British Medical Administration of East Africa, 1900–1950*, Cambridge 1970.

——, The Role of Medicine in German East Africa, in: *Bulletin of the History of Medicine* 45 (1971), S. 170–178.

Becker, Felicitas / Beez, Jigal, *Der Maji-Maji-Krieg in Deutsch-Ostafrika 1905–1907*, Berlin 2005.

Bewell, Alan, *Romanticism and Colonial Disease*, Baltimore 2003.

Bleker, J. / Schmiedebach, H.-P. (Hg.), *Medizin und Krieg: Vom Dilemma der Heilberufe 1865 bis 1985*, Frankfurt (Main) 1987.

Bowers, John Z., Imperialism and Medical Education in China, in: *Bulletin of the History of Medicine* 48 (1974), S. 449–464.

Briese, Olaf, *Angst in den Zeiten der Cholera: Über kulturelle Ursprünge des Bakteriums* München 2003.

Cantor, David, Cortisone and the Politics of Empire: Imperialism and British Medicine, 1918–1955, in: *Bulletin of the History of Medicine* 67 (1993), S. 463–493.

Chakrabarti, Pratik, *Bacteriology in British India: Laboratory Medicine and the Tropics*, Rochester 2012.

——, *Medicine and Empire, 1600–1960*, Basingstoke 2014.

Charle, C. / Schriewer, J. (Hg.), *Transnational Intellectual Networks: Forms of Academic Knowledge and the Search for Cultural Identities*, Frankfurt (Main) / New York 2004.

Conrad, Sebastian, *Deutsche Kolonialgeschichte*, München 2008 (Brit.: *German Colonialism: A Short History*, Cambridge 2012).

—— / Osterhammel, Jürgen (Hg.), *Das Kaiserreich transnational: Deutschland in der Welt 1871–1914*, Göttingen 2004.

Croizer, Anna, *Practising Colonial Medicine: The Colonial Medical Service in British East Africa*, London 2008.

Curtin, Philip D., Medical Knowledge and Urban Planning in Tropical Africa, in: *American Historical Review* 3 (1985), S. 594–613.

——, *Disease and Empire: The Health of European Troops in the Conquest of Africa*, Cambridge 1998.

Davies, Margit, *Public Health: The Case of German New Guinea 1884–1914*, Wiesbaden 2002.

Demhardt, Imre J., *Deutsche Kolonialgrenzen in Afrika: Historisch-geographische Untersuchungen ausgewählter Grenzräume von Deutsch-Südwestafrika und Deutsch-Ostafrika*, Hildesheim 1997.

Deutsche Chemische Gesellschaft, *Berichte der Deutschen Chemischen Gesellschaft*, Bd. III, Jahrgang 41 (1908), S. 3831–3832.

Diefenbach, Albert, *Psychiatrie und Kolonialismus: Zur „Irrenfürsorge“ in der Kolonie Deutsch-Ostafrika*, Frankfurt (Main) / New York 1985.

Digby, A. / Ernst, W. (Hg.), *Crossing Colonial Historiographies: Histories of Colonial and Indigenous Medicines in Transnational Perspective*, Cambridge 2010.

Dinges, Martin, *Neue Wege in der Seuchengeschichte*, Stuttgart 1995.

Drewiak, B., *Der deutsche Film 1938–1945. Ein Gesamtüberblick*, Düsseldorf 1987.

Duus, Peter, Imperialism without Colonies: The Version of a Greater East Asia Co-Prosperity Sphere, in: *Dipromacy and Statecraft* 7-1 (1996), S. 54–71 (ピーター・ドウス／藤原帰一訳「植民地なき帝国主義——『大東亜共栄圏』の構想」『思想』第814号，1992年4月).

Eckard, B., Über therapeutische Versuche gegen die Trypanosomiasis des Menschen, in: *Archiv für Schiffs- und Tropenhygiene (AfSuT)* 13 (1909), S. 493–501.

Eckart, W. U., Arzneimittelprobung in der ehemaligen deutschen Kolonie Togo: Zum Gewaltverhältnis von Kolonialpolitik, Kolonialmedizin und pharmakologischer Erkennt-

nisbildung, in: *Forum Wissenschaft* 1 (1989), S. 29–35.
——, *Deutsche Ärzte in China 1897–1914*, Stuttgart 1989.
——, *Medizin und Kolonialimperialismus: Deutschland 1884–1945*, Paderborn 1997.
——, The Colony as Laboratory: German Sleeping Sickness Campaigns in German East Afrikca and in Togo 1900–1914, in: *History of Philosophy and Life Sciences* 24 (2002), S. 69–89.
——, *Medizin in der NS-Diktatur: Ideologien, Praxis, Folgen*, Köln 2012.
——, *Medizin und Krieg: Deutschland 1914–1924*, Paderborn 2014.
Eibach, Joachim, *Kompass der Geschichtswissenschaft*, Göttingen 2002.
Erbar, Ralph, *Ein Platz an der Sonne? Die Verwaltungs- und Wirtschaftsgeschichte der deutschen Kolonie Togo 1884–1914*, Stuttgart 1991.
Ernst, W. / Harris, B. (Hg.), *Race, Science and Medicine, 1700–1959*, Oxford 1999.
Farley, John, *Bilharzia: A History of Imperial Tropical Medicine*, Cambridge 2003.
Fischer, Ernst Peter, *Die Charité: Ein Krankenhaus in Berlin 1710 bis heute*, München 2009.
Fischer, W., Die Schlafkrankheit auf Fernando Poo. Erfahrungen mit der Germaninbehandlung, in: *Archiv für Schiffs- und Tropenkrankheit (AfSuT)* 29 (1925), S. 260.
Ford, John, *The Role of the Trypanosomiasis in African Ecology: A Study of Tsetse Fly Problem*, Oxford 1971.
Frei, Norbert (Hg.), *Medizin und Gesundheitspolitik in der NS-Zeit*, München 1991.
—— (Hg.), *Hitlers Eliten nach 1945*, München 2003.
Fuchs, Brigitte, *„Rasse", „Volk", Geschlecht: Anthropologische Diskurse in Österreich 1850–1960*, Frankfurt (Main) 2003.
Fürstler, G. / Malina, P. (Hg.), *Ich tat nur meinen Dienst: Zur Geschichte der Krankenpflege in Österreich zur Zeit des Nationalsozialismus*, Wien 2004.
Gaida, Ulrike, *Zwischen Pflegen und Töten: Krankenschwestern im Nationalsozialismus*, Frankfurt (Main) 2006.
Gann, L. H., *The Rulers of German Africa*, Stanford 1977.
Graichen, Gisela / Gründer, Horst, *Deutsche Kolonien: Traum und Trauma*, Berlin 2005.
Greenwood, Anna, *Beyond the State: The Colonial Medical Service in British Africa*, Manchester 2015.
Grimmer-Solem, Erik, The Professor's Africa: Economics, the Elections of 1907, and the Legitimation of German Imperialism, in: *German History* 25–3 (2005), S. 313–347.
Grosse, Pascal, *Kolonialismus, Eugenik, und bürgerliche Gesellschaft in Deutschland 1850–1918*, Frankfurt (Main) 2001.
Gründer, Horst (Hg.), *„...da und dort ein junges Deutschland gründen": Rassismus, Kolonien, und kolonialer Gedanke vom 16. bis zum 20. Jahrhundert*, München 1999.
——, *Geschichte der deutschen Kolonien*, Paderborn 2004 (5. Aufl.).
Grüntzig, Johannes W., *Expedition ins Reich der Seuchen. Medizinische Himmelfahrtskommandos der deutschen Kaiser- und Kolonialzeit*, Heidelberg, 2005.
Gstrein, Heinz, *Der Karawanenkardinal: Charles Lavigerie, Kardinalerzbishof von Algier*

und Carthago, Primas von Afrika sowie Gründer der Weissen Väter, Mödling 1982.
Haende, Ludwig / Jotten, Karl Wilhelm, Ueber chemotherapeutische Versuche mit „205 Bayer“, einem neuen trypanozoiden Mittel von besonderer Wirkung, in: *Berliner Klinischer Wochenschrift* 58 (1921), S. 34–35.
Hahn, J. / Kavcic, S. (Hg.), *Medizin im Nationalsozialismus und das System der Konzentrationslager*, Frankfurt (Main) 2005.
Harrison, Mark, *Public Health in British: India Anglo-Indian Preventive Medicine 1859–1914*, Cambridge 1994.
Hau, Michael, The Holistic Gaze in German Medicine, 1890–1930, in: *Bulletin of the History of Medicine* 74 (2000), S. 495–524.
Haynes, Douglas M., *Imperial Medicine: Patrick Manson and the Conquest of Tropical Disease*, Philadelphia 2001.
van Heteren, G. M. (Hg.), *Dutch Medicine in the Malay Archipelago 1816–1942*, Amsterdam 1989.
Headrick, Daniel R., Sleeping Sickness Epidemics and Colonial Responses in East and Central Africa, 1900–1940, in: *PLOS Neglected Tropical Diseases* 8-4 (2014), S. 1–8.
Heidenreich, B. / Neitzel, S. (Hg.), *Das Deutsche Kaiserreich 1890–1914*, Paderborn 2011.
Himmelwelt, F., *Paul Ehrlich Gesammelten Arbeiten*, Berlin / New York 1957.
Hintze, K., Die Schlafkrankheit in Togo, in: *Deutsche Medizinische Wochenschrift* 30 (1908), S. 812–813.
Hinz-Wessels, Annette, *Das Robert Koch-Institut im Nationalsozialismus*, Berlin 2012.
Honold, Alexander, *Kolonialismus als Kultur: Literatur, Medien, Wissenschaft in der deutschen Gründerzeit des Fremden*, Basel 2002.
Hoppe, Kirk Arden, *Lords of the Fly: Sleeping Sickness Control in British East Africa, 1900–1960*, London 2003.
Hotez, Peter J., *Blue Marble Health: An Innovative Plan to Fight Diseases of the Poor amid Welth*, Baltimore 2016.
Illife, John, *Tanganyika under German Rule, 1905–1912*, Cambridge 1969.
Isobe, Hiroyuki, *Medizin und Kolonialgesellschaft: Die Bekämpfung der Schlafkrankheit in den deutschen „Schutzgebieten“ vor dem Ersten Weltkrieg*, Berlin 2009.
——, Eine rationale Kolonialpolitik? Die Bekämpfung der Schlafkrankheit im deutschen Schutzgebiet Ostafrika vor dem Ersten Weltkrieg, in: *Periplus: Jahrbuch für außereuropäische Geschichte* 21 (2011), S. 115–132.
Jacobi, Eva, *Schlafkrankheit und Germanin: Deutsche tropenmedizinische Forschung in den afrikanischen Kolonien und ihre politische Instrumentalisierung im Kolonialrevisionismus*, Duisburg 2011.
Jennings, Michael, „This Mysterious and Intangible Enemy“: Health and Disease amongst the Early UMCA Missionaries, 1860–1918, in: *Social History of Medicine* 15 (2002), S. 65–87.
Jütte, Robert, *Medizin und Nationalsozialismus: Bilanz und Perspektiven der Forschung*,

Göttingen 2011.
Kaupen-Haas, Heidrun / Saller, Christian (Hg.), *Wissenschaftlicher Rassismus: Analysen einer Kontinuität in den Human- und Naturwissenschaften*, Frankfurt (Main) / New York 1999.
Kirchberger, Ulrike, Deutsche Naturwissenschaftler im britischen Empire: Die Erforschung der außereuropäischen Welt im Spannungsfeld zwischen deutschem und britischem Imperialismus, in: *Historische Zeitschrift* 271 (2000), S. 621–660.
——, Wie entsteht eine imperiale Infrastruktur? Zum Aufbau der Naturschutzbürokratie in Deutsch-Ostafrika, in: *Historische Zeitschrift* 291 (2010), S. 41–69.
—— / Ellis, Heather (Hg.), *Anglo-German Scholarly Networks in the Long Nineteenth Century*, Leiden / Boston 2014.
Klee, Ernst, *„Euthanasie" im NS-Staat: Die „Vernichtung lebensunwerten Lebens"*, Frankfurt (Main) 1983 (エルンスト・クレー／松下正明監訳『第三帝国と安楽死——生きるに値しない生命の抹殺』批評社，1999 年).
——, *Deutsche Medizin im Dritten Reich: Karrieren vor und nach 1945*, Frankfurt (Main) 2001.
——, *Auschwitz, die NS-Medizin und ihre Opfer*, Frankfurt (Main) 2001.
——, *Dokumente zur » Euthanasie « im NS-Staat*, Frankfurt (Main) 2006.
——, *Das Personenlexikon zum „Dritten Reich": Wer war was vor und nach 1945*, Frankfurt (Main) 2007 (2. Aufl.).
——, *Was sie taten - Was sie wurden: Ärzte, Juristen und andere Beteiligte am Kranken- oder Judenmord*, Frankfurt (Main) 2012.
Kleine, Friedrich K., *Ein deutscher Tropenarzt erzählt sein Leben*, Hannover 1949.
Knoll, Arthur, *Togo under Imperial Germany*, Stanford 1978.
——, *German in the Tropics: Essays in German Colonial History*, New York 1987.
Koch, Robert, Schlußbericht über die Tätigkeit der deutschen Expedition zur Erforschung der Schlafkrankheit, in: *Deutsche Medizinische Wochenschrift* (1907), S. 1889–1895.
Koponen, Juhani, *Development for Exploitation: German Colonial Policies in Mainland Tanzania, 1884–1914*, Helsinki / Hamburg 1995.
Kröner, Hans-Peter, *Von der Rassenhygiene zur Humangenetik: Das Kaiser-Wilhelm-Institut für Anthropologie, menschliche Erblehre und Eugenik nach dem Kriege*, Stuttgart 1998.
Krueger, Ernst, Bericht über die Schlafkrankheit in Togo, in: *Archiv für Schiffs- und Tropenkrankheit (AfSuT)* 8 (1904), S. 479–506.
Külz, Ludwig, Kolonialärztliche Kulturarbeit, *Deutsche Medizinische Wochenschrift* (1919), S. 427–430.
Kundrus, Birthe (Hg.), *Phantasiereiche: Zur Kulturgeschichte des deutschen Kolonialismus*, Frankfurt / New York 2003.
van Laak, Dirk, Deutschland in Afrika: Der Kolonialismus und seine Nachfolgen, in: *Aus Politik und Zeitgeschichte* 4/2005 (Januar 2005), S. 3–11.
——, *Über alles in der Welt: Deutscher Imperialismus im 19. und 20. Jahrhundert*,

München 2005.

Lewerenz, Susann, *Die Deutsche Afrika-Schau (1935–1940): Rassismus, Kolonialrevisionismus und postkoloniale Auseinandersetzungen im nationalsozialistischen Deutschland*, Frankfurt (Main) 2006.

Linder, Ulrike, *Koloniale Begegnungen: Deutschland und Großbritannien als Imperiamächte in Afrika 1880–1914*, Frankfurt / New York 2011.

Linne, Karsten, *Deutschland jenseits des Äquators?: Die NS-Kolonialplanungen in Afrika*, Berlin 2008.

Lüddecke, Andreas, *Der „Fall Saller" und die Rassenhygiene: Eine Göttinger Fallstudie zu den Widersprüchen sozialbiologistischer Ideologiebildung*, Marburg 1995.

Lyons, Maryinez, Sleeping Sickness Epidemics and Public Health in the Belgian Congo, in: David Arnold (Hg.), *Imperial Medicine and Indigenous Societies*, Manchester 1987, S. 105–124.

——, *Colonial Disease: A History of Sleeping Sickness in Northern Zaire, 1900–1940*, Cambridge 1992.

Mannweiler, Erich, *Geschichte des Instituts für Schiffs- und Tropenkrankheiten in Hamburg 1900–1945*, Keltenweiler 1998.

Martin, P. / Alonzo, C. (Hg.), *Zwischen Charleston und Stechschritt: Schwarze im Nationalsozialismus*, Hamburg / München 2004.

Mayer, M. / Zeiss, H., Versuche mit einem Trypanosomenmittel („Bayer 205") bei menschen- und tierpathogenen Trypanosomen, in: *Archiv für Schiffs- und Tropenkrankheit (AfSuT)* 24 (1920), S. 293.

Metzger, O. F., *Unsere alte Kolonie Togo*, Neudamm 1941.

Mackenzie, John M., *The Empire of Nature: Hunting, Conservation and British Imperialism*, Manchester 1988.

——, (Hg.), *Imperialism and the Natural World*, Manchester, 1990.

Martin, Peter, *Schwarze Teufel, edle Mohren: Afrikaner in Geschichte und Bewußtsein der Deutschen*, Hamburg 2001.

Mitscherlich, A. / Mielke, F. (Hg.), *Medizin ohne Menschlichkeit: Dokumente des Nürnberger Ärzteprozesses*, Frankfurt (Main) 2009.

Mühlens, P. / Menk, W., Ueber Behandlung von menschlicher Trypanosomiasis mit Bayer 205, in: *Münchner Medizinische Wochenschrift* 68 (1921), S. 1488–1489.

Müller, S. O. / Torp, C. (Hg.), *Das Deutsche Kaiserreich in der Kontroverse*, Göttingen 2009.

Naranch, Bradley / Eley, Geoff (Hg.), *German Colonialism in a Global Age*, Durham / London 2014.

Oesar, Erhard, *Geschichte der Hirnforschung: Von der Antike bis zur Gegenwart*, Darmstadt, 2002.

Ogawa, Mariko, Science and Politics in the Refutation of Koch's Bacterial Theory of Cholera, in: *Bulletin of the History of Medicine* 74 (2000), S. 671–707.

Osborne, Michael A., *The Emergence of Tropical Medicine in France*, Chicago / London 2014.

Osterhammel, Jürgen, *Kolonialismus: Geschichte, Formen, Folgen*, München 1997 (Brit.: *Colonialism: A Theoretical Overview*, Princeton 2005; ユルゲン・オースタハメル／石井良訳『植民地主義とは何か』論創社，2005 年).

—— / Petersson, Niels P., *Geschichte der Globalisierung: Dimensionen, Prozesse, Epochen*, München 2003.

—— / Jansen, Jan C., *Kolonialismus: Geschichte, Formen, Folgen*, München 2017 (vollständig überarbeitete und aktualisierte Auflage).

Peard, Julyan P., *Race, Place, and Medicine: The Idea of the Tropics in Nineteenth-Century Brazilian Medicine*, Durham 2000.

Peter, Jürgen, *Der Einbruch der Rassenhygiene in die Medizin: Auswirkung rassenhygienischen Denkens auf Denkkollektive und medizinische Fachgebiete von 1918 bis 1934*, Frankfurt (Main) 2004.

Petermann, Werner, *Die Geschichte der Ethnologie*, Wuppertal 2004.

Power, Helen J., *Tropical Medicine in the Twentieth Century: A History of the Liverpool School of Tropical Medicine, 1898–1990*, London / New York 1999.

Raphael, Lutz, *Klassiker der Geschichtswissenschaft*, München 2006.

Reinhard, Wolfgang, *Kleine Geschichte des Kolonialismus*, Stuttgart 1996.

Rudin, Harry R., *Germans in the Cameroons, 1884–1914: A Case Study in Modern Imperialism*, Hamden (USA) 1968.

Ruppenthal, Jens, *Kolonialismus als Wissenschaft und Technik. Das Hamburgische Kolonialinstitut 1908 bis 1919*, Stuttgart 2007.

Sarasin, Philipp, Die Visualisierung des Feindes: Über metaphonische Technologien der frühen Bakteriologie, in: *Geschichte und Gesellschaft* 30 (2004), S. 250–276.

Schilling, Claus, Chemotherapeutische Versuche bei Trypanosomeninfektionen, in: *Archiv für Schiffs- und Tropenhygiene (AfSuT)* 13 (1909), S. 1–12.

Schmuhl, Hans-Walter, *Grenzüberschreitungen: Das Kaiser-Wilhelm-Institut für Anthropologie, menschliche Erblehre und Eugenik 1927–1945*, Göttingen 2005.

Schulte-Varendorff, Uwe, *Kolonialheld für Kaiser und Führer: General Lettow-Vorbeck*, Berlin 2006.

Schwalbe, J., *Gesammelte Werke von Robert Koch*, Leipzig 1912.

Schweig, Nicole, *Weltliche Krankenpflege in den deutschen Kolonien Afrikas 1884–1918*, Frankfurt (Main) 2012.

Seemann, Markus, *Kolonialismus in der Heimat: Kolonialbewegung, Kolonialpolitik und Kolonialkultur in Bayern 1882–1943*, Berlin 2011.

——, *Julius Graf von Zech: Ein deutscher Kolonialbeamter in Togo*, Hamburg 2012.

Seidel, August, *Deutschlands Kolonien: Koloniale Lesebuch für Schule und Haus*, Leipzig 1913.

Sindato, C., et al., Challenges in the Diagnosis and Management of Sleeping Sickness in

Tanzania: A Case Report, in: *Tanzania Journal of Health Research* 10-3 (July 2008), S. 177-181.

Speitkamp, Winfried, *Deutsche Kolonialgeschichte*, Ditzingen 2005.

Städtische Museen Freiburg, *Als Freiburg die Welt entdeckte: 100 Jahre Museum für Volkskunde*, Freiburg 1995.

Steppe, Hilde (Hg.), *Krankenpflege im Nationalsozialismus*, Frankfurt (Main) 2013.

Steudel, E., Die Seuchenbekämpfung in Deutsch-Ostafrika, in: *Medizinische Welt* 8 (1934), S. 1452-1454.

Steverding, Dietmar, The History of African Trypanosomiasis, in: *Parasites & Vectors* 1-3 (2008) <http://www.parasitesandvectors.com/content/1/1/3, update: 1 April, 2017>.

Stoecker, Helmuth, *Kamerun unter deutscher Kolonialherrschaft*, Berlin (DDR) 1960.

——, *Drang nach Afrika: Die koloniale Expansionspolitik und Herrschaft des deutschen Imperialismus in Afrika von den Anfängen bis zum Ende des Zweiten Weltkriegs*, Berlin (DDR) 1977.

Stommer, Rainer (Hg.), *Medizin im Dienste der Rassenideologie: Die „Führerschule der deutschen Ärzteschaft" in Alt-Rehse*, Berlin 2008.

Tilly, Helen, Ecologies of Complexity: Tropical Environments and the Science of Disease Control Strategies in British Colonial Africa, 1900-1940, in: *Osiris* 19 (2004), S. 21-38.

von Trotha, Trutz, *Koloniale Herrschaft: Zur soziologischen Theorie der Staatsentstehung am Beispiel des „Schutzgebietes Togo"*, Tübingen 1994.

Unger, Helmut, *Germanin: Geschichte einer deutschen Großtat*, Berlin 1938.

Vetsch, Michael, *Ideologisierte Wissenschaft: Rassentheorien deutscher Anthropologen zwischen 1918 und 1933*, Norderstedt 2007.

Weindling, Paul, *Health, Race and German Politics between National Unification and Nazism, 1870-1945*, Cambridge 1993.

—— (Hg.), *International Health Organisations and Movements, 1918-1939*, Cambridge 1995.

Weingart, P. / Knoll, J. / Bayertz, K. (Hg.), *Rassen, Blut und Gene: Geschichte der Eugenik und Rassenhygiene in Deutschland*, Frankfurt (Main) 1988.

Worboys, Michael, The Emergence of Tropical Medicine: A Study in the Establishment of a Scientific Specialty, in: G. Lemaine (Hg.), *Perspectives in the Emergence of Scientific Disciplines*, Den Haag 1976, S. 87-91.

——, British Colonial Medicine and Tropical Imperialism: A Comparative Perspective, in: G. M. van Heteren (Hg.), *Dutch Medicine in the Malay Archipelago 1816-1942*, Amsterdam 1989, S. 153-167.

Zache, Hans, *Die deutschen Kolonien in Wort und Bild*, Berlin 1926 (Orig.), Zwickau 2003 (Nachdruck).

Zeller, Joachim, *Bilderschule der Herrenmenschen: Koloniale Reklamesammelbilder*, Berlin 2008.

Zepernick, Bernhard, Zwischen Wirtschaft und Wissenschaft: Die deutsche Schutzgebiets-

Botanik, in: *Berichte zur Wissenschaftsgeschichte* 13 (1990), S. 207–217.
Ziege, Eva-Maria, *Mythische Kohärenz: Diskursanalyse des völkischen Antisemitismus*, Konstanz 2002.
Zimmerer, Jürgen / Zeller, Joachim (Hg.), *Völkermord in Deutsch-Südwestafrika: Der Kolonialkrieg (1904–1908) in Namibia und seine Folgen*, Berlin 2004.

［邦語文献］

赤阪俊一・米村泰明・尾崎恭一・西山智則（著）『パンデミック――〈病〉の文化史』（埼玉学園大学研究叢書第 9 巻）人間と歴史社，2014 年。

浅田進史『ドイツ統治下の青島――経済的自由主義と植民地社会秩序』東京大学出版会，2011 年。

阿部純一郎『〈移動〉と〈比較〉の日本帝国史――統治技術としての観光・博覧会・フィールドワーク』新曜社，2014 年。

アンチオープ，ガブリエル（石塚道子訳）『ニグロ・ダンス・抵抗――17～19 世紀カリブ海地域奴隷制史』人文書院，2001 年。

飯島　渉『ペストと近代中国』研文出版，2000 年。

――『マラリアと帝国――植民地医学と東アジアの広域秩序』東京大学出版会，2004 年。

――『感染症の中国史――公衆衛生と東アジア』中央公論新社，2009 年。

――「『医療社会史』という視角――20 世紀東アジア・中国を中心に」『歴史評論』787 号（2015 年 11 月），50–60 ページ。

石田勇治・武内進一（編）『ジェノサイドと現代世界』勉誠出版，2011 年。

磯部裕幸「『マージナル・コロニアリズム』から『マダガスカル計画』へ――ドイツにおける植民地の記憶（1884–1945）」『現代史研究』第 56 号（2010 年），19–34 ページ。

――「植民地支配の記憶――想起と抑圧そして忘却」石田勇治・福永美和子（編）『想起の文化とグローバル市民社会――現代ドイツへの視座　歴史学的アプローチ』勉誠出版，2016 年，145–162 ページ。

――「社会進化論」「優生学」広島大学広島平和研究所（編）『平和と安全保障を考える事典』法律文化社，2016 年，295・625 ページ。

市川智生「近代日本開港場における伝染病流行と外国人居留地――1879 年『神奈川地方衛生会』におけるコレラ対策」『史学雑誌』第 117 編第 6 号（2008 年 6 月），1059–1096 ページ。

――「明治初期の伝染病流行と居留地行政――1870・71 年横浜の天然痘対策」『日本歴史』762 号（2011 年 11 月），58–74 ページ。

――「開港場神戸における感染症対策と居留地自治」『歴史科学』219 号（2015 年 2 月），32–41 ページ。

今泉裕美子「国際連盟での審査にみる南洋群島現地住民政策――1930 年代初頭までを中心に」『歴史学研究』第 665 号（1994 年 11 月），26–40・80 ページ。

――「南洋群島委任統治における『島民の福祉』」『日本植民地研究』第 13 号（2001

年），38-56 ページ。

鵜飼哲／酒井直樹／モーリス＝スズキ，テッサ／李孝徳（著）『レイシズム・スタディーズ序説』以文社，2012 年。

エッカート，アンドレアス「ドイツにおけるグローバル・ヒストリー」羽田正編『グローバル・ヒストリーの可能性』山川出版社，2017 年，35-59 ページ。

エッカルト，ヴォルフガング（今井道夫・石渡隆司監訳）『医学の歴史』東信堂，2014 年。

小川眞里子『病原菌と国家——ヴィクトリア時代の衛生・科学・政治』名古屋大学出版会，2016 年。

隠岐さや香『科学アカデミーと「有用な科学」——フォトンネルの夢からコンドルセのユートピアへ』名古屋大学出版会，2011 年。

奥野克己『帝国医療と人類学』春風社，2006 年。

小熊英二「差別即平等——日本植民地統治構想へのフランス人種社会学の影響」『歴史学研究』第 662 号（1994 年 9 月），16-31 ページ。

オルフ＝ナータン，ジョジアンヌ（編）（宇京頼三訳）『第三帝国下の科学——ナチズムの犠牲者か加担者か』法政大学出版局，1996 年。

『科学史・科学哲学（特集　帝国主義日本と科学——旧植民地における活動をめぐって）』No. 11，1993 年。

加藤茂生「科学の外延——植民地科学史の視点から」『現代思想』第 29 巻 10 号（2001 年 8 月），176-185 ページ。

神奈川大学評論編集専門委員会（編）『医学と戦争——日本とドイツ』（神奈川大学評論叢書第 5 巻）御茶ノ水書房，1994 年。

金森修（編）『昭和前期の科学思想史』勁草書房，2011 年。

川喜田愛郎『近代医学の史的基盤（上・下）』岩波書店，1977 年。

川島浩平・竹沢泰子（編）『人種神話を解体する（3）——「血」の政治学を越えて』東京大学出版会，2016 年。

カンギレム，ジョルジュ（金森修監訳）『科学史・科学哲学研究』法政大学出版局，1991 年。

——（杉山吉弘訳）『生命科学の歴史——イデオロギーと合理性』法政大学出版局，2006 年。

ギアツ，クリフォード（小泉潤二編訳）『解釈人類学と反＝反相対主義』みすず書房，2002 年。

ギャラファー，ヒュー（長瀬修訳）『ナチスドイツと障害者「安楽死」計画』現代書館，1996 年。

北川勝彦・平田雅博（編）『帝国意識の解剖学』世界思想社，1999 年。

栗本英世・井野瀬久美惠（編）『植民地経験——人類学と歴史学からのアプローチ』人文書院，1999 年。

グリーンブラット，スティーヴン（荒木正純訳）『驚異と占有——新世界の驚き』みすず書房，1994 年。

クロスビー，アルフレッド・W.（佐々木昭夫訳）『ヨーロッパ帝国主義の謎——エコロ

ジーから見た 10 ～ 20 世紀』岩波書店，1998 年。

『現代思想（総特集　微生物の世界）』2016 年 6 月臨時増刊号。

コンラッド，セバスティアン（阿部尚史訳）「グローバルな時代におけるドイツのナショナリズム――移動と移り変わるネイションの概念（1880 ～ 1914 年）」羽田正編『グローバル・ヒストリーの可能性』山川出版社，2017 年，198-233 ページ。

斉藤綾子・竹沢泰子（編）『人種神話を解体する（1）――可視性と不可視性のはざまで』東京大学出版会，2016 年。

坂野　徹『帝国日本と人類学者』勁草書房，2005 年。

――『帝国を調べる――植民地フィールドワークの科学史』勁草書房，2016 年。

――・愼蒼健（編著）『帝国の視角／死角――〈昭和期〉日本の知とメディア』青弓社，2010 年。

――・竹沢泰子（編）『人種神話を解体する（2）――科学と社会の知』東京大学出版会，2016 年。

重光哲明「微生物とアフリカ――衛生主義，植民地主義と製薬資本」『現代思想（総特集　微生物の世界）』2016 年 6 月臨時増刊号，168-181 ページ。

ジョーンズ，E. L.（安元稔・脇村孝平訳）『ヨーロッパの奇跡――環境・経済・地政の比較史』名古屋大学出版会，2000 年。

篠原初枝『国際連盟――世界平和への夢と挫折』中央公論新社，2010 年。

愼蒼健「植民地を生きた科学者・技術者――植民地期朝鮮科学運動の論理とナショナリズム」『現代思想』第 24 巻 6 号（1996 年 5 月），225-235 ページ。

菅沼啓輔・井上昇「トリパノソーマ症対策の現在，そして未来」『生体の科学』第 66 巻第 4 号（2015 年 8 月），339-342 ページ。

菅野賢治『ドレフュス事件のなかの科学』青土社，2002 年。

杉原薫・脇村孝平・藤田幸一・田辺明生（編）『歴史の中の熱帯生存圏――温帯パラダイムを超えて』京都大学学術出版会，2012 年。

『生物学史研究（特集　2005 年度シンポジウム報告「生命というアリーナ――生物学史と他領域との対話」）』No. 77（2006 年 12 月）。

瀬戸口明久「医学・寄生虫学・昆虫学――日本における熱帯病研究の展開」『科学哲学科学史研究』第 1 号（2006 年），125-138 ページ。

副島美由紀「ドイツ植民地ジェノサイドとホロコーストの比較論争――ナミビアにおける『ヘレロ・ナマ蜂起』を巡って」『小樽商科大学人文研究』第 119 号（2010 年），89-133 頁。

高野麻子『指紋と近代――移動する身体の管理と統治の技法』みすず書房，2016 年。

田中祐理子『科学と表象――「病原菌」の歴史』名古屋大学出版会，2013 年。

ダルモン，ピエール（寺田光德・田川光照訳）『人と細菌―― 17-20 世紀』藤原書店，2005 年。

『地域研究（特集　グローバル化する近代医療）』第 7 巻 2 号（2006 年 3 月）。

塚原東吾「科学と帝国主義が開く地平」『現代思想』第29巻10号（2001年8月），156-175 ページ。

等松春夫『日本帝国と委任統治――南洋群島をめぐる国際政治 1914-1917』名古屋大

学出版会，2011 年。

ドラポルト，フランソワ（池田和彦訳）『黄熱の歴史——熱帯医学の誕生』みすず書房，1993 年。

トッド，エマニュエル（石崎晴己・東松秀雄訳）『新ヨーロッパ大全Ⅰ・Ⅱ』藤原書店，1992・93 年。

永島剛・市川智生・飯島渉（編）『衛生と近代——ペスト流行にみる東アジアの統治・医療・社会』法政大学出版局，2017 年。

永原陽子「ドイツ帝国主義と植民地支配——『デルンブルク時代』の植民地政策」『歴史学研究』第 496 号（1981 年 9 月），218–248 ページ。

——（編）『「植民地責任」論——脱植民地化の比較史』青木書店，2009 年。

成瀬治ほか（編）『ドイツ現代史』山川出版社，1987 年。

日本医療研究開発機構（編）『寄生虫薬物治療の手引き 2017（改訂 9.2 版）』〈http:///www.nettai.org/ 資料集 /〉2017 年。

パイエンソン，ルイス（佐々木力訳）「科学と帝国主義」『思想』第 779 号（1989 年 5 月），9–28 ページ。

バスティアン，ティル（山本啓一訳）『恐ろしい医師たち——ナチ時代の医師の犯罪』かもがわ出版，2005 年。

林　健太郎『ドイツ史』山川出版社，1993 年。

バンセル，N.／ブランジャール，P.／ヴェルジュス，F.（著）（平野千果子・菊地恵介訳）『植民地共和国フランス』岩波書店，2011 年。

平野千果子『フランス植民地主義の歴史——奴隷制廃止から植民地帝国の崩壊まで』人文書院，2002 年。

——『フランス植民地主義と歴史認識』岩波書店，2014 年。

——「世界の探検と植民地問題—— 19 世紀の地理学会」福井憲彦（編）『アソシアシオンで読み解くフランス史』山川出版社，2006 年，144–158 ページ。

ビンディング，K.／ホッヘ，A.（著）（森下直貴・佐野誠訳著）『「生きるに値しない命」とは誰のことか——ナチス安楽死思想の原典を読む』窓社，2001 年。

ファノン，フランツ（鈴木道彦・浦野衣子訳）『地に呪われたる者』みすず書房，1996 年。

——（海老坂武・加藤晴久訳）『黒い皮膚・白い仮面』みすず書房，1998 年。

——（北山晴一訳）『アフリカ革命に向けて（新装版）』みすず書房，2008 年。

——（宮ヶ谷徳三・花輪莞爾・海老坂武訳）『革命の社会学（新装版）』みすず書房，2008 年。

フーコー，ミシェル（神谷美恵子訳）『臨床医学の誕生』みすず書房，1969 年。

——（田村俶訳）『狂気の歴史——古典主義時代における』新潮社，1975 年。

——（田村俶訳）『監獄の誕生——監視と処罰』新潮社，1977 年。

フレデリクソン，ジョージ（李孝徳訳）『人種主義の歴史』みすず書房，2009 年。

ブロック，トーマス・D.（長木大蔵・添川正夫訳）『ローベルト・コッホ——医学の原野を切り拓いた忍耐と信念の人』シュプリンガー・フェアラーク東京，1991 年。

ベッケール，ジャン＝ジャック／クルマイヒ，ゲルト（著）（剣持久木・西山暁義訳）

『仏独共通通史　第一次世界大戦（上）』岩波書店，2012 年。

ヘッドリク，ダニエル・R.（原田勝正ほか訳）『帝国の手先――ヨーロッパの膨張と技術』日本経済評論社，1989 年。

ベネディクト，ルース（筒井清忠・寺岡伸悟・筒井清輝訳）『人種主義――その批判的考察』名古屋大学出版会，1997 年。

ポイカート，デートレフ（雀部幸隆・小野清美訳）『ウェーバー　近代への診断』名古屋大学出版会，1999 年。

細川道久『「白人」支配のカナダ史――移民・先住民・優生学』彩流社，2012 年。

ホッテズ，ピーター・J.（北潔監訳／B. T. スリングスビー・鹿角契訳）『顧みられない熱帯病――グローバルヘルスへの挑戦』東京大学出版会，2015 年。

ポリアコフ，レオン（アーリア主義研究会訳）『アーリア神話――ヨーロッパにおける人種主義と民族主義の源泉』法政大学出版局，1985 年。

見市雅俊『コレラの世界史』晶文社，1994 年。

――「アフリカ眠り病研究史序説」『史潮』新 38 号（1996 年 2 月），41-53 ページ。

――・斎藤修・脇村孝平・飯島渉（編）『疾病・開発・帝国医療――アジアにおける病気と医療の歴史学』東京大学出版会，2001 年。

宮本正興・松田素二（編）『新書アフリカ史』講談社現代新書，1997 年。

メンミ，アルベール（菊地昌実・白井成雄訳）『人種差別』法政大学出版局，1996 年。

最上敏樹『国際機構論（第 2 版）』東京大学出版会，2006 年。

安田佳代『国際政治のなかの国際保健事業――国際連盟保健機関から世界保健機関，ユニセフへ』ミネルヴァ書房，2014 年。

山内一也・北潔（著）『〈眠り病〉は眠らない――日本発！　アフリカを救う新薬』岩波書店，2008 年。

山下晋司・山本真鳥（編）『植民地主義と文化――人類学のパースペクティヴ』新曜社，1997 年。

山下範久『現代帝国論――人類史の中のグローバリゼーション』日本放送出版協会，2008 年。

米本昌平・松原洋子・橳島次郎・市野川容孝（著）『優生学と人間社会――生命科学の世紀はどこへ向かうのか』講談社現代新書，2000 年。

ラジ，カピル（水谷智・水井万里子・大澤広晃訳）『近代科学のリロケーション――南アジアとヨーロッパにおける知の循環と構築』名古屋大学出版会，2016 年。

ロー・ミンチェン（塚原東吾訳）『医師の社会史――植民地台湾の近代と民族』法政大学出版局，2014 年。

ローレン，ポール＝ゴードン（大森雄之助訳）『国家と人種偏見』TBS ブリタニカ，1995 年。

脇村孝平『飢饉・疾病・植民地統治――開発の中の英領インド』名古屋大学出版会，2003 年。

渡辺公三「19 世紀フランス市民社会と人類学の展開」『歴史学研究』第 665 号（1994 年 11 月），41-53・74 ページ。

――『司法同一性の誕生――市民社会における個体識別と登録』言叢社，2004 年。

――「変動の時代に問われた『人間』とは――パリ人類学会」福井憲彦（編）『アソシアシオンで読み解くフランス史』山川出版社，2006 年，159-173 ページ。

Ⅲ．インターネットサイト

エーザイ株式会社「顧みられない熱帯病」〈http://atm.eisai.co.jp/ntd/africa.html〉
「顧みられない病気のための新薬開発イニシアティブ（DNDi）」〈http://www.dndijapan.org/〉
国境なき医師団〈http://www.msf.or.jp/news/sleeping_sickness.html〉
国立国際医療研究センター熱帯病治療薬研究班〈http://www.nettai.org/〉
長崎大学熱帯医学研究所〈http://www.tm.nagasaki-u.ac.jp/multiplex/phase1/index.html〉
日本医療研究開発機構〈http://www.amed.go.jp/index.html〉

地図・図版の出典一覧

地図 1：筆者作成。

地図 2：Conrad, Sebastian, *German Colonialism: A Short History*, Cambridge 2012, p. 52 をもとに筆者作成。

地図 3：筆者作成。

地図 4：Conrad, *German Colonialism*, p. 48 をもとに筆者作成。

地図 5：Conrad, *German Colonialism*, p. 43 をもとに筆者作成。

図版 1：Der Bildbestand der Deutschen Kolonialgesellschaft in der Universitätsbibliothek Frankfurt am Main（StuUB）/ 029-7520-54.

図版 2：Simarro, Pere P., et al., The Human African Trypanosomiasis Control and Surveillance Programme of the World Health Organization 2000-2009: The Way Forward, in: *PLOS: Neglected Tropical Diseases*, February 2011, <http://journals.plos.org/plosntds/article?id=10.1371/journal.pntd.0001007>.

図版 3：Ross, Gordon, Artist. *The Sleeping Sickness* / Gordon Ross. N. Y.: Published by Keppler & Schwarzmann, Puck Building. Photograph. Retrieved from the Library of Congress, <www.loc.gov/item/2011649074/>.

図版 4：Der Bildbestand der Deutschen Kolonialgesellschaft in der Universitätsbibliothek Frankfurt am Main（StuUB）/ 018-0249-23.

図版 5：Der Bildbestand der Deutschen Kolonialgesellschaft in der Universitätsbibliothek Frankfurt am Main（StuUB）/ 003-1028a-08.

図版 6：Der Bildbestand der Deutschen Kolonialgesellschaft in der Universitätsbibliothek Frankfurt am Main（StuUB）/ 018-0076-16.

図版 7：Der Bildbestand der Deutschen Kolonialgesellschaft in der Universitätsbibliothek Frankfurt am Main（StuUB）/ 018-0249-17.

図版 8：Der Bildbestand der Deutschen Kolonialgesellschaft in der Universitätsbibliothek Frankfurt am Main（StuUB）/ 006-1146-09.

図版 9：*Internet Archiv* <https://archive.org/details/1942-Germanin> 所蔵映像より著者が作成。

編集　勝　康裕（フリーエディター）

著者略歴

（いそべ・ひろゆき）

1975年，川崎市生まれ．1999年，東京大学教養学部教養学科卒業．2001年，東京大学大学院総合文化研究科地域文化研究専攻修士課程修了，2008年，ドイツ・コンスタンツ大学歴史社会学部博士課程修了（Ph. D）．現在　秀明大学学校教師学部准教授．専門は，ドイツ近現代史・人種主義の歴史・グローバルヒストリー研究．

主要業績：*Medizin und Kolonialgesellschaft: Die Bekämpfung der Schlafkrankheit in den deutschen „Schutzgebieten" vor dem Ersten Weltkrieg*, Berlin 2009; Eine rationale Kolonialpolitik? Die Bekämpfung der Schlafkrankheit im deutschen *Schutzgebiet* Ostafrika vor dem Ersten Weltkrieg, in: *Periplus: Jahrbuch für außereuropäische Geschichte* 21（2011）; Aller Anfang ist schwer: Für einen weiteren Schritt der globalhistorischen Forschung, in: *EWE (Erwägen, Wissen, Ethik)*, 22-3（2011）;「「マージナル・コロニアリズム」から「マダガスカル計画」へ――ドイツにおける植民地の記憶（1884-1945）」『現代史研究』第56号（2010年）;「「変化するもの」をめぐる葛藤――（西）ドイツにおける，フランス「アナール派歴史学」の受容についての考察」『秀明大学紀要』11号（2014年3月）;「植民地支配の記憶――想起と抑圧そして忘却」石田勇治・福永美和子（編）『想起の文化とグローバル市民社会――現代ドイツへの視座　歴史学的アプローチ』勉誠出版，2016年．

磯部裕幸
アフリカ眠り病とドイツ植民地主義
熱帯医学による感染症制圧の夢と現実

2018年 7月17日　第1刷発行

発行所　株式会社 みすず書房
〒113-0033 東京都文京区本郷2丁目20-7
電話 03-3814-0131(営業) 03-3815-9181(編集)
www.msz.co.jp

本文組版　キャップス
本文印刷所　萩原印刷
扉・表紙・カバー印刷所　リヒトプランニング
製本所　誠製本
装丁　安藤剛史

ISBN 978-4-622-08599-7
［アフリカねむりびょうとドイツしょくみんちしゅぎ］